现代耳鼻喉科疾病诊治学

主编 钱 迪 等

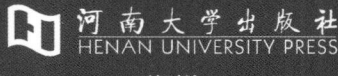

·郑州·

图书在版编目（CIP）数据

现代耳鼻喉科疾病诊治学 / 钱迪等主编. -- 郑州：河南大学出版社, 2021.4
ISBN 978-7-5649-4670-8

Ⅰ.①现… Ⅱ.①钱… Ⅲ.①耳鼻咽喉病 – 诊疗 Ⅳ.① R76

中国版本图书馆 CIP 数据核字 (2021) 第 076657 号

责任编辑：陈　巧
责任校对：孙增科
封面设计：陈盛杰

出版发行：河南大学出版社
　　　　　地址：郑州市郑东新区商务外环中华大厦 2401 号
　　　　　邮编：450046
　　　　　电话：0371-86059750（高等教育与职业教育出版分社）
　　　　　　　　0371-86059701（营销部）
　　　　　网址：hupress.henu.edu.cn
印　　刷：广东虎彩云印刷有限公司
版　　次：2021 年 4 月第 1 版
印　　次：2021 年 4 月第 1 次印刷
开　　本：880 mm × 1230 mm　1/16
印　　张：10.75
字　　数：348 千字
定　　价：66.00 元

（本书如有质量问题，请与河南大学出版社营销部联系调换）

编 委 会

主　编　钱　迪　敬光怀　陈晖宽　郭照萌
　　　　　张桐新　司江勇　李　峰

副主编　鞠　叶　张云龙　何　娴

编　委　（按姓氏笔画排序）
　　　　　司江勇　郑州市第三人民医院
　　　　　李　峰　湖北医药学院附属襄阳市第一人民医院
　　　　　何　娴　西南医科大学附属中医医院
　　　　　张云龙　荆州市第一人民医院
　　　　　张桐新　深圳市龙岗区第三人民医院
　　　　　陈召灵　宿迁市第一人民医院
　　　　　陈晖宽　广东医科大学附属医院
　　　　　钱　迪　深圳市龙华区人民医院
　　　　　徐展学　揭阳市人民医院
　　　　　郭照萌　深圳市龙岗区耳鼻咽喉医院
　　　　　黄荣生　南方医科大学顺德医院(佛山市顺德区第一人民医院)
　　　　　敬光怀　深圳市龙华区人民医院
　　　　　鞠　叶　中国人民解放军海军第九七一医院

前言

耳鼻咽喉科是诊断治疗耳、鼻、咽、喉及其相关头颈区域的外科学科。随着科技的进步与发展，医学各科相互渗透和促进，拓展了耳鼻咽喉科的范畴。耳显微外科、耳神经外科、侧颅底外科、听力学及平衡科学、鼻内镜外科、鼻神经外科、头颈外科、喉显微外科、嗓音与言语疾病科、小儿耳鼻咽喉科等的出现，大大丰富了耳鼻咽喉科的内容。受到环境影响，耳鼻喉科疾病患病率逐渐上升，已经严重地影响到我们日常的正常生活，如鼻炎，鼻炎发病的临床症状各异，危害极大。为适应耳鼻喉科学的快速发展，满足耳鼻喉科临床工作者的实际需求，同时也为更好地治疗耳鼻喉疾病，了解耳鼻喉科新技术的发展与应用，我们特组织编写了此书。

本书首先介绍了耳鼻咽喉－头颈应用解剖与生理、耳鼻喉一般检查，其次着重介绍了耳部症状与基础诊疗、耳部常见疾病、外耳及鼻前庭炎症性疾病、鼻腔炎性疾病、鼻窦炎性疾病、鼻部其他疾病、咽炎与鼻咽炎、咽部脓肿、喉部常见疾病、头颈部疾病。本书内容新颖，涵盖广泛，参阅了大量国内外文献，并结合了临床耳鼻喉工作者自身工作经验，适用于临床工作者参考使用。

本书在编写过程中，虽然力求做到写作风格一致，但是内容繁复，难免存在疏漏及不足之处，恳请广大读者见谅，并给予批评指正，以便更好地总结经验，起到共同进步的作用。

编　者
2021 年 4 月

目 录

第一章　耳鼻咽喉－头颈应用解剖与生理 ········· 1
　第一节　耳的应用解剖与生理 ········· 1
　第二节　鼻的应用解剖与生理 ········· 4
　第三节　咽的应用解剖与生理 ········· 7
　第四节　喉的应用解剖与生理 ········· 9
　第五节　气管、食管的应用解剖与生理 ········· 12

第二章　耳鼻喉一般检查 ········· 15
　第一节　听力学检查 ········· 15
　第二节　鼻及鼻窦检查 ········· 26
　第三节　咽鼓功能检查 ········· 30
　第四节　鼻阻力检查法 ········· 35
　第五节　喉肌电图检查 ········· 41

第三章　耳部症状与基础诊疗 ········· 45
　第一节　耳部症状 ········· 45
　第二节　耳的检查法 ········· 47
　第三节　耳部疾病常用治疗方法 ········· 63

第四章　耳部常见疾病 ········· 66
　第一节　先天性耳畸形 ········· 66
　第二节　耳创伤 ········· 72
　第三节　外耳道炎性疾病 ········· 74
　第四节　外耳其他疾病 ········· 81
　第五节　分泌性中耳炎 ········· 86
　第六节　急性中耳炎 ········· 90
　第七节　慢性化脓性中耳炎 ········· 94

第五章　外耳及鼻前庭炎症性疾病 ········· 100
　第一节　鼻疖 ········· 100
　第二节　鼻前庭炎 ········· 101
　第三节　酒渣鼻 ········· 102

第六章　鼻腔炎性疾病 ········· 104
　第一节　鼻息肉 ········· 104
　第二节　急性鼻炎 ········· 106
　第三节　慢性鼻炎 ········· 108
　第四节　变应性鼻炎 ········· 112
　第五节　血管运动性鼻炎 ········· 114

第七章 鼻窦炎性疾病 ································ 116
第一节 急性鼻窦炎 ································ 116
第二节 慢性鼻窦炎 ································ 120

第八章 鼻部其他疾病 ································ 130
第一节 外鼻软组织损伤 ···························· 130
第二节 鼻骨骨折 ································ 130
第三节 鼻窦骨折 ································ 131
第四节 鼻腔异物 ································ 133
第五节 鼻中隔血肿及脓肿 ·························· 134

第九章 咽炎与鼻咽炎 ································ 136
第一节 急性咽炎 ································ 136
第二节 慢性咽炎 ································ 137
第三节 急性鼻咽炎 ································ 138
第四节 慢性鼻咽炎 ································ 139

第十章 咽部脓肿 ································ 140
第一节 扁桃体周围脓肿 ···························· 140
第二节 咽后脓肿 ································ 141
第三节 咽旁脓肿 ································ 143

第十一章 喉部常见疾病 ································ 145
第一节 喉先天性疾病 ······························ 145
第二节 喉炎性疾病 ································ 147
第三节 喉良性增生性疾病 ·························· 152

第十二章 头颈部疾病 ································ 156
第一节 咽旁间隙肿瘤 ······························ 156
第二节 颈动脉体瘤 ································ 157
第三节 颈部转移 ································ 158
第四节 颈段食管癌 ································ 160
第五节 颈段气管肿瘤 ······························ 162

参考文献 ································ 166

第一章 耳鼻咽喉－头颈应用解剖与生理

第一节 耳的应用解剖与生理

一、耳的应用解剖

耳包括外耳、中耳和内耳（图1-1）。

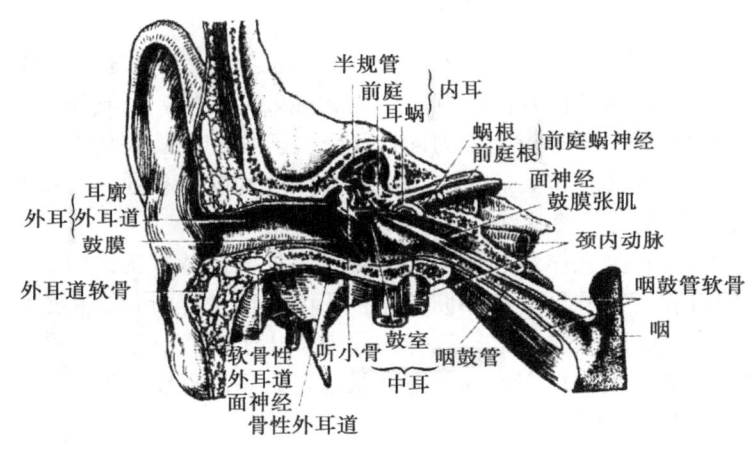

图1-1 耳的解剖关系示意图

（一）外耳

外耳包括耳郭及外耳道。

1. 耳郭

由软骨、软骨膜及皮肤构成，耳垂处无软骨。耳郭皮下组织少，炎症时疼痛剧烈。皮肤菲薄，易发生冻伤。

2. 外耳道

起自外耳道口，止于鼓膜，略呈"S"形弯曲。外1/3为软骨部，内2/3为骨部。软骨部皮肤有耵聍腺、毛囊和皮脂腺。外耳道皮下组织少，当感染肿胀时神经末梢受压可引起剧痛。

3. 外耳神经来源

①下颌神经的耳颞支，分布于外耳道前壁，故牙痛时可引起反射性耳痛；②迷走神经的耳支，分布于外耳道的后壁，故刺激外耳道的后壁可引起反射性咳嗽。③耳大神经、枕小神经、面神经和舌咽神经的分支也有分布。

外耳的淋巴引流至耳郭周围淋巴结。耳郭前面的淋巴流入耳前淋巴结与腮腺淋巴结，耳郭后面的淋巴流入耳后淋巴结，耳郭下部及外耳道下壁的淋巴流入耳下淋巴结、颈浅淋巴结及颈深淋巴结上群。

（二）中耳

中耳由鼓室、鼓窦、乳突和咽鼓管组成。

1. 鼓室

位于鼓膜与内耳外侧壁之间。向前经咽鼓管与鼻咽相通，向后经鼓窦入口与一乳突相连。鼓膜紧张部上缘平面以上部分为上鼓室，紧张部下缘平面以下部分为下鼓室，下达鼓室底；上、下鼓室之间为中鼓室（图1-2）。

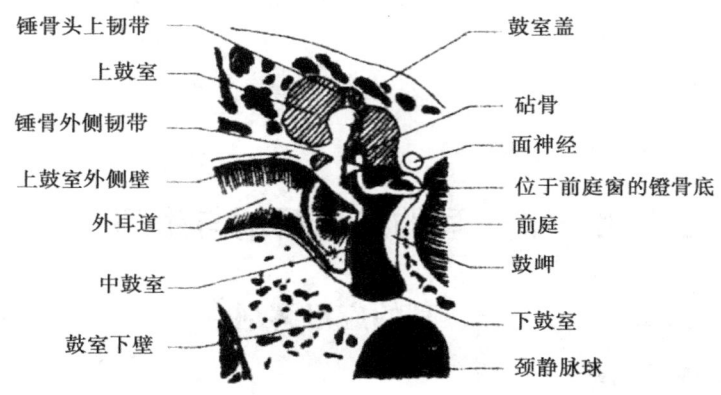

图1-2 鼓室的划分

（1）鼓室壁：有外、内、前、后、上、下6个壁。外壁主要被鼓膜占据。鼓膜为椭圆形、半透明薄膜，介于鼓室与外耳道之间。内壁即内耳的外壁，中央膨隆处为鼓岬，系耳蜗底周所在。前庭窗位于鼓岬后上方。蜗窗位于鼓岬后下方。前庭窗上方为面神经管凸。面神经管凸后上方为外半规管凸。前壁有鼓膜张肌半管的开口和咽鼓管的鼓室口。后壁上部经鼓窦入口和鼓窦相通。上壁与颅中窝的大脑颞叶分隔，又称鼓室盖。下壁借薄骨板与颈静脉球分隔。

（2）鼓室内容：①听小骨：为人体最小的一组小骨，由外向内依次为锤骨、砧骨和镫骨。三者相连构成听骨链。锤骨柄连接鼓膜，镫骨足板借环韧带连接于前庭窗，经听骨链将鼓膜的振动传导至内耳。②肌肉：鼓室内有2条肌肉。鼓膜张肌，起自鼓岬的匙突，止于锤骨颈下方，收缩时牵拉锤骨柄向内，增加鼓膜张力，以免强声震破鼓膜或损伤内耳。镫骨肌起自鼓室后壁锥隆起内，肌腱止于镫骨颈，肌肉收缩时牵拉镫骨小头向后，减轻内耳压力。

2. 鼓窦

为鼓室后上方的含气腔，前方通向上鼓室，向后下连通乳突气房，上壁与颅中窝相隔。

3. 乳突

乳突腔内含有似蜂窝样、大小不同、相互连通的气房，气房分布范围因人而异，根据气房发育程度，乳突可分为4种类型，即气化型、板障型、硬化型和混合型。乳突后壁借骨板与乙状窦和颅后窝相隔。

4. 咽鼓管

咽鼓管是连通鼓室及鼻咽之间的管道。外1/3为骨部，内2/3为软骨部，平时处于关闭状态，防止声音经咽鼓管传至中耳。鼓室口起于鼓室前壁，向内、下、前方斜行开口于鼻咽侧壁的咽鼓管咽口。当张口、吞咽、打呵欠时，咽口开放，以调节鼓室内气压，保持鼓膜内、外压力平衡。咽鼓管黏膜为假复层纤毛柱状上皮，纤毛运动方向朝向鼻咽部，可使鼓室分泌物得以排除；咽鼓管在软骨部的黏膜呈皱襞样，具有活瓣作用，故能防止咽部液体等进入鼓室。小儿咽鼓管短而宽，又接近水平，因此小儿的咽部感染较易经此咽鼓管侵入鼓室引起中耳炎。

（三）内耳

内耳位于颞骨岩部内，结构复杂而精细，故又称迷路。按解剖和功能分为前庭、半规管和耳蜗3个部分（图1-3）。组织学上可分为形状相似的两部分，即骨迷路和膜迷路。膜迷路位于骨迷路之内，两者之间充满外淋巴，膜迷路含有内淋巴，内、外淋巴互不相通。膜迷路内有听觉与位觉感受器。

1. 骨迷路

为骨性结构，包括耳蜗、前庭和半规管。

（1）前庭：位于耳蜗和半规管之间，略呈椭圆形。后上部有3个骨半规管的5个开口。外壁即鼓室内壁的一部分，有前庭窗为镫骨足板所封闭。

（2）骨半规管：位于前庭的后上方，为3个相互垂直的2/3环形的小骨管，依其位置分别称为外（水平）、上（前）、后半规管。每个半规管的两端均开口于前庭，其一端膨大部称壶腹。前、后半规管的另一端合成一总脚通向前庭，因此3个半规管共有5孔通入前庭（图1-4）。

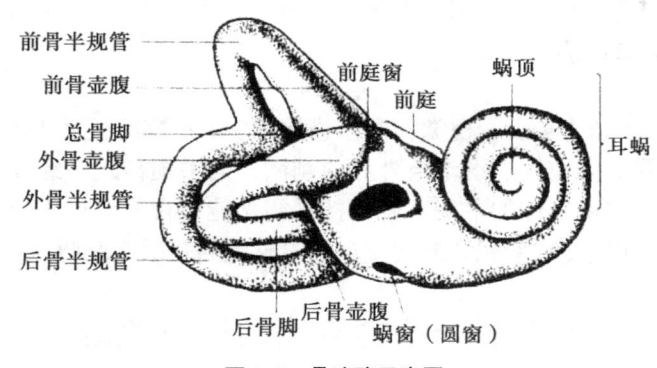

图1-3 骨迷路示意图

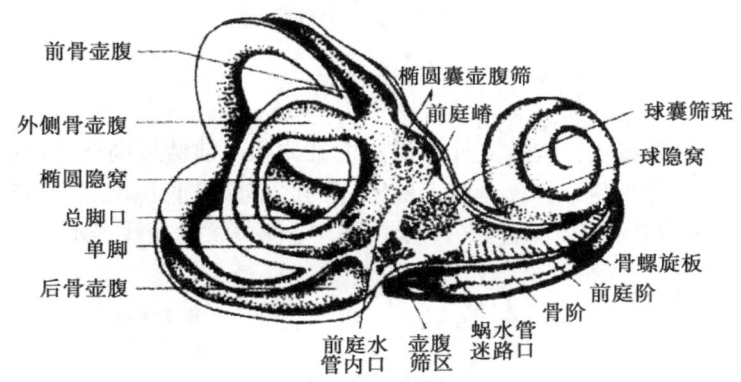

图1-4 骨迷路剖面示意图

（3）耳蜗：位于前庭的前面，形似蜗牛壳，由周围的骨蜗管沿中央的蜗轴盘旋构成。骨蜗管绕蜗轴2.5~2.75周，底周相当于鼓岬。骨蜗管再被前庭膜和基底膜分成3个阶，上方者为前庭阶，起自前庭；中间为膜蜗管，又名中阶，系迷路；下方者名鼓阶。前庭阶和鼓阶内含外淋巴，通过蜗尖的蜗孔相通。中阶内充满内淋巴。

2. 膜迷路

借纤维束固定于骨迷路内，由椭圆囊、球囊、膜蜗管及膜半规管组成，各部相互连通。膜蜗管的基底膜上有螺旋器又名Corti器，由内、外毛细胞，支柱细胞和盖膜等组成，是听觉感受器。椭圆囊和球囊内有位觉斑，膜半规管内有壶腹嵴，能够感受位觉变化。

二、耳的生理

耳具有听觉和平衡功能。

（一）听觉功能

声音可以通过2种途径传入内耳，①振动通过鼓膜和听骨链传导；②通过颅骨传导，前者称空气传导（简称气导），后者称骨传导（简称骨导）。在正常生理状态下，以空气传导为主。

1. 空气传导　传导过程简示如下。

声波
↓
耳郭→外耳道→鼓膜→听骨链→前庭窗→外、内淋巴→螺旋器→听神经→听觉中枢

空气震动	传声变压	液体波动	感音	神经冲动	综合分析
（外耳）	（中耳）	（内耳）		（迷路后）	（大脑皮质）

在前庭窗以外的任何部分出现问题，都可能导致听力下降，例如鼓膜穿孔、听骨链侵蚀破坏或固定等，往往需要手术来解决。

2.骨传导　骨传导指声波通过颅骨传导到内耳使内耳淋巴液发生相应的振动而引起基底膜振动，耳蜗毛细胞之后的听觉传导过程与前面的气体传导过程相同。骨传导听觉在耳聋性质鉴别诊断中意义重大，骨导曲线下降表明感音神经性听力下降。

(二) 平衡功能

在日常生活中，人体主要依靠前庭、视觉和本体感觉这3个系统的相互协调作用来维持身体的平衡。这些系统的外周感受器感受身体位置、运动及外界的刺激，向中枢传送神经冲动，经中枢神经系统整合后，通过各种反射性运动，维持身体的平衡。就维持平衡功能而言，上述3个系统中以前庭系统最为重要。3对半规管主要感受角加速度的变化。椭圆囊和球囊感受的是适宜刺激，是直线加速度运动。

第二节　鼻的应用解剖与生理

一、鼻的应用解剖

鼻由外鼻、鼻腔和鼻窦3部分构成。

(一) 外鼻

外鼻位于面部中央，由骨和软骨构成。外鼻呈三棱锥体状，前棱最高部为鼻根，向下依次为鼻梁及鼻尖，鼻梁两侧为鼻背，鼻尖两侧为鼻翼。该三棱锥体的底部即鼻底，鼻底上有前鼻孔，两前鼻孔间是鼻小柱。鼻翼向外下与面颊交界处有一浅沟，即鼻唇沟，一侧鼻唇沟变浅提示面神经麻痹。

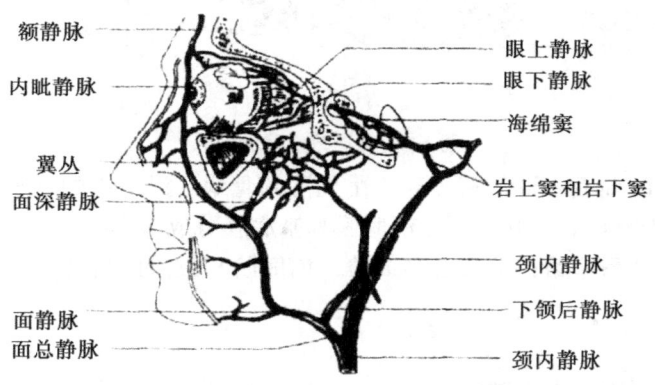

图 1-5　外鼻静脉与眼静脉及海绵窦的关系

鼻尖、鼻翼皮肤富有皮脂腺、汗腺和毛囊，为鼻疖、痤疮、酒糟鼻的好发部位。外鼻的静脉主要经内眦静脉和面静脉汇入颈内静脉，内眦静脉又可经眼上、下静脉与海绵窦相连通（图1-5）。面部静脉无瓣膜，血液可双向流动，所以当挤压鼻或上唇疖肿时，有引起海绵窦血栓性静脉炎之危险。临床上将鼻根部与上唇三角形区域称为"危险三角区"。

外鼻的运动神经为面神经，感觉神经主要是三叉神经第1支（眼神经）和第2支（上颌神经）的一些分支。

(二) 鼻腔

鼻腔被鼻中隔分成左右两侧，每侧鼻腔又分为鼻前庭和固有鼻腔。

1. 鼻前庭

位于鼻腔前部，向后经内孔区通固有鼻腔，其皮肤部分由复层扁平上皮覆盖，富含皮脂腺和汗腺，并长有鼻毛，较易发生疖肿。由于缺乏皮下组织，皮肤与软骨膜紧密黏合，一旦发生疖肿，疼痛剧烈。

2. 固有鼻腔

简称鼻腔，起于内孔区，后界为后鼻孔。鼻前庭皮肤与固有鼻腔黏膜移行处称鼻阈。鼻腔分为内、外侧和顶、底4壁。

（1）内侧壁：即鼻中隔主要由鼻中隔软骨和筛骨正中板构成。鼻中隔前下部的黏膜内动脉血管丰富，密集成网，此处称为利特尔区，又称易出血区（图1-6），是鼻出血的好发部位。

（2）外侧壁：是鼻腔解剖结构中最为复杂的区域，也是最具生理和病理意义的部位。主要由筛骨及上颌骨的内侧壁组成。从下向上有3个呈阶梯状排列的长条骨片，依次称为下、中、上鼻甲。各鼻甲的外下方均有一裂隙样空间，对应地依次称为下、中、上鼻道（图1-7）。

下鼻甲及下鼻道：下鼻甲是位置最靠前，也是最大的鼻甲，其前端接近鼻阈，后端距咽鼓管咽口1 cm。下鼻甲肿大或肥大时可引起鼻塞，也可引起耳部症状。下鼻道前上方有鼻泪管的开口，距前鼻孔3～3.5 cm。下鼻道外侧壁前端近下鼻甲附着处骨质最薄，是上颌窦最佳穿刺部位。

中鼻甲及下鼻道：中鼻甲属筛骨的一部分，为筛窦内侧壁的标志。中鼻道有2个隆起，前下者呈弧形峪状隆起，称钩突，其后上者称筛泡，属筛窦结构，内含1～4个气房。2个突起之间有一半月形裂隙，名半月裂孔，此孔向前下和外上扩大呈漏斗状，名筛漏斗，额窦、前组筛窦及上颌窦均开口于此。中鼻甲、中鼻道及其附近的区域统称为窦口鼻道复合体，中鼻甲、钩突和筛泡亦是鼻内镜手术的重要解剖标志。

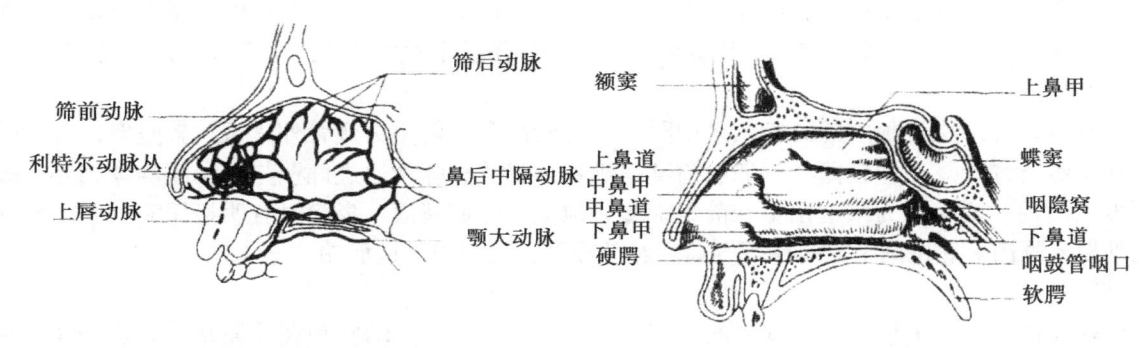

图1-6 鼻中隔动脉分布及利特尔区　　图1-7 鼻腔外侧壁

上鼻甲和上鼻道：上鼻甲是3个鼻甲中最小的一个，亦属筛骨结构，位于鼻腔外侧壁上后部位，前鼻镜检查一般窥不到上鼻甲。上鼻甲后端的后上方有蝶筛隐窝，是蝶窦开口所在。后组筛窦则开口于上鼻道。

各鼻甲与鼻中隔之间的共同狭长腔隙称总鼻道。以中鼻甲游离缘为界，其上方鼻甲与鼻中隔之间的腔隙为嗅裂，亦称嗅沟。嗅沟最上面的一小部分鼻腔黏膜为嗅区黏膜。占鼻腔绝大部分的为呼吸区黏膜，含有丰富的腺体及杯状细胞，其表面有一层黏液毯，对维持鼻腔的生理功能具有重要意义。黏膜下的毛细血管与小静脉之间形成海绵状血窦，具有重要的生理和病理意义。

（3）顶壁：呈穹隆状。前段倾斜上升，为鼻骨和额骨鼻突构成；后段倾斜向下，即蝶窦前壁；中段水平，即为分隔颅前窝的筛骨水平板，属颅前窝底的一部分，板上有许多小孔称筛孔，有嗅丝通过。筛板菲薄而脆，易因外伤或手术误伤导致脑脊液鼻漏或鼻源性颅内并发症。

（4）底壁：即硬腭的鼻腔面，与口腔相隔。前3/4由上颌骨腭突构成，后1/4由腭骨水平部构成。

（三）鼻窦

鼻窦是鼻腔周围颅骨内的一些含气空腔，一般两侧对称排列，共有4对。依其所在颅骨命名，分别为上颌窦、筛窦、额窦和蝶窦。依照窦口所在的位置不同，将鼻窦分为前、后2组：前组鼻窦包括上颌窦、前组筛窦和额窦，分别开口于中鼻道；后组鼻窦包括后组筛窦和蝶窦，前者开口于上鼻道，后者开口位于蝶筛隐窝（图1-8）。

1. 上颌窦

位于上颌骨内，为鼻窦中最大者。共有5壁：前壁或称面壁，向外下倾斜，骨壁甚薄，在眶下缘下方有一眶下孔，眶下神经及血管通过此孔；后外壁与翼腭窝和颞下窝毗邻，近翼内肌，故上颌窦恶性肿瘤破坏此壁时，此肌受累可致张口受限；上壁为眼眶底壁，故上颌窦疾病和眶内疾病可相互影响；底壁相当于上颌牙槽突，常低于鼻腔底部，与上列第二双尖牙和第一、第二磨牙根部关系密切，故牙根感染有时可引起牙源性上颌窦炎；内侧壁即鼻腔外侧壁下部，经上颌窦开口通于中鼻道，因窦口位置较高，不易引流，故易感染成上颌窦炎。

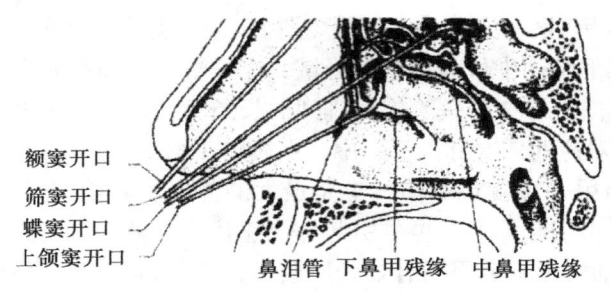

图 1-8 鼻窦开口部位

2. 筛窦

又称筛迷路，形似蜂窝状结构，介于鼻腔和眼眶之间，为4组鼻窦中解剖关系最复杂、自身变异最多、与毗邻器官联系最密切的解剖结构。筛窦气房视其发育程度不同而异，4～30个不等。筛窦被中鼻甲基板分为前组筛窦和后组筛窦，前组筛窦开口引流于中鼻道，后组筛窦开口引流于上鼻道。其外侧壁即眼眶内侧壁，菲薄如纸，称纸样板，因此筛窦病变、外伤及手术可破坏此壁造成眶内并发症。

3. 额窦

位于额骨内外两层骨板之间，经额窦中隔分为两侧额窦。前壁为额骨外骨板，较坚厚，含骨髓，炎症或外伤可致骨髓炎。后壁较薄，毗邻颅前窝，额窦黏膜的静脉常通过此壁与硬脑膜静脉相连，故额窦感染可侵入颅内。底壁即为眼眶顶壁和前组筛窦之顶壁，此壁甚薄，炎症时有明显压痛。额窦囊肿亦可破坏此处侵入眶内。底壁内下方有额窦开口，经鼻额管引流到中鼻道前端。

4. 蝶窦

位于蝶骨体内。外侧壁为颅中窝底的一部分，与海绵窦、颈内动脉和视神经管等毗邻。气化较好的蝶窦，此壁菲薄甚至缺损，使上述结构裸露于窦腔内，手术不慎将出现失明及大出血。顶壁上方为颅中窝底的一部分，呈鞍形，称为蝶鞍，承托垂体。前壁参与构成鼻腔顶的后段和筛窦后壁，有蝶窦开口。下壁即后鼻孔上缘和鼻咽顶，翼管神经孔位于下壁外侧的翼突根部。

二、鼻的生理

（一）鼻腔的生理功能

1. 呼吸功能

（1）清洁作用：正常人鼻毛及其生长方向（朝向前外）可以过滤吸入气流中的颗粒状物，并使异物难进易出。鼻毛可阻挡空气中的较大尘粒，黏膜表面的黏液毯能黏附小的尘埃和微生物，借纤毛运动送入咽部吐出或咽下，纤毛运动是维持鼻腔正常生理功能的重要机制。鼻腔分泌的酸性黏液及溶菌酶可抑制和溶解微生物。

（2）温度调节作用：吸入的空气通过鼻腔时，依赖鼻腔黏膜血管（主要是海绵窦）的舒缩作用，使吸入鼻腔的气流保持相对恒定的温度。空气经过鼻腔到达咽部时，可被调节至32℃～34℃。

（3）湿度调节作用：鼻黏膜中的分泌性上皮（如杯状上皮）的分泌物、各种腺体（如黏液腺、浆液腺、嗅腺等）的分泌物，以及毛细血管的渗出维持鼻腔的湿度，鼻黏膜每昼夜分泌1 000 mL左右的液体，用以提高吸入空气的湿度，有利于肺泡的气体交换和维持呼吸道黏膜的正常纤毛运动。

2. 嗅觉功能

嗅觉功能主要依赖嗅区黏膜及其中的嗅细胞。嗅觉起着识别、报警、增进食欲、影响情绪等作用。吸入鼻腔内含有气味的微粒到达嗅区黏膜，刺激嗅细胞产生神经冲动，经嗅神经通路传至嗅觉中枢而感知嗅觉。

3. 共鸣作用

鼻腔在发音时起共鸣作用。鼻塞时出现闭塞性鼻音，鼻咽腔闭合不全或不能关闭时可出现开放性鼻音。

（二）鼻窦的生理功能

一般认为鼻窦对鼻腔的共鸣功能有辅助作用，并可减轻头颅重量，缓冲外来冲击力，对重要器官有一定的保护作用。

第三节　咽的应用解剖与生理

一、咽的应用解剖

咽是呼吸道和消化道上端的共同通道，上宽下窄略呈漏斗状。上起颅底，下至第 6 颈椎，成人全长约 12 cm。前方与鼻腔、口腔和喉相通；后壁邻接椎前筋膜；两侧与颈部大血管和神经毗邻。

（一）咽的分部

咽自上而下分为鼻咽、口咽和喉咽 3 部分（图 1-9）。

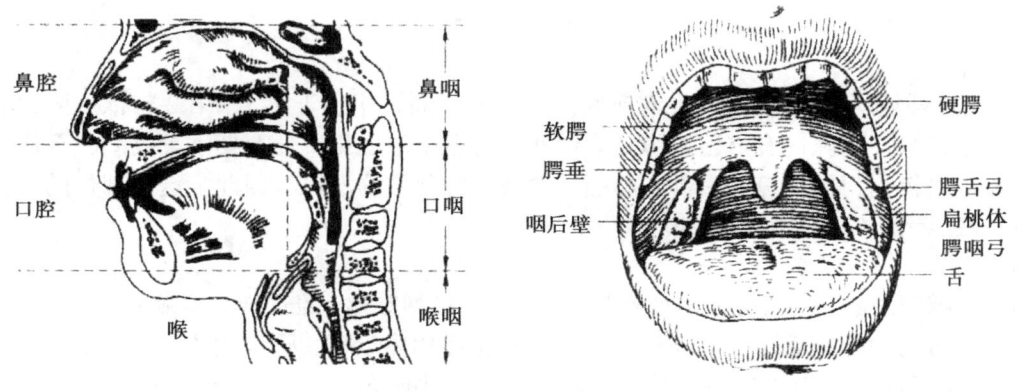

图 1-9　咽的分区　　　　　　图 1-10　咽峡的组成

1. 鼻咽

又称上咽，位于颅底与软腭游离缘平面之间。前方经后鼻孔与鼻腔相通，后壁平对第 1、第 2 颈椎，下方与口咽相通。顶部黏膜下有丰富的淋巴组织集聚，呈桔瓣状，称咽扁桃体，又称腺样体。两侧壁有咽鼓管咽口，此管与中耳腔相通。咽鼓管咽口周围有散在的淋巴组织，称咽鼓管扁桃体。咽口后上方有一半环形隆起，称咽鼓管圆枕。咽鼓管圆枕后上方有一凹陷区，称咽隐窝，较隐蔽，为鼻咽癌好发部位。若腺样体肥大，可堵塞鼻咽腔影响鼻呼吸；若阻塞咽鼓管咽口可引起听力减退。

2. 口咽

又称中咽，为口腔向后方的延续，介于软腭与会厌上缘平面之间，通常所谓咽部即指此区。向前经咽峡与口腔相通。咽峡是指由腭垂（又称悬雍垂）、软腭游离缘、舌背、两侧腭舌弓和腭咽弓共同构成的一个环形狭窄部分。腭舌弓和腭咽弓之间为腭扁桃体；在每侧腭咽弓的后方有条状淋巴组织，名咽侧索；咽后壁黏膜下有散在淋巴滤泡；舌根上面有舌扁桃体（图 1-10）。

3. 喉咽

又称下咽，位于会厌上缘与环状软骨板下缘平面之间，上接口咽，下连食管入口，该处有环咽肌环绕，前面与喉腔相通。前面自上而下有会厌、构会厌皱襞和构状软骨所围成的入口，称喉口。在喉口两侧各有一较深的隐窝名为梨状窝，是异物常嵌顿之处。舌根与会厌之间左右各有一浅窝，称会厌谷，是异物易存留之处，两侧梨状窝之间、环状软骨板之后称环后隙（图 1-11）。

（二）咽壁的构造

咽壁由内向外有 4 层，即黏膜层、纤维层、肌肉层和外膜层。咽壁的肌肉按其功能分为 3 组，包括咽缩肌组、提咽肌组和腭帆肌组。这些肌肉相互协调，完成吞咽动作并保持咽鼓管正常功能。外膜层即筋膜层，位于咽肌的外层，包绕颈部的肌肉、血管、神经等重要器官和组织。在咽筋膜与邻近的筋膜之间的疏松组织间隙中，较重要的有咽后隙、咽旁隙。这些间隙的存在，有利于咽腔在吞咽时的运动，协调头颈部的自由活动，获得正常的生理功能。咽间隙的存在既可将病变局限于一定范围之内，又为病变的扩散提供了途径。

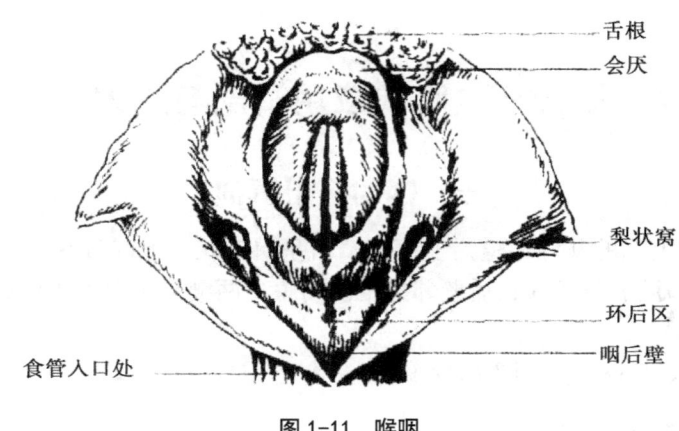

图 1-11 喉咽

1. 咽后间隙

位于椎前筋膜和颊咽筋膜之间，上起颅底、下达上纵隔，相当于第 1、第 2 胸椎平面，咽缝将此间隙分为左、右两部分。间隙内有淋巴组织，婴幼儿期有数个淋巴结，儿童期逐渐萎缩，至成人仅有极少淋巴结，引流扁桃体、口腔、鼻腔后部、鼻咽、咽鼓管等部位的淋巴，因此，这些部位的炎症可引起咽后间隙感染，甚至于形成咽后间隙脓肿。

2. 咽旁间隙

位于咽后间隙的两侧，左右各一，底向上、尖向下，形如锥体。锥底向上至颅底，锥尖向下达舌骨。咽旁间隙可再细分为前隙和后隙，前隙较小，内侧与腭扁桃体毗邻，腭扁桃体炎症可扩散到此间隙；后隙较大，有颈动脉鞘和舌咽神经、迷走神经、舌下神经、副神经及交感神经干通过。

（三）咽的淋巴组织

咽黏膜下淋巴组织丰富，较大淋巴组织团块呈环状排列，称为内环淋巴，又称 Waldeyer 淋巴环，主要由咽扁桃体（腺样体）、腭扁桃体、舌扁桃体、咽鼓管扁桃体、咽后壁淋巴滤泡及咽侧索等组成。淋巴外环包括下颌角淋巴结、下颌下淋巴结、颏下淋巴结、咽后淋巴结等（图 1-12）。内环淋巴可引流到外环淋巴。因此，若咽部的感染或肿瘤不能为内环的淋巴组织所局限，可扩散或转移至相应的外环淋巴结。内环的淋巴组织在儿童期处于增生状态，一般在 10 岁以后开始萎缩退化。

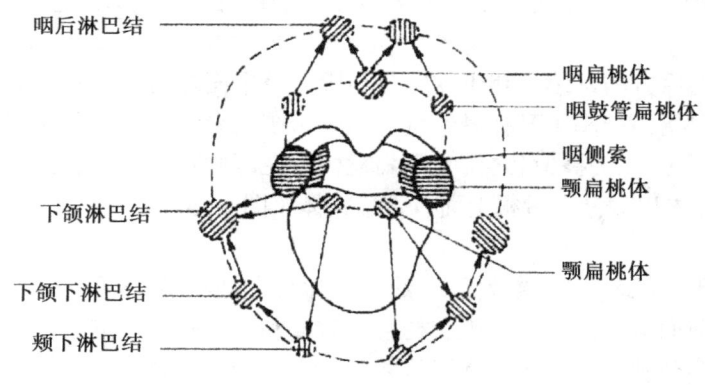

图 1-12 咽淋巴环

1. 腭扁桃体

习惯称为扁桃体，位于腭舌弓和腭咽弓之间的扁桃体窝内，是一对扁卵圆形的淋巴上皮器官，为咽淋巴组织中最大者。其内侧游离面黏膜上皮为鳞状上皮，上皮向扁桃体实质内陷入形成一些分支状盲管，深浅不一，盲管开口在扁桃体表面的隐窝，细菌易在盲管和陷窝内存留繁殖，形成感染"病灶"。

2. 咽扁桃体

又称腺样体，位于鼻咽顶与后壁交界处，形似橘瓣，表面不平，有 5～6 条纵行沟裂，细菌易存留于此；在其下端有时可见胚胎期残余的凹陷，称咽囊。腺样体于出生后即已发育，6～7 岁时最大，通常 10 岁以后逐渐萎缩。腺样体肥大可引起鼻阻塞、打鼾等症状，也可影响咽鼓管功能，引发中耳炎。

二、咽的生理

1. 呼吸功能

咽腔是上呼吸道的重要组成部分，黏膜含有丰富的腺体，对吸入的空气有调节温度、湿度及清洁的作用。

2. 吞咽功能

吞咽动作是一种由许多肌肉参加的反射性协同运动。吞咽动作一经发动即不能中止。吞咽中枢可能位于延髓的迷走神经核附近、呼吸中枢上方。其传入神经包括来自软腭、咽后壁、会厌和食管等处的脑神经传入纤维。

3. 防御保护功能

主要通过吞咽反射来完成。一方面，协调的吞咽反射，可封闭鼻咽和喉咽，在吞咽或呕吐时，避免食物吸入气管或反流鼻腔；另一方面，当异物或有害物质接触咽部，会发生恶心呕吐，有利于异物及有害物质的排除。

4. 言语形成功能

咽腔为共鸣腔之一，发音时，咽腔和口腔可改变形状，产生共鸣，使声音清晰、和谐、悦耳，并由软腭、口、舌、唇、齿等协同作用，构成各种言语。其中软腭的活瓣作用尤为重要。

5. 扁桃体的免疫功能

人类的扁桃体、淋巴结、消化道集合淋巴小结和阑尾等均属末梢免疫器官。扁桃体为外周免疫器官，其生发中心含有各种吞噬细胞，同时可以制造具有自然免疫力的细胞和抗体，如 T 细胞、B 细胞、吞噬细胞及免疫球蛋白等，它们对从血液、淋巴或其他组织侵入机体的有害物质具有防御作用。在儿童期，扁桃体具有特殊活跃的免疫功能。3～5 岁时，因接触外界变应原的机会多，扁桃体显著增大，不应视为病理现象，可能是免疫活动的征象。青春期后，扁桃体组织逐渐缩小。

第四节　喉的应用解剖与生理

一、喉的应用解剖

喉是呼吸道的门户，位于舌骨之下的颈前正中部，上通喉咽腔，下接气管，在成人相当于第 3～6 颈椎平面之间。喉由软骨、肌肉、韧带、纤维组织和黏膜等构成，其形状呈锥形管腔（图 1-13）。

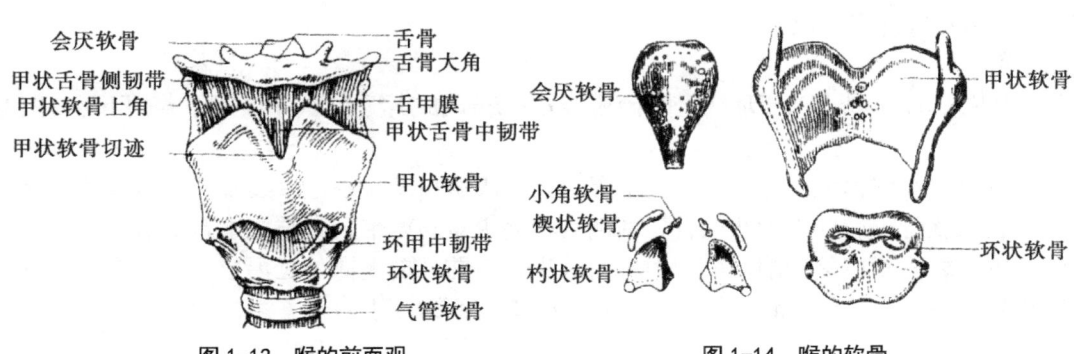

图 1-13　喉的前面观　　　　　图 1-14　喉的软骨

（一）喉软骨

构成喉支架的软骨共有 11 块（图 1-14）。会厌软骨、甲状软骨、环状软骨为单一软骨，杓状软骨、小角软骨、楔状软骨及麦粒软骨左右各一个。喉软骨间由纤维韧带连接。

1. 会厌软骨

通常呈叶片状，上宽下窄，稍卷曲，其上有一些小孔，使会厌喉面和会厌前间隙相连。会厌软骨位于喉的上部，其表面覆盖黏膜，构成会厌。吞咽时会厌盖住喉入口，防止食物进入喉腔。会厌可分为舌面和喉面。舌面组织疏松，易患会厌炎。儿童时期会厌呈卷叶状，质较软。

2. 甲状软骨

为喉部最大软骨。由 2 块对称的四边形甲状软骨板在前方正中融合而成，和环状软骨共同构成喉支架的主要部分。甲状软骨正中上方呈"V"形陷凹，称甲状软骨切迹，是颈部中线的标志。成年男性此切迹下方向前突出，称为喉结。左右侧软骨板后缘分别向上、向下延伸，形成上角和下角。

3. 环状软骨

位于甲状软骨之下，第 1 气管环之上，形状如环。前部较窄，称环状软骨弓；后端宽，称环状软骨板，此软骨是喉气管中唯一完整的环形软骨，对保持喉气管的通畅至关重要。如果外伤或疾病引起环状软骨损伤，常可引起喉狭窄。

4. 杓状软骨

形如三棱锥体，左右各一，位于环状软骨板上缘。其底部和环状软骨之间形成环杓关节，其运动使声带张开或闭合。底部前端有声带突，为声带附着处。底部外侧为肌突，有环杓后肌和环杓侧肌附着其后部及前外侧面。

5. 小角软骨

位于杓状软骨的顶部，居杓会厌襞后端。

6. 楔状软骨

位于两侧杓会厌襞中，在小角软骨之前，可能缺如。

（二）喉肌

分为喉内肌和喉外肌 2 组。喉外肌位于喉的外部，将喉与周围结构相连接，有固定喉和牵拉喉体上升或下降的功能。喉内肌是与声带运动有关的肌肉，按其功能分为以下 4 组。

（1）使声门张开的肌肉：主要来自环杓后肌，该肌起自环状软骨背面的浅凹，止于杓状软骨肌突的后面。该肌收缩使杓状软骨的声带突向外侧转动，将声门裂的后端分开，开大声门。

（2）使声门关闭的肌肉：其中有环杓侧肌和杓肌。环杓侧肌起于环状软骨弓上缘，止于杓状软骨肌突的前面。杓肌附着在两侧杓状软骨上。环杓侧肌和杓肌收缩使声带内收声门闭合。

（3）使声带紧张和松弛的肌肉：包括甲杓肌和环甲肌。甲杓肌收缩使声带松弛，并且该肌的紧张度与发音的音调相关。环甲肌收缩时以环甲关节为支点，使甲状软骨和环状软骨弓接近，从而拉紧甲杓肌，使声带紧张度增加。

（4）使会厌活动的肌群：包括使喉入口关闭的杓会厌肌和使喉入口开放的甲状会厌肌。会厌游离缘两侧杓会厌皱襞及杓区构成喉入口，杓会厌肌收缩将会厌拉向后下方，使喉入口关闭。甲状会厌肌收缩将会厌拉向前上方使喉入口开放。

（三）喉腔

喉腔上界为喉入口，下界相当于环状软骨下缘。被声带分隔成声门上区、声门区和声门下区（图 1-15）。

1. 声门上区

声带上缘以上的喉腔称为声门上区，其上界为由会厌游离缘、杓会厌襞及杓状软骨间切迹组成的喉入口。前壁为会厌软骨，后壁为杓状软骨，两侧为杓会厌襞。声带上方与之平行的皱襞为室带，亦称假声带，声带和室带之间开口呈椭圆形的腔隙称为喉室，其前端向上向外延展成一小憩室，名喉室小囊，囊内有黏液腺分泌黏液，润滑声带。喉前庭位于喉入口与室带之间。

2. 声门区

两侧声带之间的区域称之为声门区。声带左右各一，在室带下方，由黏膜、声韧带、肌肉构成白色带状组织，边缘整齐。声带张开时，出现一个顶向前的等腰三角形的裂隙称声门裂，简称声门，为喉腔最狭窄处。声门裂的前端称前联合。

3. 声门下区

位于声带下缘和环状软骨下缘之间，声门下区和气管相连。该腔上小下大。幼儿期该区黏膜下组织疏松，炎症时容易发生水肿，常引起喉阻塞。

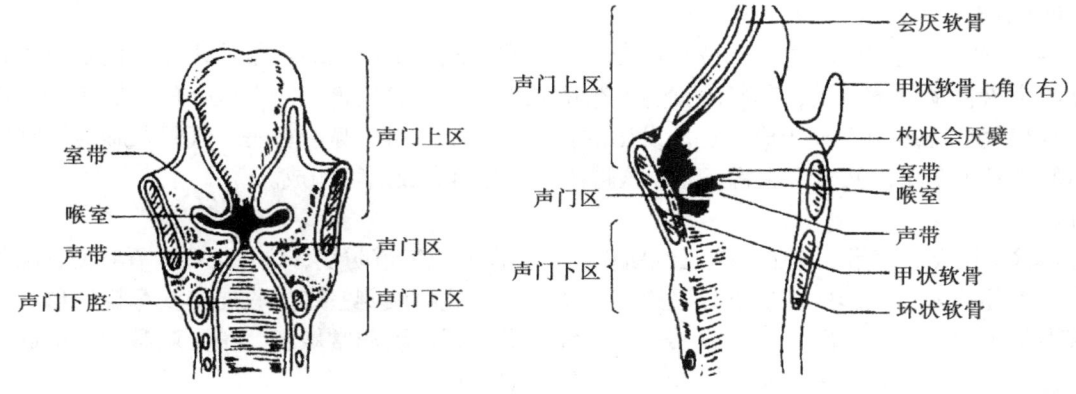

图 1-15 喉腔的分区

（四）喉的淋巴

喉的淋巴以声门区为界，分为声门上区组和声门下区组。声门上区的组织中有丰富的淋巴管，汇集于杓会厌皱襞后形成较粗大的淋巴管，主要进入颈内静脉周围的颈深上淋巴结，有少数淋巴管汇入颈深下淋巴结或副神经淋巴结链。声门区几乎没有深层淋巴组织，故将声门上区和声门下区的淋巴系统隔开。声门下区组织中的淋巴管较少，汇集后通过环甲膜，进入颈深下淋巴结下群及气管前淋巴结。通常喉部的淋巴引流按区分开，左右不交叉。

（五）喉的神经

有喉上神经和喉返神经，两者均为迷走神经分支（图 1-16）。喉上神经于舌骨大角平面分为内、外支。外支主要为运动神经，支配环甲肌和咽下缩肌，内支主要为感觉神经。喉返神经是喉的主要运动神经。左侧喉返神经绕主动脉弓，右侧喉返神经绕锁骨下动脉，继而上行，支配除环甲肌外的喉内各肌的运动。同时也有一些感觉支配声门下区黏膜的感觉。左侧喉返神经的径路较右侧长，故临床上受累机会也较多。

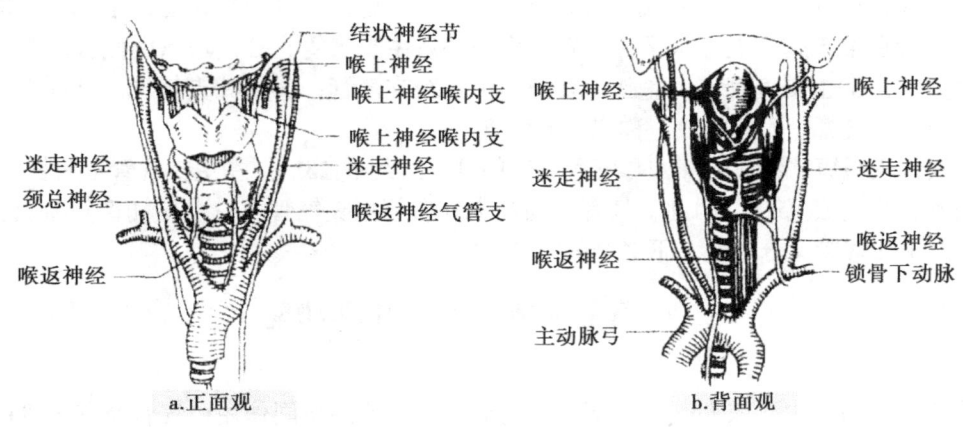

图 1-16 喉的神经

二、喉的生理

1. 呼吸功能

喉腔是呼吸的通道，喉的声门裂又是呼吸通道最狭窄处，声带的内收或外展，可调节声门裂大小。声门大小的改变又可调节呼吸，当人们运动时声带外展，声门裂变大，以便吸入更多的空气。反之，安静时所需吸入的空气减少，声门裂就变小。声带运动是受中枢神经系统反射作用调节进而来维持正常的呼吸功能。

2. 发声功能

喉是发声器官，人发声的主要部位是声带。呼出的气流冲击内收的声带使之振动而发出基音。其音调的高低与声带振动频率有关，其频率又与声带的长度、张力、质量和呼出气体的强弱有关。声音的强度与肺部呼出气体和声门下气压成正比。发出的基音，受咽、口、鼻、鼻窦、气管及肺等器官的共鸣作用影响而使之发生变化，又由舌、唇、牙及软腭协调配合而完成语言构成。

3. 保护功能

喉的杓状会厌襞、室带、声带具有括约肌作用，分别形成三道防线，防止误吸。吞咽时，喉被上提，会厌向后下盖住喉入口，形成保护下呼吸道第一道防线。此时两侧室带内收向中线靠拢，形成第二道防线。还有声带也内收、声门闭合，形成第三道防线。喉上部黏膜非常敏感，稍受刺激即刻引起反射性咳嗽，将异物或痰咳出。喉黏膜还有加温和湿润吸入空气的作用。

4. 屏气功能

当机体在完成咳嗽、排便、分娩、举重物等生理功能时，需增加胸腔和腹腔内的压力，此时声带内收、声门紧闭，这就是屏气。声门紧闭时间随需要而定，如咳嗽时声门紧闭时间短，排便、分娩、举重物等时声门紧闭时间较长。

第五节 气管、食管的应用解剖与生理

一、气管及支气管的应用解剖

气管（图1-17）始于喉的环状软骨下缘，通过胸腔入口进入上纵隔，在第5胸椎上缘水平分为左、右主支气管，由软骨环、平滑肌、黏膜及结缔组织构成。成人男性气管平均长度12 cm左右，女性则为10 cm左右。气管黏膜为假复层纤毛柱状上皮，含有杯状细胞，与黏膜的腺体共同分泌浆液及黏液。气管由10～20个马蹄形透明软骨环构成支架，软骨环位于前壁和侧壁，缺口向后，由平滑肌及弹性结缔组织纤维封闭组成气管后壁，并与食管前壁紧密附着。

左、右主支气管的分界处有一矢状位的突起，称气管隆嵴，边缘锐利光滑，是支气管镜检查时的重要解剖标志。大约在第5胸椎上缘水平，气管分成左、右主支气管，分别进入两侧肺门后，继续分支如树枝状，顺序如下：①主支气管：入左肺、右肺，称一级支气管；②肺叶支气管：分别入各肺叶，称二级支气管；③肺段支气管：入各肺段，称三级支气管。

右侧主支气管较粗短，约2.5 cm，与气管纵轴的延长线约成25°。左主支气管细而长，约5 cm长，与气管纵轴的延长线约成45°。因此，气管异物易进入右侧主支气管。右主支气管分为上、中、下3个肺叶支气管。左主支气管又分为上、下2个肺叶支气管。

二、气管及支气管的生理功能

1. 清洁功能

呼吸道的清洁作用，主要依靠气管、支气管内纤毛和黏液的协同作用。气管及支气管的黏膜为假复层纤毛柱状上皮，其表面有黏液层。随空气被吸入的尘埃、细菌及其他微粒沉积在黏液层上，通过纤毛节律性拍击式摆动，黏液层由下而上的波浪式运动，推向喉部而被咳出。感染或吸入有害气体影响黏液

分泌或损害纤毛运动时，均可影响呼吸道的清洁功能。

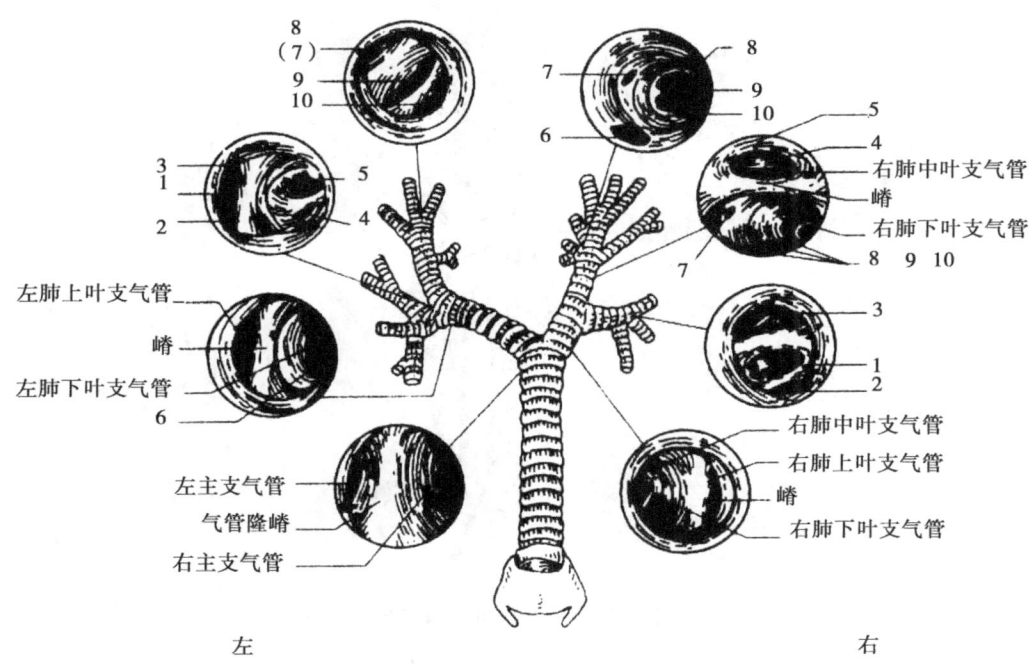

图1-17 气管及支气管树形结构

左：1. 左上叶上支的尖支；2. 左上叶上支的后支（尖下支）；3. 左上叶上支的前支；4. 左上叶下支（舌支）的上支（胸支）；5. 左上叶下支（舌支）的下支（后支）；6. 左下叶尖支；7. 左下叶的基底支（心支）从前基底支分出；8. 左下叶前基底支；9. 左下叶中基底支（侧基底支）；10. 左下叶后基底支

右：1. 右上叶尖支；2. 右上叶后支（尖下支）；3. 右上叶前支（胸支）；4. 右中叶侧支；5. 右中叶内支；6. 右下叶尖支；7. 右下叶内基底支；8. 右下叶前基底支；9. 右下叶侧基底支；10. 右下叶后基底支

2. 免疫功能

呼吸道含有各种参与体液免疫相关的球蛋白，包括IgA、IgG、IgM、IgE，其中IgA最多，主要是分泌性IgA。呼吸道细胞免疫主要是产生各种淋巴因子，如巨噬细胞移动抑制因子、巨噬细胞活化因子、淋巴毒素、转移因子、趋化因子等。另外，溶菌酶可溶解杀死细菌；补体被抗原抗体复合物激活后，有溶菌、杀菌、灭活病毒作用。

3. 防御性呼吸反射

气管、支气管黏膜下富含感觉传入神经末梢，主要来自迷走神经，机械性或化学性刺激沿此神经传入延髓，再经传出神经支配声门及呼吸肌，引起咳嗽反射。咳嗽时先做深吸气，继而关闭声门，并发生强烈的呼气动作，同时肋间肌、腹肌收缩，膈肌上升，胸腔缩小，肺内压、肺腔内压升高，继之声门突然开放，呼吸道内气体迅速咳出。同时将呼吸道内异物和分泌物排出，维持呼吸道通畅。此外，当突然吸入冷空气及刺激性化学气体时，可反射性引起呼吸暂停，声门关闭和支气管平滑肌收缩的屏气反射，使有害气体不易进入，保持下呼吸道不受伤害。

三、食管的应用解剖

食管为一黏膜衬里的肌性管道，起自环咽肌下缘，相当于第6颈椎水平，下通贲门，食管平均长度约25 cm。食管有4个生理性狭窄（图1-18），第1狭窄即食管入口，在距上切牙的16 cm处，是食管最狭窄处，异物最易嵌顿于此。第2狭窄由主动脉弓压迫食管左侧壁而成，位于距上切牙的23 cm处。第3狭窄为左侧主支气管压迫食管前壁所形成，位于第2狭窄下4 cm处。第4狭窄系食管通过横膈裂孔而成，位于距上切牙40 cm处。

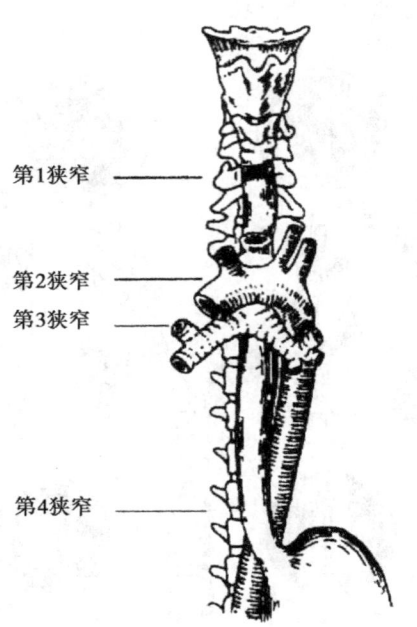

图 1-18 食管的 4 个生理狭窄

四、食管的生理

食管的主要生理功能是作为摄入物质的通道，能将咽下的食团和液体运送到胃，并能阻止反流。食管具有分泌功能，但无吸收功能。食管壁黏膜下层有黏液腺分泌黏液，起润滑保护作用。食管黏膜感觉迟钝，轻微的病变一般无明显症状。

第二章 耳鼻喉一般检查

第一节 听力学检查

临床常用的听力学检查法可分为主观测听法和客观测听法两大类。二者适用范围不同，互为补充。主观测听法依受检者对声刺激信号的行为反应为基础，又称行为测听法。其主要内容有音叉试验、纯音听阈及阈上功能测试和言语测听。

儿童测听还用到声场测听。客观测听法指不受受试者意识影响的检查方法，临床常用的有声导抗测试、电反应测听和耳声发射。其中声导抗主要用于测试中耳功能，耳声发射反映了耳蜗外毛细胞的功能状态。为了对听力损失进行定性、定量和定位诊断，往往需要通过全面的听力学检查，结合病史和其他阳性发现，进行全面听力学评估。

一、音叉试验

音叉试验是门诊常用的一项简单而实用的听力初步检查方法，主要用于判断听力损失性质。由于每次敲击音叉的强弱不可能完全一致，故音叉试验不能用作定量试验。

音叉由优质钢或镁铝合金制成，通常由 5 个频率不同的音叉组成一套，即 C128、C256、C512、C1 024、C2 048，一般多选用 C256 和 C512 检查骨导。音叉试验应在静室内进行，检查者手持叉柄，将叉柄撞击于检查者的膝盖或肘部使音叉振动、发音。敲击点应选在音叉叉柄上、中 1/3 交界处。击力大小以能使音叉产生最大振动为度。作气导（air conduction，AC）测试时，应将叉支上端与外耳道口保持在同一平面，并距外耳道口 1 cm。作骨导（bone conduction，BC）测验时，应将音叉底端置于乳突部鼓窦区或颅骨中线部位。放置音叉的力度要适中，以免引起痛觉，影响测试结果。

（一）任内试验（Rinne's test，RT）

此法系将被测耳的气导和骨导听音时间进行比较。将敲响之音柄底端先压置于受试耳的鼓窦区，测其骨导听力，待听不到声音时，立即将叉臂放到同侧外耳道口（图 2-1），测其气导听力。此时若受试耳仍听到音叉声，说明气导大于骨导（AC>BC），为阳性（+）。若测气导时受试耳已听不见音叉声，应再敲击音叉，先查气导听力，待听不到声音时，立即将叉柄置于同侧鼓窦区测骨导听力，若骨导仍可听到，说明骨导大于气导（BC>AC），为阴性（-）。若气、骨导听力相等（AC=BC），以（±）表示。听力正常者，C256 和 C512 的气导时间均较骨导时间大 2 倍左右。若任内试验阳性（AC>BC）说明该耳传音功能正常，可为正常耳或感音神经性听力损失。若为阴性（BC>AC），说明该耳传音机构有障碍，为传音性听力损失。若气、骨导相等（AC=BC），示轻度传音性或某些混合性听力损失。当一耳全聋或重度感音神经性听力损失，另一耳正常或基本正常时，在检查患耳时要注意排除假阴性的可能。由于骨导声音从颅骨的一侧传输到对侧仅耗失 2.5 ~ 10 dB（因不同频率的音叉而异），因此当检查患侧骨导时，患者往往会把传输到健耳的声音错误判断为患耳的听觉。为消除这种影响，对双耳不对称听力者行骨导检查时，都应对健耳或相对健耳施以掩蔽。最简易的掩蔽方法是用纸片轻轻地摩擦耳郭。

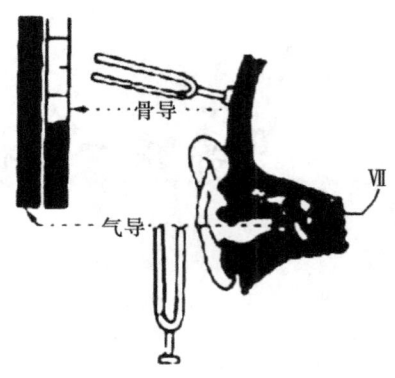

图 2-1 任内试验
阳性：AC > BC，正常

（二）韦伯试验（Weber's test，WT）

此法系比较受检者两耳的骨导听力，又称"骨导偏向试验"。取 C256 或 C512 音叉，将敲响之音叉柄底端压于颅面中线上某一点（多为颅顶，前额或第一上切牙间），请受检者仔细辨别声音有无偏向，偏向何侧，并以手指表示声音所在方向（图 2-2）。记录时以"→"表示偏向，"="表示声音在中间。若听力正常或两耳骨导听力相等，则声音在中间；若为传音性聋，则声音偏向患侧或耳聋较重侧；若为感音神经性聋，则偏向健侧。

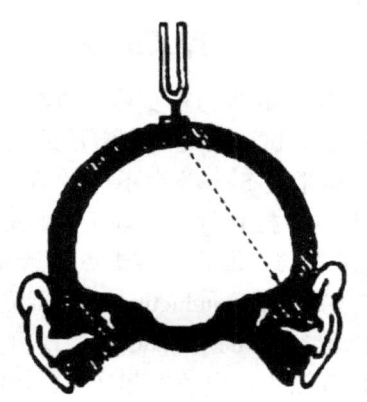

图 2-2 韦伯试验
偏向骨导较强侧耳

（三）施瓦巴赫试验（Schwabach's test，ST）

此法系比较受检者与正常人的骨导听力，又称"骨导对比试验"。将敲响的音叉先置于正常人的鼓窦区，试其骨导听力，待听不到声音时，立即将音叉移于受检者鼓窦区，试受检者能否听到。接着以同样的方法先试受检者，再移于正常人。若受检者骨导延长，以"+"表示；缩短以"-"表示，两者相似以"±"表示。传导性聋骨导较正常人延长（+），感音神经性聋骨导缩短（-）。

（四）盖来试验（Gelle's test，GT）

用于检查鼓膜完整者的镫骨是否活动。将鼓气耳镜置于外耳道，不使漏气。用橡皮球向外耳道内交替加、减压力，同时将振动的音叉置于鼓窦区。若镫骨活动正常，患者感到声音有强弱波动，为阳性，以"+"表示。若患者无声音波动感，为阴性，以"↓"表示。耳硬化症或听骨链固定时，盖来试验为阴性。

二、纯音听阈测试

纯音听阈测试又称纯音测听。所谓听阈，即指受试者对某一给特定频率的声音，可听到50%的声强分贝数。听阈提高是听力下降的同义词。

（一）测试条件和方法

纯音测听主要测试受试者对单一频率声信号的辨别能力，临床应用于判断听力损失的类型、确定听阈提高的程度、观察治疗效果及治疗过程中的听阈变化。关于纯音测听的测试条件和方法，GB/T17 696 - 1999给出了明确规定。

纯音测听给声频率一般为125 Hz、250 Hz、500 Hz、750 kHz、1 kHz、1.5 kHz、2 kHz、3 kHz、4 kHz、6 kHz、8 kHz。根据受试者的年龄不同，纯音测听的正常值也不一样。对于成人，各频率气导听阈≤ 25 dBHL，气骨导差≤ 10 dBHL。即为正常，儿童则各频率气导≤ 20 dBHL，气骨导差≤ 10 dBHL 为正常。

世界卫生组织（worldhealthorganization，WHO）2002年根据500 Hz、1 kHz、2 kHz、4 kHz气导平均阈值，将听力损失分为以下几级。①轻度听力损失：26 ~ 40 dBHL；②中度听力损失：21 ~ 60 dBHL；③重度听力损失：60 ~ 90 dBHL；④极重度听力损失：>91 dBHL。

（二）听力图分析

听力图上横坐标为测试频率（Hz），纵坐标示听力损失分贝数。用符号将受试耳的听阈值记录在空白听力图上，将相邻频率的气、骨导听阈值分别连成一线，此即纯音听力图（audiogram）。

分析听力图时，主要注意：各频率气导、骨导的听力损失及气导与骨导之间的关系，进而判断听力损失的性质和程度。

1. 传音性听力损失

骨导正常或接近正常，气导下降，气、骨导之间有20 ~ 60 dBHL。气导曲线一般较平坦。若病变主要影响传音机构劲度，以低频听力损失为主，呈上升型曲线（图2-3），若病变主要影响传音机构的质量或比重，以高频听力损失为主，呈下降型曲线。

2. 感音神经性听力损失

气、骨导曲线呈一致性下降，一般先影响高频，常呈下降型听力曲线（图2-4）。

3. 混合性听力损失

兼有以上两种听力曲线的特点。低频以传音性听力损失为主，气、骨导有较明显的差异；高频以感音神经性听力损失为主，气、骨导均明显下降，其差减小或消失（图2-5）。

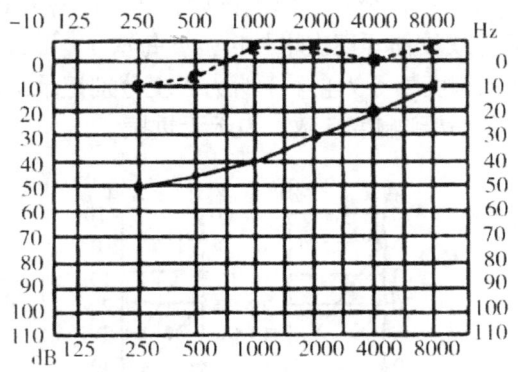

图2-3 纯音测听示传音性听力损失

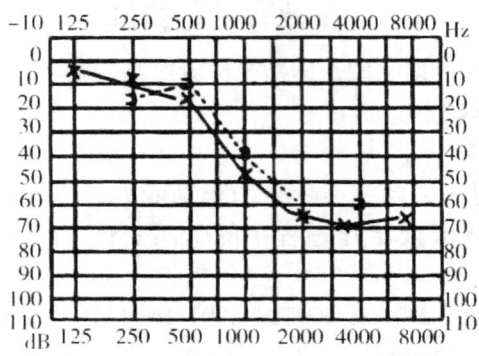

图 2-4 纯音测听示感音神经性听力损失

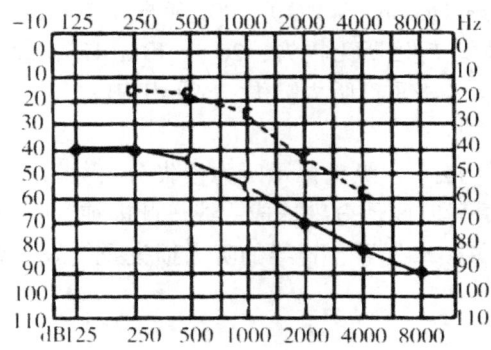

图 2-5 纯音测听示混合性听力损失

三、阈上功能测试

阈上功能测试是用听阈以上的声强来测验听功能，和纯音听阈测试联合使用，可较全面地进行听力损失的定性、定位和定量诊断。阈上听力测验包括重振测验及听觉疲劳和病理性适应测验两部分，后者主要指音衰减测验（tonedecay test，TD）。

（一）重振测验

1. 双耳（交替）响度平衡试验（alternate binaural loudness balance，ABLB） 适用于一侧听力损失或双侧听力损失但一耳较轻者。方法：在纯音听阈测试后，选一两耳气导差值大于 20 dBHL 的中频音进行气导比较测试。测验时，在健耳或较佳耳逐次增加声强，每次 10 ~ 20 dBHL，继之调节病耳或较差耳的阈上刺激声强度，直到两耳感到响度相等为止。于听力表上分别记录两耳响度感一致时表示有重振（图 2-6）。若两耳不能在同一听力级上达到响度一致，表示无重振。

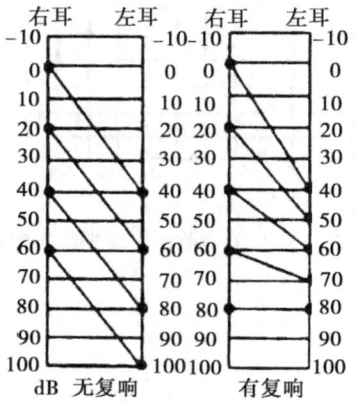

图 2-6 双耳响度平衡试验

2. 不适响度级测验（uncomfortableloudness, UCL） 此为最简易的重振测验法，亦可称为耐受阈测验。方法：测定纯音听阈后，逐渐增加纯音强度，直到患者开始感到刺耳和不能耐受，此强度即不适响度级。连续各测试频率的不适响度级即成不适响度阈曲线。听阈和不适响度阈之间称动态范围（dynamicrange）。正常听力者中频的不适响度级为 85～95 dBHL，有重振现象者动态范围明显缩小。

3. 短增量敏感指数测验（short increment sensit ivityindex, SISI） 此测验是测试受试耳对阈上 20dB 强度的连续声信号中出现的强度微弱变化（1 dB）的敏感性，计算其在 20 次声强微增变化中的正确辨别率，即敏感指数。通常选用 1 kHz 和 4 kHz 测试。小于 35% 为阴性，表示正常、传音性或蜗后听力损失。大于 70% 为阳性，表示为蜗内病变，有重振。

（二）音衰减测验

测试时选 1～4 kHz 间的 1～2 个频率测试。先以听阈强度的延续声刺激受试耳 1 min，若始终能听到刺激声，则表示无适应现象，该频率的测验即告结束。若受试耳感到刺激声在不到 1 min 内消失，依上法再次提高刺激声强度，直至受试耳可听满 1 min。计算测试结束时刺激声的强度和该频率听阈值的差值。正常耳和传音性听力损失为 0～10 dB，耳蜗性听力损失一般为 15～25 dB，30 dB 以上属蜗后病变。

四、高频测听

一些致聋因素首先会影响耳蜗基底回的功能，因此在疾病的早期通常表现为高频听阈提高，因此需要采用 8～16 kHz 频率段纯音进行测听，称为高频测听。高频测听主要用于噪声性耳聋、老年性聋和药物中毒性耳聋的早期诊断、疗效评估，以及为耳鸣患者提供早期听力受损的证据，主要提示耳蜗可能存在以基底部受损为表现的早期损害。高频测听测试方法与纯音测听基本相同，但测试信号的频率共有 7 个，分别为 8 kHz、9 kHz、10 kHz、11.2 kHz、12.5 kHz、14 kHz、16 kHz，其中 8 kHz、10 kHz、12.5 kHz、16 kHz 为必测频率。此外，高频测听对仪器和耳机也有相应的硬件要求。

五、言语测听

纯音测听只能说明受试耳对各种频率纯音的听敏度和阈上反应，并不能反映听功能的全貌。有的患者纯音听力尚好，却听不懂语言，这就需要用言语测听（speech audiometry）来评估。言语测听法是指应用言语作为测听的信号，将录入磁带或唱片上的标准词汇通过听力计，测定受检者的言语听阈及其他听功能的一种测听法。言语（speech）和语言（language）是两个不同的概念。所谓言语，是指语言的发声形式；而语言是沟通信息用的符号系统，不一定用言语表达。

言语测听的测试项目主要有言语察觉阈（speech detection threshold, SDT）、言语接受阈（speech reception threshold, SRT）和言语识别率（speech discrimination score, SDS）。

言语察觉阈为能听见 50% 言语信号的最小听级，以 dBHL 或 dBSPL 表示，测试对象多为儿童。其值与 250 Hz～4 kHz 之间最好的纯音听阈相一致。

言语接受阈：又称为言语识别阈（speech recognitionthre shold, SRS）。为受试耳能听懂并复诵 50% 言语测试材料的听级强度，通常高于 SDT 8～9 dB。言语识别率是指受试耳听懂测试词汇的百分率。将不同声强级的 SDS 绘成曲线，即成言语听力图（speech audiogram），可鉴别听力损失的种类。

六、鼓室声导抗

声导抗测试（acousticimmit tancemea surements）是通过测量中耳传音机构的声阻抗—导纳来客观地评判中耳和脑干听觉传导通路功能的方法，是目前广泛使用的客观测听方法之一，它可提供中耳传音功能、咽鼓管功能和鼓室压力等客观资料，对蜗前、蜗内、蜗后和脑干病变引起的听力损失进行鉴别诊断。

声波在介质内传播需克服介质分子位移所遇到的阻力称声阻抗（acousticimpedance），被介质接纳传递的声能称声导纳（acousticadmittance）。声强不变，介质的声阻抗取决于它的摩擦（阻力）、质量（惰性）与劲度（弹性）。摩擦产生声阻（resistance），质量与劲度产生声抗（reactance）。与此相反，克服声阻后所传导的声能称为声导（conductance）。克服声抗后所传导的声能称为声呐（susceptance），其中克服劲度后所传导的声能称声顺（compliance）。

成人中耳传音机构的质量（鼓膜与听骨的重量）比较恒定，听骨链由韧带悬挂，摩擦阻力较小，这些对声阻抗的变异均无重要影响。然而，中耳传音机构的劲度（鼓膜、听骨链和中耳气垫的弹性）则易受各种病理因素影响，变化较大。250 Hz 以下声波进入耳内的阻抗主要受劲度的影响，此时质量和摩擦力可不计。故临床多用 226 Hz 低频探测音来测成人劲度声抗，并用其倒数声顺来表示（单位为当量毫升）。

6 个月以下婴幼儿及新生儿中耳质量变化较大，主要影响高频声波进入耳内的阻抗，此时，劲度和摩擦力可不计，故对此类受试者，多采用 668 kHz、1 kHz 等高频探测音声导抗进行测试。声导抗检查的基本测试项目有鼓室声导抗（tympanogram）、声反射，以及咽鼓管功能测试。

（一）低频探测音鼓室声导抗测试

低频探测音声导抗多适用于 7 个月以上人群的中耳功能测试。选用 226 Hz 探测音，将耳塞探头密封于受试者外耳道，压力由 +200 mmH$_2$O 逐渐向 –200 mmH$_2$O 转变。在此过程中鼓膜先被推向内移，随着压力递减逐渐恢复到自然位置，当负压时，鼓膜被吸引向外突出。鼓膜和听骨链随外耳道内压力连续变化所引起的声顺动态变化，可由监视荧光屏幕或记录仪显示鼓室声导抗图形。根据曲线的形状、声顺峰与压力轴的对应位置、峰的高度、曲线的坡度和光滑度可客观地反映鼓室内的病变情况，提供诊断的客观资料。若将鼓室功能测量和捏鼻吞咽法结合，可客观地判断咽鼓管的功能状态。

1. 鼓室声导抗分型

可采用 Merger 分类标准对 226 Hz 鼓室声导抗进行分类，主要分为 a. A 型，正常型；b. As 型，低峰型；c. Ad 型，高峰型（超限型）；d. B 型，平坦型；e. C 型（鼓室负压型）（1.96 kPa= 200 mmH$_2$O）。

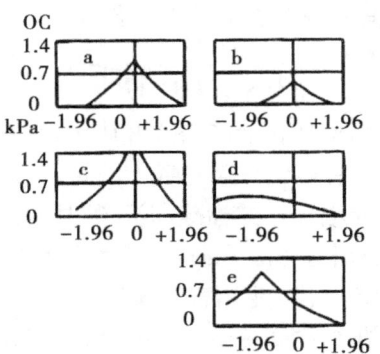

图 2-7　鼓室声导抗分型

a. A 型，正常型；b. As 型，低峰型；c. Ad 型，高峰型（超限型）；d. B 型，平坦型；e. C 型（鼓室负压型）（1.96 kPa= 200 mmH$_2$O）

外耳道与鼓室压力相等时的最大声顺为静态声顺值（staticcompliance），即鼓室功能曲线峰顶与基线之间差距。它代表了中耳传音机构的活动度。正常中耳静态声顺值为 0.3 ~ 1.65 mL，中数值 0.67 mL。声顺减低提示中耳劲度增大，如鼓膜增厚、耳硬化症等。声顺增高提示中耳劲度减小，如鼓膜松弛、萎缩、听骨链中断等。在鼓膜 - 听骨链传音机构中若有两种病变同时存在，对声顺的影响以最外侧的病变为主。

2. 鼓室导抗图结果分析

分析鼓室导抗图时，要注意以下几点。①鼓室导抗图仅反映鼓膜的功能状态，因此如果鼓膜和听骨链同时存在病变时，后者可能被前者所掩盖；②鼓室导抗图只是从一个方面反映了中耳功能，因此鼓室导抗图正常或异常不能完全等同于中耳功能的正常或异常。

分析鼓室导抗图，主要从峰压、幅度和曲线形态等方面考虑：

（1）与峰压有关的病变：①负压（C 型），咽鼓管功能障碍或分泌性中耳炎；②正压，中耳炎早期；③平坦型（B 型），中耳渗出、鼓膜开放、耵聍栓塞和伪迹；④峰压正常（A 型），听骨链固定、粘连、中断和中耳肿瘤，注意是否合并咽鼓管功能障碍。

（2）与幅度有关的病变：①增大，鼓膜异常、听骨链中断；②减小，听骨链固定或粘连、分泌性中耳炎、胆脂瘤、息肉或肉芽肿性颈静脉球瘤；③幅度正常，咽鼓管功能障碍、中耳炎早期。

（3）与曲线形态有关的病变：主要表现为曲线不平滑，临床常见于鼓膜异常、听骨链中断、血管异常和咽鼓管异常开放等。

（二）高频探测音鼓室声导抗测试

高频探测音声导抗多适用于6个月以下婴幼儿及新生儿的中耳功能测试。所选探测音频率为668 Hz和1 kHz，测试方法同低频探测音鼓室声导抗。

1. 正常图形

（1）单峰型：声导和声呐仅有1个极值（1B1G），类似于226 Hz声导抗的A型图。

（2）双峰型：声呐有3～5个极值，声导有1个或3个极值（3B1G、3B3G、5B3G）。

2. 高频探测音鼓室声导抗异常结果分析　注意事项同226 Hz低频探测音声导抗。

（1）宽切迹鼓室图：如果226 Hz探测音正常，多为小块耵聍附着或外耳道炎时小块脓痂附着于鼓膜上。如果226 Hz探测音异常，多见于鼓室硬化或愈合性穿孔之鼓膜。

（2）平坦型鼓室图：临床常见于鼓膜凹陷、粘连性中耳炎、分泌性中耳炎、鼓膜穿孔但中耳黏膜及乳突正常。以上两类异常都属高阻抗异常的中耳疾病。

（3）多峰图形：属于低阻抗异常的中耳疾病，常见于鼓膜穿孔后愈合和听骨链中断。

（三）多频探测音扫频鼓室声导抗测试

主要用于对鼓膜完整的中耳病变提供诊断依据。测试时应用频率为250～2 000 Hz的探测音，以50 Hz为一档自动扫频测试。第一次扫频时外耳道压力为+200 daPa，第二次扫频在峰压时，根据共振频率和相位角进行结果判断。正常耳共振频率为650～1 400 Hz，耳硬化症时，共振频率增加，为850～1 650 Hz，相位角值的绝对值降低。听骨链中断时，共振频率减少，为500～900 Hz。

七、声反射

（一）反射弧

外界一定强度（70～100 dB）的声刺激转化为神经冲动后，可诱发中耳肌肉的反射性收缩，由声刺激引起的该反射活动称为中耳肌肉的声反射（acoustic stapediusreflex）。后者习惯上在人体常仅指镫骨肌反射。

正常时，一侧声刺激可引起两耳的镫骨肌收缩，由探头内发出刺激声引出的反射称同侧声反射，由耳机发出刺激声引出的反射称对侧声反射。镫骨肌收缩后鼓膜及听骨链的劲度增加，声顺减小。测量镫骨肌声反射的有无、阈值、潜伏期、衰减和比较同侧和对侧声反射的情况，可客观地推断该反射径路上的各种病变。

（二）测试内容及其临床意义

1. 声反射阈（acoustic reflexthreshold）　指能重复引起声反射的最小声音强度，正常值为70～95 dBHL，同侧比对侧低2～16 dB。声反射阈值减小，如果和纯音听阈之差<60 dB，即为重振，提示蜗性病变。如果和纯音听阈之差<15 dB，则要注意是否存在伪聋。声反射消失见于：①重度听力损失；②听神经病变；③传导性听力损失；④面神经病变；⑤镫骨肌腱缺失。面神经病变时，如果声反射存在，提示病变位于镫骨肌支以下，反之则提示病变位于镫骨肌支以上。因为声反射的重新出现早于面神经功能恢复，所以声反射测试还可用于面神经病变的预后判断。

此外，由于声反射阈接近于不舒适阈，借此可以评估助听器的增益和最大声输出。具体方法是：以普通的语声为刺激声，对侧耳为指示耳，如果出现声反射，说明助听器增益过大，大声喊话时出现声反射，说明最大输出过大。

2. 声反射衰减（acoustic reflexdecay）　指较长时间的持续声刺激使声反射幅度明显减小的现象。测试时选用500 Hz、1 kHz纯音，声强为声反射阈上10 dB，刺激时程10秒，于5秒内声反射振幅减少

50%者为阳性，多提示蜗后病变。

3. 声反射潜伏期

为刺激声开始至声反射出现的时间间隔。测试时选用 1 kHz 和 2 kHz 纯音，声强为声反射阈上 10 dB，以基线偏移为开始点，计算时间。潜伏期正常值为 90～129 ms，平均为 105 ms，耳间潜伏期差值为 11.4 ms（1 kHz）、14.68 ms（2 kHz）。潜伏期缩短见于内耳病变伴重振，潜伏期延长见于蜗后病变及服用巴比妥类药物。

八、听觉诱发电位

声波经外耳和中耳到达内耳后，由毛细胞转换为电能，循听觉神经通路传达大脑皮层，使中枢神经系统产生与外界刺激相关的生物电变化，通过计算机平均技术，将这种电活动从脑电背景中提取出来，称为诱发电位（evoked potential，EP）。由听觉系统的刺激引起中枢神经系统的生物电反应就称为听觉诱发电位（auditory evoked potentials，AEP）。

虽然在人的听觉径路中，不同平面的神经结构的听觉诱发电位形式有所不同，但其记录的基本原理是一样的。测试一般应在隔声和电屏蔽室内进行。脉冲发生器发生脉冲的同时触发声刺激发生器和叠加仪，使声刺激与叠加仪的扫描同步。声刺激发生器发出宽频带短声（click）、短音（tonepip）和短纯音（toneburst）。用耳机或扬声器将声刺激输送到受检耳。记录电极引出的微弱听觉诱发电位经放大器放大后，输入到叠加仪进行叠加处理。叠加后的信号即在显示屏上以稳定的图像显示出来，并由打印机将图像记录下来。

（一）耳蜗电图

1. 图形记录和识别耳蜗电图（electrocochleo gram，EcochG） 是以针状电极经鼓膜刺到鼓岬部近圆窗处，或用微小银球电极置外耳道底部近鼓环处，用短声刺激诱发的图形（图 2-8）。

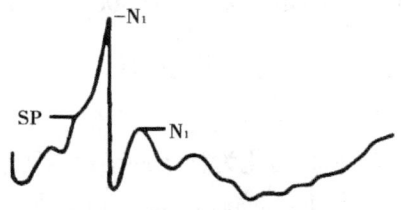

图 2-8 耳蜗电图

耳蜗电图由 3 种生物电位组成，即耳蜗微音电位（cochlear microphonicpotential，CM）、总和电位（summating potential，SP）和蜗神经的复合动作电位（compoundaction potential，AP）。CM 为交流电位，无潜伏期和不应期，能可靠地重复刺激声的频率特性。此电位大部分由外毛细胞产生，小部分来自内毛细胞，是末梢感受器电位。SP 也是末梢感受器电位，亦无潜伏期和不应期。和 CM 不同的是 SP 是直流电位。正常时 SP 只是很小的负电位，当膜迷路积水使基底膜负荷增加时，可出现较大之 SP。AP 主要由一组负波（$N_1 N_2$）组成，其潜伏期随刺激强度增加而缩短，振幅则随之增大。AP 是蜗神经复合动作电位，是耳蜗电位中反映末梢听系功能的最敏感电位，是耳蜗电图中的主要测试项目。由于 CM 对 AP 有严重的干扰，临床上用相位正负交替变换的声刺激将 CM 消除，使 AP 清晰，也可见 SP。同样可经技术处理消除 AP，使 CM 清晰。

测量耳蜗电图中各波的潜伏期、振幅和波宽（时程）、计算 SP/AP 振幅之比值，画出刺激强度与 AP 振幅和潜伏期的函数曲线，以此为指标可对各种听力损失进行鉴别诊断和客观听阈测定。如 CM 消失，则示耳蜗病变。如 CM 正常而无 AP，则示病变在神经。如 AP 反应阈明显小于主观纯音听阈，示病变在脑干或更高中枢。

2. 临床应用

（1）梅尼埃病的诊断：SP 振幅增大，SP/AP 振幅比值 >0.45，或 SP-AP 复合波增大，是梅尼埃病早期诊断的唯一电生理学依据。

（2）外淋巴瘘的诊断：正常 SP 幅值相对很小，外淋巴瘘时，体位改变对 AP 与 SP 幅值影响较大，SP/AP 比值多变。

（3）听神经瘤的早期诊断：AP 波形异常增宽，振幅减小。

（4）术中耳蜗和听神经功能监护：可用于后颅窝手术、内淋巴囊减压术等。

（二）听性脑干反应

1. 图形记录和识别

将银-氯化银圆盘电极置于前额正中发际和双侧乳突，可将短声（click）诱发的听性脑干反应（auditory brainstem response，ABR）以远场记录的方式引出。ABR 出现在声刺激后的 10 ms 内，由 6~7 个波组成，依次用罗马数字命名。

Ⅰ波潜伏期 1.5~2 ms，其余各波相隔 1 ms。各波潜伏期均随刺激声强减弱而延长。在高声强测试时，Ⅰ~Ⅴ波均能出现，随着声强减弱，Ⅰ~Ⅳ波逐渐消失，Ⅴ波仍清晰可见，直至阈值水平。由于Ⅱ、Ⅳ波的波形多变，故 ABR 的主要检测波是Ⅰ、Ⅲ、Ⅴ波，其中尤以Ⅴ波最为重要。评判 ABR 的主要依据是：①Ⅰ、Ⅲ、Ⅴ波的波形分化；②Ⅰ、Ⅲ、Ⅴ波潜伏期及Ⅰ~Ⅲ、Ⅲ~Ⅴ、Ⅰ~Ⅴ波间期；③Ⅴ波反应阈；④左右耳各波潜伏期差；⑤波形的可重复性。

2. 临床应用

ABR 已在临床广泛应用，可用来推断听阈、新生儿和婴幼儿听力筛选、鉴别器质性或功能性听力损失、诊断小脑脑桥角肿瘤，对多发性硬化、基底动脉供血不足影响脑干和脑干胶质瘤等也有诊断价值。此外，ABR 对评估颅脑损伤的严重性和转归、诊断脑死亡等也有重要参考价值。

（1）阈值测试：Ⅴ波反应阈和主观听阈相差 5~10 dB，故可用作主观听阈的推断指标，临床多用于新生儿及婴幼儿听力筛查、功能性聋的鉴别、司法鉴定。但要注意由于 ABR 采用的是 Click 声刺激，故其反应阈与 1~4 kHz 的纯音听阈相关性较好，而与低频区纯音听阈相关性较差。

（2）听觉传导通路病变的定位诊断。听神经颅外段病变时Ⅰ波分化差，潜伏期延长。如果Ⅴ波分化差或潜伏期延长，示同侧脑干病变，多为桥小脑角肿瘤（多见于听神经瘤）。Ⅰ~Ⅴ波间期表示中枢传导时间，正常为 4 ms，若大于 4.6 ms，示蜗后病变之可能。此指标较单纯判读Ⅴ波潜伏期更有意义。另一指标是计算两耳Ⅴ波潜伏期差（interaural latenay difference，ILD），若 ILD>0.4 ms，示潜伏期较长的一侧可能有蜗后病变。

（3）昏迷患者预后判断。Ⅴ波分化好，潜伏期接近正常的昏迷患者，其预后好于没有Ⅴ波分化者。

（4）脑死亡。ABR 各波波形消失，是诊断脑死亡的电生理学指标。

（三）中潜伏期反应

1. 图形记录和识别

中潜伏期反应（middle latency response，MLR）是声刺激后 8~50 ms 内记录到的一组听觉诱发电位，由 NO、PO、Na、Pa、Nb、Pb、Nc、Pc 等一组反应波组成（图 2-9）。

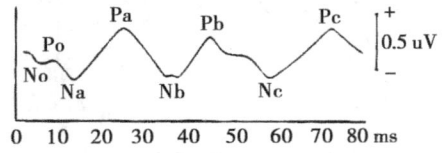

图 2-9　中潜伏期反应

2. 临床应用

（1）阈值测试：由于 MLR 可以由短纯音、短音等具有频率特性的信号诱发并且能以较低频率引出，因此可用于评估纯音听阈。一般认为，MLR 的反应阈在纯音听阈的 20 dB 以内。但要注意，由于受中枢神经系统发育的影响，4~5 岁以上时 MLR 才较为稳定。

（2）诊断脑干以上中枢神经系统病变：和 ABR 测试相结合，为多发性硬化、听神经瘤等病变合并脑干以上平面听觉传导通路病变提供诊断信息。

(四) 40 Hz 听相关电位

Galagos 首次描述以刺激率为 40 c/s 的交替声刺激，可诱发出类似 40 Hz 正弦波的电位，命名为 40 Hz 听相关电位，如图 2-10 所示。

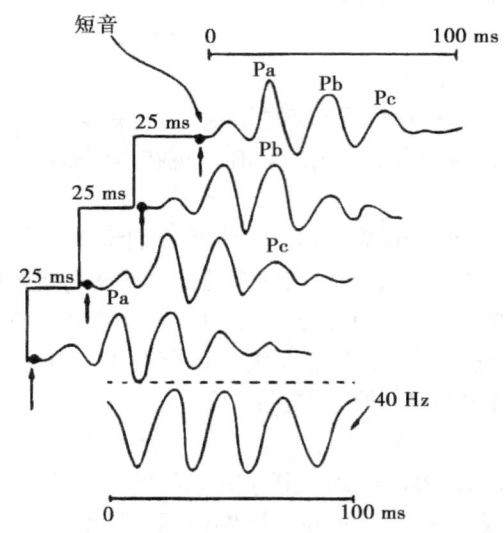

图 2-10　40 Hz 听相关电位标准图形

40 Hz 听相关电位主要用于客观听阈尤其是 1 kHz 以下的阈值评估。此外，脑干上部病变、中脑及丘脑、颞叶皮层损坏，均能导致 40 Hz 听相关电位阈值升高、潜伏期延长或波形消失。由于刺激声频率和 MLR 反应三个主峰间隔时间一致因此连续刺激使这些波相互叠加，波幅增大。

(五) 多频听觉稳态诱发电位

多频听觉稳态诱发电位（multiple frequency auditory steady - state response，MFASSR）简称多频稳态（auditory steady-state response，ASSR）。其主要原理是利用诱发电位与刺激声的"锁相"特性，将多个调幅调制（80～110 Hz）声信号混合在一起，双耳同时给声。根据每一个刺激声的调制频率不同，将其反应提取出来加以叠加，由计算机自动完成结果判定。最终同时得到双耳 500 Hz、1 kHz、2 kHz、4 kHz 的听阈，结果可以用极坐标图（图 2-11）或频谱图的形式表示。

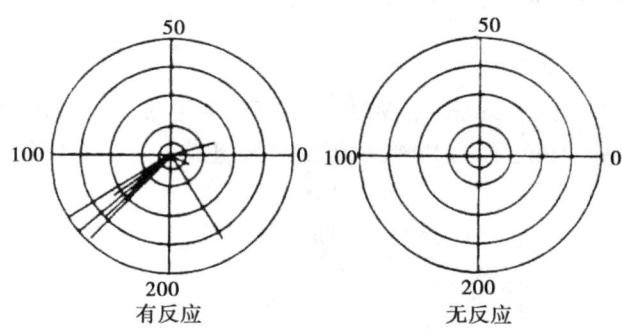

图 2-11　AASR 极坐标图

AASR 临床主要用于以下两方面。

1. 婴幼儿行为听阈预估

AASR 频率特异性较好，与行为听阈相关性好（相差为 10～20 dB），高调制频率 ASSR 不受觉醒状态和年龄影响，因此可以根据 ASSR 的值预估婴幼儿的行为听阈。

2. 助听器选配

有报道用 ASSR 四个频率段的测试结果进行中重度以上听力损失患者的助听器验配，尤其对年龄较小的婴幼儿，效果较好，但还需结合其他听力学检查结果，如行为测听结果进行综合判断。

（六）事件相关电位

事件相关电位（event related potential，ERP）是一种与刺激所含意义及受试者心理状态有关的长潜伏期诱发电位，临床常用有 P300 和负失配（mismatchnegtivity，MMN），此外还有伴发负变异（contingent negative variation，CNV）。

采用两种不同的声刺激信号，以相同间隔随机混合成一种组合刺激，其中一种信号出现频率高（非靶刺激），另一种信号出现频率低（靶刺激），嘱受试者只对靶刺激做出反应，如进行计数，此时可在颅顶记录到长潜伏期诱发电位，为靶刺激后 300 ms 左右的正波，故命名为 P300。

九、耳声发射

耳声发射（otoacoustic emissions，OAE）是在听觉正常者的外耳道记录到的耳蜗外毛细胞生理活动的音频能量。这是当代听力学中最令人鼓舞的发现之一。传统的观点一直认为耳蜗是机械—生物电换能器，被动地将声能换成生物电能，形成神经冲动向中枢传导，引起听觉。然而人耳的灵敏度、精确的频率分辨和极大的动态范围等特性则无法以耳蜗简单的"被动工作"进行解释。Gold 认为在内耳存在着一种增强基膜运动的机械性正反馈机制，并预见将来可在外耳测出耳声发射。Rhode 报告了基膜运动的非线性特点，第一次为耳蜗内存在主动活动提供了实验依据。

Kemp 发表了从人耳记录到耳声发射，证实了耳蜗内存在着主动释能活动，此过程为生物电向机械（音频）能量的转换。此发现革新了人们对耳蜗机制的认识，确立了耳蜗具有双向换能器作用的学说，在听觉生理领域里激起了再思考，并且可用于临床。近 10 年来已有较多耳声发射用于临床听力测试的报告。耳声发射有自发性和诱发性两种。

自发性耳声发射（spontane ousoto acoustic emissions，SOAE）是在没有外来声刺激的情况下，在外耳道测量到的窄带信号。此种信号一般为 10～20 dBSPL 的纯音。Kemp 报告 40%～60% 正常耳可测得 SOAE。Bonfils 测量 148 正常耳的 SOAE，其发生率和年龄有关：18 个月以下发生率为 68.8%，50 岁以下为 35%，50 岁以上低于 20%，70 岁以上未能测得 soars。在 136 耳感音神经性听力损失组中，SOAE 的发生率随短声听阈或诱发性耳声发射探察阈（detectionthreshold of evoked otoacoustice missions）的增高而线性递减。SOAE 的发生率与性别有关，女性高于男性；与有无耳鸣无统计学关系。SOAE 存在表明内耳正常，主观听阈小于 20 dBnHL。诱发性耳声发射（evoked otoacoustic emission，EOAE）是在有外来声刺激情况下与外耳道测得的耳声发射信号。EOAE 既不存在于仿真耳耦合，也不出现于聋耳，故可排除刺激或鼓膜—中耳所引起的伪迹。研究表明，健康人外毛细胞有产生振动的能力，它犹如一个"耳蜗放大器"，对不同输入信号给予非线性增益，以增强行波的特性。在此过程中能量的泄漏即为耳声发射。目前用得较多的是瞬态诱发耳声发射（transient evoked emissions，TEOAE），也称迟发性耳声发射（delayed otoacoustic emissions）、kemp 回声（kempechoes）、耳蜗回声（cochlearechoes）、短声诱发耳声发射（click - evoked otoacoustic emissions，COAE）或短音诱发耳声发射（tonepip evokedotoacoustic enussions，TOAE）。此种发射发生在短暂的声刺激之后，人类的潜伏期为 5～15 ms。TEOAE 稳定性、重复性好。阈值和短声听阈或 1 kHz、2 kHz、4 kHz 平均听阈一致或稍低。60 岁以下的正常耳 TEOAE 引出率为 100%，若消失，表明耳蜗外毛细胞功能异常。60 岁以上的引出为 35%（Bonfils）。

若用两个有一定频率比关系的纯音（$f_2/f_1=1.1～1.5$）同时作用于测试耳，由于耳蜗主动机制为非线性系统，此时发射的频率中除有刺激率 f_1 和 f_2 外，还出现声畸变产物（acousticdis-tortionproduct，ADPs），也称畸变产物发射（distortionproductotoacoustice-nussions，DPOAE），如 $2f_1-f_2$、f_2-f_1 等。在人类以 $2f_1-f_2$ 最为明显和稳定，为研究的观察指标。

耳声发射测试简单、快速、敏感、可靠，为一种无损伤性客观检测听力的方法，目前已用于临床，主要用于婴幼儿听力筛选。若有 EOAF 出现，说明耳蜗外毛细胞功能正常。OAF 较 ABR 快速，且反映了中频。但它只能定性判断临床听力，不能做细的分级量化诊断。又因它测量的是耳蜗声发射，所以不能反映中枢性听力损失。

十、儿童听力检查法

及早发现儿童的听觉障碍，对耳康复和言语的发育有决定性作用。诊断儿童听力损失，应从病史调查、听、语发育观察和听力检查三方面着手。在病史调查中应对家族史、胎儿期、出生期、新生儿期和婴幼儿、儿童期分项详细询问。在观察听、语发育时应注意下列几点：①新生儿对突然出现的大声应有惊跳（moro 反射）或眨眼反应；②3～6 个月婴儿听到声音时会停止哭闹或运动；③9～12 个月婴儿会将头转向说话者；④2 岁儿童应会讲短句。若无以上反应，则极有可能有听觉障碍，应做进一步检查。

（一）行为观察测听

1. 粗声测听（grosssound audiometry）

常以 Ewing 测验（Ewing's test）为代表。在被测试儿的背侧敲碗、击鼓、吹哨或叫喊，观察儿童有无可重复的行为变化，如停止游戏、注意力最大限度地转移出来。粗声测听虽较粗糙，但在仔细观察中仍可得到近于听阈的信息。方法简单、无须特殊器械，可分别测试两耳是其优点。

2. 声场测听（soundfield audiometry）

幼儿和家长在一扩散场规范的隔声室内，给儿童玩搭积木等简单游戏。检查者在操纵室内按动不同频率纯音和强度的键钮，声源由隔声室内的音箱发出。观察幼儿对不同频率和强度刺激音的反应，如注视家长、寻找声源、指向音箱等，由此可得出听阈曲线。因是在声场内听取音箱的声音，故所得为双耳听力图。如用啭音或窄带噪声可有助于消除驻波的影响，效果更好。两次声信号之间最少应有 30 秒的间隔，以便幼儿回复到自然状态。在声信号出现的同时可用光刺激协同强化。

3. 条件定向反应测听（conditioned orientation response audiometry，CORA）

在幼儿的前侧方各有一音箱，音箱是有一暗盒，盒内有玩具熊。随着声信号出现，暗盒照明，玩具熊活动，以增强幼儿的注意力，通过不同频率和强度测试，得出听阈曲线。

（二）操作性条件反射测听

1. 改良标准纯音测听（modified standard pretone audiometry）

由于儿童不能耐心地做完标准纯音测听得所有频率，此时可仅做 500 Hz、1 kHz 和 2 kHz 三个频率，甚至只做 1 kHz 一个频率。又因儿童多不愿戴耳机，应将耳机改装成电话听筒模样，或装在摩托车头盔内做成玩具形式。先由家长示范，然后测试。做完气导测试后，应尽量争取做骨导测试，即使做一耳也好。

2. 游戏测听（play audiometry）

（1）实物强化测听（tangible reinforcementin operant conditiorung audiometry，TROCA）：当幼儿听到声音后，按下键钮，面前的小窗内即有可口的食物出现作为奖励。也可用小玩具等代替食物作为奖励，以引起幼儿对测听的兴趣。

（2）视觉强化测听（visual reinforcementin operant conditioning audiometry，VROCA）：当幼儿听到声音按下键钮后，面前的玩具熊即开始跳舞和敲鼓。由于聋儿地高频损失常大于低频，故首选 500 Hz 检查为宜。TROCA 和 VROCA 可用于精神迟钝儿童的测听。

除以上方法外，还可进行儿童言语测听、心率测听、周围血管反应测听、呼吸测听、非营养性吸吮反应测听和皮肤电测听等。声导抗和电反应测听广泛用于婴幼儿，诱发性耳声发射也用于新生儿听力筛选。

第二节　鼻及鼻窦检查

一、外鼻及鼻腔的一般检查法

（一）视诊

1. 鼻梁的形状

鼻梁有凹陷、歪斜者，除发育异常外，应想到外伤、萎缩性鼻炎及梅毒的后遗症；高度鼻中隔偏曲者，鼻梁也可能显著歪斜。鼻梁对称性增宽、变饱满，常常是鼻息肉的体征，被称为"蛙鼻"。若整个外鼻肥大，则可能是鼻赘或某些全身性疾病如肢端肥大症、黏液性水肿等的表现。

2. 鼻翼

检查鼻翼有无塌陷性畸形和缺损。鼻翼缺损多为外伤或梅毒后遗症；在儿童出现呼吸困难时，吸气期鼻翼可向外异常扩张，若吸气时鼻翼异常凹陷，则可能是鼻翼萎陷症。

3. 皮肤

注意外鼻、面颊及上唇等处皮肤有无红肿、破溃及新生物，鼻梁上有无瘘管开口。患有酒渣鼻者，其鼻尖及鼻翼处皮肤弥漫性充血、发亮或有片状红斑，可伴有痤疮形成。鼻疖者除出现红肿外，可伴有显著疼痛，红肿中心还可出现脓点。患急性上颌窦炎时，有时可出现面颊部皮肤红肿；患急性筛窦炎时，眼眶内角近内眦部皮肤可能红肿；急性额窦炎可引起同侧眉根部及眶内上角皮肤红肿。鼻唇间皮肤皲裂或糜烂多为长期流涕或变应性鼻炎所致。外鼻的皮肤癌可呈斑样隆起或赘疣状小硬结节，常伴有溃疡形成。

4. 前鼻孔的形状

患腺样体肥大的儿童，前鼻孔常呈窄隙状；鼻烫伤或鼻硬结病可引起前鼻孔完全或不完全闭锁。

5. 外鼻周围

注意检查面颊部左右是否对称，表面有无局限性隆起；眼球有无移位及眼球运动有无异常等。

（二）触诊

患鼻疖或鼻前庭炎时，鼻翼变硬，触痛明显；患鼻硬结病时，鼻翼变硬而无触痛；鼻中隔脓肿者，鼻尖可有触痛或按压痛；鼻骨骨折错位时，鼻梁有触痛，并可感觉到下陷、鼻骨移位等畸形；如果形成了皮下气肿，触之有捻发感。急性额窦炎在眶内上角可有触痛或按压痛；急性上颌窦炎时在面颊部可有触痛或按压痛。鼻窦囊肿有颜面部隆起者，按压时有如按压乒乓球之感。

（三）叩诊

可用单指直接叩击或双指间接叩击患处，以了解有无疼痛。急性上颌窦炎在面颊部可有叩痛；急性额窦炎时，额窦前壁可有叩痛，并且叩痛区常与额窦本身大小相当。

（四）听诊

注意听患者发声或小儿哭声，可推知其鼻腔有无阻塞性病变。鼻腔阻塞时，可出现闭塞性鼻音；而患腭裂或软腭麻痹者，可出现开放性鼻音。

（五）嗅诊

患臭鼻症或牙源性上颌窦炎，可嗅到特殊腥臭味；恶性肿瘤患者则可出现特有的"癌肿气味"。

（六）前鼻镜检查

前鼻镜检查（anterior thinoscopy）执窥鼻器时，以右手或左手拇指和食指末节捏住窥鼻器的关节，将窥鼻器柄的一脚贴掌心，其余三指附另一柄脚上，以司窥鼻器的关闭。检查时，手腕屈曲，将窥鼻器两叶合拢，与鼻底平行，伸入前鼻孔，轻轻捏紧窥鼻器的两柄，使两叶上下张开而抬起鼻翼，压倒鼻毛，扩大鼻孔，使光线与视线得以进入。窥鼻器的两叶不应超越鼻阈，否则不易充分扩大鼻孔，且可损伤鼻腔黏膜引起出血或疼痛。当窥鼻器伸入鼻前庭后，将其余手指或另一手贴于受检者面部及颏部以期固定，并视检查需要变动受检者头位。检查顺序如下。

1. 下鼻甲及下鼻道

受检者头微低，则可看清鼻腔底、下鼻道与下鼻甲的一部分。头微仰，可看清全部下鼻甲及总鼻道的下段。

2. 中鼻甲及中鼻道

被检查者头部进一步后仰，可检查中鼻甲和中鼻道。若因下鼻甲过大不能看清时，可用1%麻黄碱生理盐水棉片贴附下鼻甲上，3~5分钟后取出棉片再行检查。正常鼻黏膜呈淡红色、湿润而有光泽。中鼻甲的颜色较下鼻甲稍淡。在中鼻道内有时可见筛泡的一部分，中鼻甲内侧即嗅裂。如见脓液，可从其来自中鼻甲内侧或外侧判明来自何组鼻窦。此外，注意各鼻甲有无充血、贫血、肿胀、肥厚及萎缩等情况，必要时用探针或血管收缩剂鉴别之。还须注意检查鼻道中有无新生物。

3. 鼻中隔

在上述各头位中，将受检者面部向检查的对侧转动，可自下而上分别看清鼻中隔各部分。鼻中隔完全垂直者很少，轻度偏曲而无骨嵴或距状突者一般均非病态，可称之为生理性偏曲。如偏曲较明显，其凸面正对中鼻道、中鼻甲，或有距状突刺入下鼻甲，对鼻的呼吸与引流有妨碍者，应记录之。此外，还需注意易出血区（利特尔区）有无出血点、血痂、糜烂或小血管曲张，鼻中隔有无穿孔及穿孔部位，有无坏死骨片、黏膜肥厚、充血、出血、两侧对称性肿胀（脓肿、血肿）、溃疡及肿瘤等。

（七）后鼻镜检查法

后鼻镜检查法（posterior thinoscopy）也称间接鼻咽镜检查法，可同时检查鼻咽部及后鼻孔。操作较难，在小儿不易成功。检查前应先向患者解释检查步骤与要求，以得到尽可能好的配合。检查时，右手持小号间接喉镜或后鼻镜，先在酒精灯或加热器上烤热，不使镜面生雾，再将镜背置于检查者手背上测试其温度，直至温而不烫方可用于检查。然后将额镜的反射光线照到咽后壁。左手持压舌板将舌前2/3压下，并稍向前轻按使之固定于口底，右手以执钢笔姿势将镜从左侧口角（镜面向上）送到软腭与咽后壁之间，调整镜面呈45°倾斜，对好光，此时镜中反映出后鼻孔的一部分，先找到鼻中隔后缘，并以之为据，分别检查其他各处。因镜面过小，不能一次反映出后鼻孔和鼻咽部的全部情况，还须适当转动和倾斜镜面分别观察各部，各部形象相互补充，便知后鼻孔全貌。须记住，镜中所成图像与实体位置左右相反。检查次序如下：

（1）鼻咽顶：较易看清，注意有无新生物、溃疡、出血点、痂皮、腺样体残余或咽囊裂隙等。

（2）后鼻孔区域：观察有无畸形。后组筛窦与蝶窦发炎时，常见其附近黏膜有充血、萎缩和脓痂附着，若有后鼻孔息肉或鼻咽纤维血管瘤，则后鼻孔边缘常被遮蔽而不能看到。

（3）渐渐将镜面垂直，观察上、中鼻甲与上、中鼻道的后段，再将镜柄下移，可见下鼻甲后端及下鼻道，注意各鼻道中有无脓液。

（4）镜面稍向两侧倾斜，观察鼻咽两侧可见侧后方被咽鼓管圆枕包围的咽鼓管咽口，该处色淡红而有反光。咽鼓管圆枕的后上有狭长形深凹，即咽隐窝，为鼻咽癌好发部位之一。有时可见咽鼓管咽口后上方有淋巴组织包绕，即所谓咽鼓管扁桃体。

（5）软腭背面如有脓液，可能来自上、中鼻道。

后鼻镜检查的难点有：①最常遇到的困难是舌背过高，为舌不自主地反抗所致，故压舌时应轻轻加压，不可突然用力；②软腭常常不自主地提高而贴近咽后壁，以致无容镜之处，多因受检者精神紧张、软腭痉挛或张口过大所致，如为前者，应耐心解释，嘱咽部放松，平静用鼻呼吸，也可让其对镜练习用鼻呼吸，务使舌位最低而软腭离咽后壁最远；③受检者恶心：为避免之，检查时不要把压舌板伸入太深，并尽量不要触及周围组织，也可用1%~2%丁卡因溶液作咽部喷雾；④有些受检者在检查中不会用鼻呼吸，可任其由口呼吸，但嘱其不可用力，以免软腭高举，影响检查；⑤受检者频繁做吞咽动作，嘱其尽力克制之；⑥有时受检者一张口或镜一入口，软腭即不自主地抬高，可嘱其闭眼或掩其目，然后操作。

如以上诸法无效，而又必须详查后鼻孔及鼻咽部或拟在该处作活检时，可在施行咽黏膜表面麻醉后，加用软腭拉钩进行检查。也可试用下法：将橡皮导尿管从一侧前鼻孔插入，沿鼻腔底、鼻咽而达口咽，并从口中拉出，首尾两端挽成一个结；对侧鼻孔也依同法伸入一根导尿管从口中引出后打结，这样可使软腭与咽后壁的距离扩大，增大检查视野。

二、鼻窦的一般检查法

前述之视、触、叩、听、嗅及前、后鼻镜检查亦为鼻窦检查法之重要组成部分。而今，CT、MRI及鼻内镜等的广泛应用，已使鼻窦疾病的诊断变得容易，但下述方法仍常被用于鼻窦的检查：

（一）头位引流法

头位引流法为先将鼻腔脓液拭净，用1%麻黄碱棉片收缩中鼻道及嗅裂黏膜，以利窦口畅通。然后嘱受检者将头部倾倒在一定位置上约15分钟，以便脓液流出，再行前、后鼻镜检查，判断脓液的来源。检查一侧上颌窦时，将头向对侧偏倒而使受检侧上颌窦居于上方，如果发现中鼻道内又有脓流出，表示由上颌窦而来；若未见脓液，尚须作后鼻镜检查，因由上颌窦流出的脓液也可流入鼻腔后部。如果前、后鼻孔均未见脓液，但受检者闻到有臭味，说明上颌窦中可能积脓，但量少不够流出。检查前组筛窦则头需稍向后仰；检查后组筛窦则应稍向前俯；检查额窦，则头直立；检查蝶窦则须低头，面向下将额部或鼻尖抵在桌面上。

（二）上颌窦穿刺冲洗法

上颌窦穿刺冲洗法是临床上诊断和治疗上颌窦疾病，特别是上颌窦炎的常用方法。

1. 操作方法

先用浸有2%丁卡因或4%可卡因溶液的卷棉子置放于下鼻道前段顶部，10～15分钟后取出（上述麻醉药物中加少许1‰肾上腺素液，可大大减少穿刺时的出血；若术前先行解释，操作熟练，则不施任何麻醉也可顺利进行穿刺，尤其对久经穿刺的患者更易成功）。穿刺时，检查者一手持特制的穿刺针，针尖斜面朝向鼻中隔，由前鼻孔伸入下鼻道，针尖落于距下鼻甲前端约1.5 cm处（因该处骨壁最薄，易于刺破），并使其紧靠下鼻甲根部，方向指向上、外，并稍向后，即斜对患者同侧眼外眦。另一手固定患者枕部，以防头向后移动，然后用拇指和食指固定针管的后2/3处，掌心抵住针柄，将针慢慢紧压刺穿骨壁以进入窦腔。穿刺时用力不可过猛，并以其余手指抵住患者唇部，有落空感觉时立即停止前进，以防刺入过深。倘若位置准确，只因骨壁过厚不能刺透，可使患者头后仰，术者站立，用臂力将针慢慢压入。如仍不成功，则可用小锤轻敲针尾刺入。若针已进入窦内，骨壁薄者，则轻摇针柄，可觉针尖在窦腔内自由活动。穿刺成功后，拔出针芯，抽吸无回血时，再以温热无菌生理盐水冲洗，此时应嘱患者低头并张口自然呼吸，观察有无脓液、脓块随水流出，有时脓液混于冲洗液中可使水变得混浊。必要时须收集洗出液离心后作脱落细胞检查。如事先拟收集脓液做特殊检验，可先用注射器将窦内脓液抽出送检。洗出液澄清后，确定针尖全部位于窦内者，可缓缓注入空气，将窦内剩余盐水冲出。

2. 并发症及注意事项

上颌窦穿刺冲洗若操作不当，可出现较多并发症。

（1）晕厥：多因患者精神紧张、疼痛或空腹之故。一般在平卧片刻后即可恢复，但应注意观察有无其他意外情况，如麻醉药物中毒、反射性休克、气栓形成等。

（2）刺入鼻黏膜下造成黏膜撕裂：因针刺方向与骨壁过于平行，因此刺入黏膜后向后滑行于下鼻道外侧骨壁与黏膜之间，造成黏膜撕裂伤。故操作时，针尖应对准同侧眼外眦，针柄尽量压向鼻小柱，穿刺针也不可过钝。

（3）刺入面部软组织：乃因针未进入下鼻道即行穿刺或因上颌窦小而深居骨面深处所致。刺入上颌窦前软组织下时如贸然注水，面部会立即肿起，患者也感胀痛，此时应立即拔针，重行穿刺。

（4）刺破眶下壁：为针尖方向过高或穿刺时患者头部偏斜或摆动所致。注水时，下睑立即肿起或眼球突出而不能运动，此时应立即拔针停止冲洗，并使用抗生素防止感染，严密观察。

（5）窦内黏膜未穿破：因窦内黏膜过厚或呈息肉样变，窦腔过小，仅仅刺穿骨壁，未穿破窦内黏膜。注水时，患者感觉胀痛，注入的水也不能流出。此时可将针轻轻再往窦内推进，刺破黏膜进入窦腔后再行冲洗。

（6）刺入对侧壁黏膜下层：穿刺时用力过猛，不能控制而误刺入对侧窦壁的黏膜下。注水时觉阻力甚大而无水流出或仅有少许水流出，患者也感胀痛。此时应将针稍向外撤，务使冲洗时不感觉有阻力，水流通畅，且患者不觉疼痛。

（7）刺破上颌窦后外壁：也因穿刺时用力过猛所致。注水时水进入颞下窝，面颊立即肿起，此种意外可引起颞下窝、翼腭窝或其他颈深部感染、脑膜炎等严重后果。若不幸发生，应立即撤针停止冲洗，以大量强效抗生素控制感染，并密切观察病情进展。

（8）窦内有息肉或窦口已封闭：穿刺针刺入窦腔后，觉进入实质组织，注水时阻力甚大，水也无从流出，应将针拔出。如感知针尖确在窦腔内，也可不拔针而在附近加刺一针，冲洗时水即可由另一针管流出。我单位遇此情况曾利用双腔管上颌窦穿刺针进行穿刺，可避免患者多受一针之苦。

（9）气栓形成：冲洗前后，如无必要，一般不可注入空气。若将空气注入血管，空气可循上颌窦的静脉经面静脉、颈内静脉而进入心脏或延髓呼吸中枢血管,引起突然死亡;或气栓进入视网膜中央动脉,发生暂时性盲。这种并发症虽极罕见,但非常危险,应严加防范。

气栓的症状:当空气进入血管时,患者自觉有物或水泡从颈部或咽部下流,迅觉心慌、头昏,继则视气栓所在部位不同,很快发生下述不同症状:呼吸抑制或不规则,偏瘫,癫痫样痉挛,昏迷,视力障碍;刺激性干咳,胸闷,胸痛;皮肤青紫或呈大理石色。检查见血压下降,脉细弱,心脏听诊有磨轮样杂音。迅速发生死亡者15%~50%。患者如能度过开始的10~15分钟,一般可免于死亡。

急救:立即将患者置于头低位,以防气栓进入动脉系统后进入脑血管,同时让患者左侧卧,可以防止空气进入心冠状动脉或阻塞右心室出口(即肺动脉起点)。此外应给氧、用中枢兴奋剂,做好人工呼吸准备。

预防:严格按照正规操作进行上颌窦穿刺术。冲洗前,将注射器中预先盛满冲洗液,不使空气有进入血管的机会;并于注水前先行抽吸,如有回血,立即停止操作。冲洗中,应随时观察患者反应,不可用力注水,如觉有阻力,应立即寻找原因并作调整。冲洗完毕,如非确知针尖全部处于窦腔内,不可注入空气。

(10)急性上颌骨骨髓炎、大出血,也是上颌窦穿刺术的罕见并发症。

第三节　咽鼓功能检查

咽鼓管具有调节鼓室内的气压,使之与外界气压保持平衡的功能、引流功能、防声功能和防止逆行性感染等功能。咽鼓管功能的检查方法,目前主要集中于其调节鼓室内气压的功能,以及引流功能。

咽鼓管功能的测定方法很多,繁简不一,其中有定性检查法,也有定量检查法。临床常用的瓦尔萨尔法、波利策法、导管吹张法等,均属定性检查法,这种方法简单易行,无须特殊设备条件,唯精确度较差。定量检查法虽能较准确地检测咽鼓管的通畅度,但需一定的仪器设备,其中有些技术操作比较复杂。此外,咽鼓管检查法还因鼓膜是否完整而有所不同,如鼓室滴药法和咽鼓管造影术一般只适用于鼓膜穿孔者。

一、吞咽试验法

1. 听诊管法

取一听诊管,将其两端的橄榄头分别塞于受试者和检查者的外耳道口内,然后请受试者做吞咽动作,检查者从听诊管中注意倾听有无空气进入中耳的"嘘嘘"声。若无此声,表示咽鼓管可能阻塞。

2. 鼓膜观察法

检查者以电耳镜观察受试者之鼓膜时,请受试者做吞咽动作,此时若鼓膜可随吞咽动作而向外鼓动,示其通畅。

二、咽鼓管吹张法

咽鼓管吹张法(eustachian tube inflation)是受试者或其家属在医务人员的指导下,通过规定的动作,或医务人员用简单的器械,将空气从鼻咽部的咽口经咽鼓管吹入中耳的方法,可粗略评估咽鼓管的通畅情况。主要适用于鼓膜完整者,鼓膜穿孔者亦非禁忌。咽鼓管吹张还是一种常用的治疗操作。

常用的咽鼓管吹张法有以下3种:

1. 瓦尔萨尔法(Valsalva method)亦称捏鼻闭口鼓气法

受试者以拇指和食指将自己的两鼻翼向内压紧,同时紧闭双唇,用力屏气。咽鼓管通畅者,此时呼出的气体经鼻咽部循咽鼓管冲入鼓室,检查者用听诊管可从受试者的耳道口听到鼓膜的振动声;也可从电耳镜中观察到鼓膜向外的鼓动。受试者自己亦可感到鼓膜向外膨出。若咽鼓管不通畅,则无上述现象。

2. 波利策法(Politzer method)亦称饮水通气法

主要适用于小儿。嘱受试者含水一口,检查者将波氏球(Politzer bag)前端的橄榄头塞于受试者一侧的前鼻孔［图2-12（1）］，并以手指压紧另一侧前鼻孔。告受试者将口中所含之水吞下，于受试者吞水之际，迅速捏紧橡皮球，向鼻腔内吹气。咽鼓管功能正常者，在此软腭上举、鼻咽腔关闭，同时咽鼓管开放的瞬间，从波氏球内压入鼻腔中的空气即可从咽鼓管逸入鼓室［图2-12（2）］，检查者从听诊管内可听到鼓膜的振动声。此法不致引起咽鼓管咽口的外伤，患者亦无痛苦。

3. 导管吹张法（catheterization）

导管吹张法是通过一插入咽鼓管咽口的咽鼓管导管（earcatheter），直接向咽鼓管吹气，并通过一连接于受试耳和检查耳之间的听诊管，听空气通过咽鼓管时的吹风声，由此来判断咽鼓管通畅度的方法。咽鼓管导管由金属制成，前端略弯曲，末端开口稍膨大，呈喇叭状。末端开口外侧有一小环，其位置恰与导管前端的弯曲方向相反，可指示前端开口的方向。

（1）操作方法：常用的操作法有两种。

①咽鼓管圆枕法：此法最常用。操作前先清除受试者鼻腔内和鼻咽部的分泌物，鼻腔以1%麻黄碱和1%丁卡因收缩、麻醉15分钟。操作时，先将听诊管一端之橄榄头塞于受试耳之外耳道口，另一端橄榄头塞于检查者之外耳道口。检查者右手持导管末端，前端开口朝下，插入前鼻孔后，沿鼻腔底部缓缓伸达鼻咽部。当导管前端抵达鼻咽后壁时（图2-13），将导管向受试侧旋转90°（图2-14），并向后略退出少许，此时导管前端离开咽隐窝，越过咽鼓管圆枕，落入咽鼓管咽口处（图2-15）。然后再将导管向外上方旋转约45°，使导管插入咽口内。检查者即换用左手固定导管，右手拿橡皮球，对准导管末端开口吹气数次，同时注意通过听诊管仔细倾听气流通过咽鼓管的声音。吹张完毕，将导管前端向下方旋转，并顺势缓缓退出鼻腔。

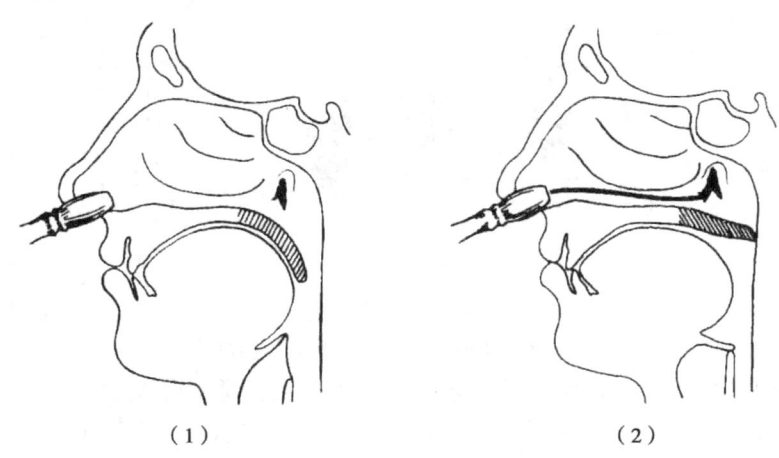

图2-12 波利策法

（1）准备动作；（2）吞咽时用橡皮球向鼻内注气，箭头示空气被驱入咽鼓管

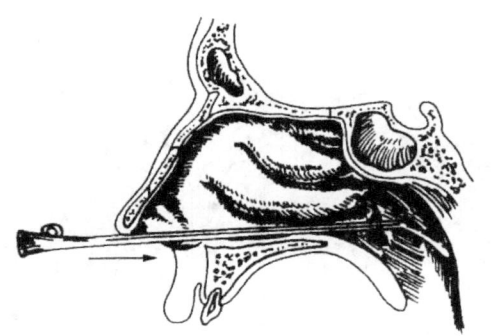

图2-13 咽鼓管导管吹张法之一

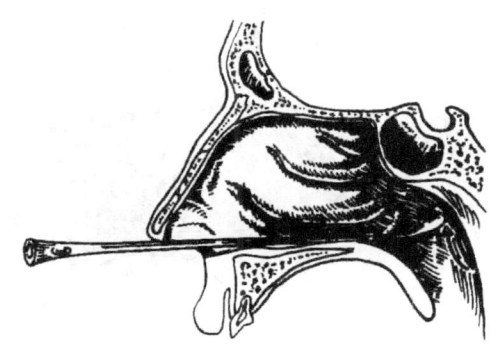

图2-14 咽鼓管导管吹张法之二

②鼻中隔法：鼻腔麻醉同咽鼓管圆枕法。

同侧法：按上法将导管插入同侧鼻腔，导管前端抵达鼻咽后壁后，将导管向对侧耳之方向旋转90°，并稍稍退出少许，至有阻力感时，示已抵达鼻中隔后缘。然后再将导管按向下、然后再向受检侧之顺序旋转180°，其前端即进入咽鼓管咽口（图2-16）。即可按上法固定导管、打气吹张。

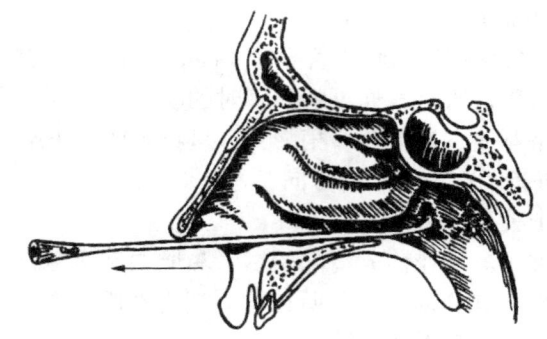

图 2-15　咽鼓管导管吹张法之三

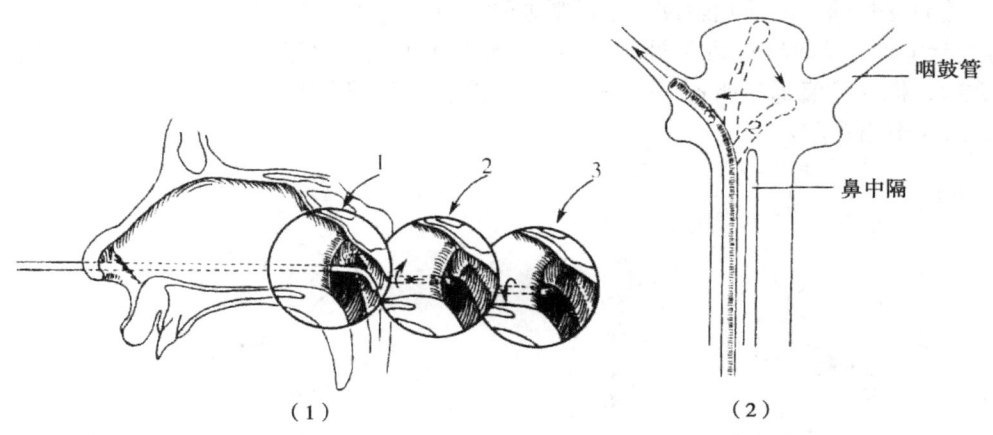

图 2-16　鼻中隔法之一
（1）矢状面示意图；（2）横剖面示意图

对侧法：当受试侧之鼻腔因各种原因而狭窄（如鼻甲肥大，鼻中隔偏曲，鼻中隔嵴等），咽鼓管导管不能或不易由此通过时，可用对侧法试之。将导管从对侧鼻腔插入，抵达鼻咽后壁后，向受试侧旋转90°，然后慢慢向后退出，不久即感有阻力，示已达鼻中隔后缘，此时继续向上旋转45°，并使导管前端尽量指向并伸抵受试侧，进入咽口（图2-17）。

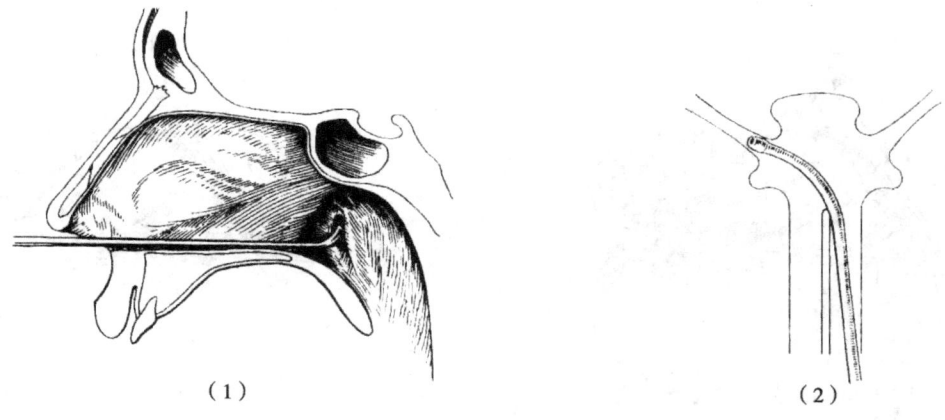

图 2-17　鼻中隔法之二
（1）矢状剖面示意图；（2）横剖面示意图

（2）注意事项
①导管插入和退出时，动作要轻柔，顺势送进或退出，切忌施用暴力，以免损伤鼻腔和咽鼓管口的黏膜。
②吹气时用力要适当，用力过猛可致鼓膜穿孔，特别在鼓膜有萎缩性疤痕时，更要小心。
③鼻腔或鼻咽部有分泌物时，吹张前定要清除之。
（3）导管吹张法的诊断标准
①通畅：检查者可听到气流通过咽鼓管时的轻柔的"嘘嘘"声，以及鼓膜的鼓动声；受试者有气体吹入自己耳内的感觉。
②轻度狭窄：检查者可听到较尖锐的吹风声，鼓膜鼓动声轻微；受试者感到仅有微量的气体进入自己的耳内。
③狭窄：受试者无气体进入耳内的明显感觉；检查者可听到气体流经狭窄管道的"吱吱"声，无鼓膜鼓动声。
④阻塞或闭锁：检查者听不到任何气流通过声，亦无鼓膜鼓动声；受试者毫无空气进入耳内之感。
⑤鼓膜穿孔，咽鼓管通畅：检查者感到有气体吹入自己耳内之感；受试者有气体经过耳内吹出之感。
⑥鼓室积液：检查者可听到水泡声或捻发音；受试者有时亦可听到耳内有水泡声。
4. 咽鼓管吹张法的禁忌证　无论采用瓦尔萨尔法、波利策法或导管吹张法，均有以下禁忌证。
（1）急性上呼吸道感染。
（2）鼻腔或鼻咽部有肿瘤、溃疡等病变。
（3）鼻出血。
（4）鼻腔或鼻咽部有脓液、脓痂而未清除者。

三、鼓室滴药法

鼓室滴药法是通过向鼓室内注（滴）入有味或有色药液等标识物，以观察咽鼓管是否通畅，并可了解其排液、自洁功能。此法仅用于鼓膜已有穿孔者。检查时，请受试者仰卧，测试耳朝上。向外耳道内滴入0.25%氯霉素溶液或0.06%红霉素溶液，并按压耳屏数次，使药液进入鼓室。然后请受试者做吞咽动作，并告诉检查者，自己是否尝到苦味及开始尝到的时间。

此外还可向外耳道内滴入有色的无菌药液，如亚甲蓝等，同时以纤维鼻咽镜观察咽鼓管咽口，记录药液滴入后至咽口开始显露药液时所需的时间。

四、荧光素试验法

与鼓室滴药法基本相同，亦用于鼓膜穿孔者。用新鲜配制的0.05%无菌荧光素生理盐水1~3 mL，滴入外耳道内。请受试者做吞咽动作10次，然后坐起，每分钟用加滤光器的紫外线灯照射咽部1次，观察有无黄绿色荧光在咽部出现，共5~10次。记录荧光在咽部出现的时间。10分钟以内出现者，示咽鼓管基本通畅；大于10分钟者，示狭窄或梗阻；阴性者，可用一带耳塞之吹气橡皮球向外耳道内加压，加压后出现阳性结果，示严重狭窄；加压后仍为阴性者，表明咽鼓管已完全阻塞。

五、咽鼓管造影法

将35%有机碘水注入外耳道内，使其经鼓膜穿孔流入鼓室，然后用带耳塞的橡皮球在外耳道口打气加压，或不打气加压，而任其自然流动，通过咽鼓管进入鼻咽部。此时拍X线片，可了解咽鼓管的解剖形态，有无狭窄或梗阻，狭窄或梗阻的位置，以及自然排液功能等。注入造影剂后，打气加压者，因能克服咽鼓管的阻力，有益于了解其形态、狭窄及梗阻；不打气加压者，有利于评估其自然引流功能。对鼓膜完整者，如有必要，可于鼓膜前下象限作穿刺，注入造影剂。

X线片的位置有2种：
1. 侧卧颏顶颅底位
当受试者感到咽部有造影剂时立即拍片。其优点为患者无须改变体位，咽鼓管仍能在保持充盈的状况下拍片，可得到良好的显影。

2. 斯氏位

注入造影剂后立即拍第1片，10分钟后拍第2片。如咽鼓管功能正常，造影剂被迅速捧至鼻咽部，第1片即可见咽鼓管显影。咽鼓管引流障碍者，在第2片中咽鼓管内仍可见到造影剂。

六、气压舱法

请受试者坐于密闭的气压舱中，逐渐降低舱内的气压后，再逐渐恢复其气压，询问受试者在气压改变过程中有无耳痛、耳鸣、听力下降及耳内闭塞等不适感；出舱后立即观察鼓膜，了解鼓膜有无充血、瘀血、内陷、积液或穿孔等，从而评价受试者咽鼓管调节气压改变的能力。本法主要用于选拔航空人员的体格检查中。

七、正、负压平衡试验法

本方法用声导抗仪的气泵压力系统检查咽鼓管平衡正、负压的功能，适用于鼓膜穿孔、鼓室干燥者。检查时，将探头置于外耳道内，密封、固定之。

1. 正压试验

向外耳道内持续加压，当正压上升至某一数值而不再上升，反而开始下降时，此时压力计所指示之压力值称为开放压（以 kPa 为单位），表示鼓室内的气体压力达到此值时，可突然冲开咽鼓管软骨段，向鼻咽部逸出。以后压力逐渐下降，当压力降至某一数值而不再继续下降时，此压力值称为关闭压，表示此时咽鼓管软骨段由其自身的弹性作用而自行关闭。然后请受试者做吞咽动作数次，当压力可降至"0"时，提示咽鼓管调节鼓室内外气压的功能良好。

开放压过高或咽鼓管不能开放时，示咽鼓管内有阻塞性病变，如黏稠的分泌物潴留、息肉、肉芽或胆脂瘤堵塞鼓口或管腔，以及疤痕狭窄或闭锁等。武汉协和医院对46耳测试结果的分析显示：开放压 <3.33 kPa（250 mmH$_2$O）示咽鼓管通畅，3.33～4.80 kPa（250～360 mmH$_2$O）示有轻度狭窄，>4.8 kPa（360 mmH$_2$O）以上者，提示咽鼓管完全阻塞或闭锁。

2. 负压试验

通过气压系统向外耳道内减压，达一定的负压值时（一般在 -1.96 kPa），请受试者做吞咽动作。咽鼓管功能正常者，于每次吞咽时软骨段开放，空气从鼻咽部进入鼓室，负压逐渐变小。

八、咽鼓管内镜检查法

用30°角的前方斜视型细径硬管耳内镜，从穿孔的鼓膜进入鼓室（如鼓膜完整，则先作鼓膜切开），可观察咽鼓管鼓口及其附近的管腔。咽鼓管软骨段的观察比较困难。Olymphus公司曾生产直径为0.8 mm 的咽鼓管纤维镜，可从鼻咽部伸入咽口，然后通过向咽鼓管内吹气，使咽鼓管软骨段扩张，纤维镜可进入管腔观察黏膜的病变情况。可惜因镜身过于纤细，成像尚不够清晰。

此外，尚有咽鼓管声测法（sonotubometry）和光测法等。

九、JK-04 A 型咽鼓管功能综合检查仪（RION）检查法

本仪器可通过咽鼓管 - 鼓室气流动态图测定法（tubo - tympanoaerodynamic graphy, TTAG）和吞咽状态下咽鼓管音响测定法（sonotubometry）监测鼻咽腔压力、外耳道压力和肌肉活动时鼻咽腔杂音的变化，以检测咽鼓管功能。测量结果可自动量化记录结果，以便前后比较。测试 TTAG 时，嘱患者捏鼻，观察外耳道压力和鼻咽腔压力的变化。吞咽时，咽鼓管音响法可观察外耳道声压的强度和时程。TTAG 法了解咽鼓管被动开放功能，音响法则可了解咽鼓管主动开放功能。根据检查结果，可将咽鼓管功能分为正常型、阻塞型、闭锁不全型和开放型。

值得注意的是：①检查咽鼓管功能时，不应忽视对鼻腔、鼻咽部进行细致的检查，特别是咽鼓管咽口及其周围的解剖结构变化，如圆枕、咽隐窝、腺样体、下鼻甲后端、后鼻孔、软腭等；②目前所采用

的各种咽鼓管检查法中，还没有一种方法能全面而精确地反映咽鼓管的全部功能状况。因此，只有对多种检查结果进行综合分析，方能做出全面而客观的评价。

第四节　鼻阻力检查法

一、鼻阻力的形成及其生理意义

鼻腔是一结构复杂、曲折多变的管道，正常人经鼻呼吸（也有少数人终生用口呼吸而无不适者）时，通过鼻腔的空气受到鼻内孔的限制和鼻腔内各部的摩擦，这就是鼻阻力。它的产生对于维持正常的呼吸生理具有十分重要的意义。在成人，呼吸道阻力的一半以上来自鼻腔，吸气时，由于鼻阻力的参与才能产生足够的胸腔负压，使得空气进入肺泡和静脉血流入右心。呼气时，因鼻阻力的作用肺泡内气体不致很快被排出，能有足够的时间进行气体交换。鼻腔阻力过低会引起肺功能降低，例如有些萎缩性鼻炎或下鼻甲切除过多的患者常有呼吸不适感；鼻阻力过大，则允许通过鼻腔的气流不足，患者就会感到鼻塞、呼吸困难而不得不改用口腔呼吸。通过口腔呼吸的空气不能得到很好的加温、加湿和清洁过滤，从而增加呼吸系统罹病的机会，在小儿则影响面部的发育。因此，鼻阻力的正常与否是评价鼻呼吸功能的重要指标。

鼻阻力的大小主要取决于鼻咽部与鼻外大气压之间的压差（transnasal pressure drop）和鼻气道的横截面积。由于胸部的呼吸运动，鼻咽部的气压随呼吸而变化，呼气时，鼻咽部的气压大于外部，使得气流通过鼻腔呼出；吸气时，鼻咽部的气压小于外部，使得气流通过鼻腔吸入。鼻气道的横截面积则由鼻腔的解剖结构和鼻黏膜血管的舒缩变化所决定，是影响鼻阻力最重要的因素。很多鼻腔疾病如鼻中隔偏曲、息肉、肿瘤，鼻腔鼻窦感染、肉芽和粘连等都可以改变鼻气道的横截面积而影响鼻阻力。

二、鼻阻力的检查方法

1. 询问病史

通过病史可初步了解患者有无鼻塞、哪一侧鼻塞、鼻塞次数、持续时间、诱因等；并可用无、轻、中、重分别记录鼻塞的程度。

2. 鼻镜检查

可以了解鼻内的解剖结构有无畸形或异常改变，鼻气道有无占位性病变、鼻甲是否充血、肿胀、黏膜有无干燥、萎缩等。

3. 比较两侧鼻腔的通气程度

嘱患者堵住一侧鼻腔呼吸，再堵住另一侧鼻腔呼吸，然后比较两侧鼻腔的通气程度。也可用标有刻度的铜板或玻璃镜（图2-18）平置于受检者鼻前，告之其用鼻自然呼气，然后对比板上气斑的大小来比较两侧鼻腔的通气程度。

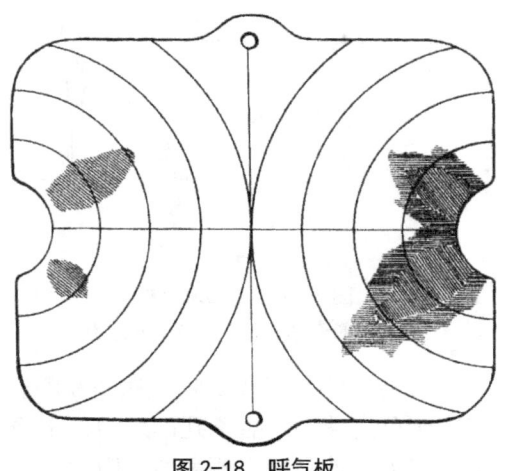

图2-18　呼气板

4. 测量最大呼气量

嘱患者用力呼气，用最大呼气流量仪测出其最大呼气量，此值被认为与鼻阻力相关。

5. 鼻测压计法

鼻测压计是能同时记录鼻气道压力和流速变化的仪器，用它来测量鼻阻力的方法称为鼻测压法（thinomanometry），它可以反映出一定时间内鼻气道内压力、通气量与时间之间的关系，能客观地显示鼻气道的通气状况。

6. 鼻声反射测量法（acoustic thinometry）

给鼻腔一个短震动波，然后用鼻声反射测量仪测量其反射声，从而测出鼻腔内某一处的横截面积。Hilberg 认为此法所获结具较鼻测压法取得的结果要稳定、可靠，患者也无须太多的配合，且无损伤、易于操作，是一个很有前途的方法。

7. 其他方法

CT 和 MRI 可以了解鼻气道的横截面积，但很难确定统一的正常参考值，通常是把检查的结果与患者的鼻塞程度结合起来比较分析。也有人用激光多普勒测量鼻黏膜血流的状况以了解下鼻甲的充盈。

在上述所有检查中，鼻压计测压法是目前最为客观和被普遍使用的方法，本节将重点介绍之。

三、鼻压计测量鼻阻力的原理和方法

鼻压计主要由 3 大部分组成，即压力传感装置、呼吸流速描记装置和数据处理装置。由压力传感器测得的压力和呼吸流速描记器测得的流速通过转换器转变成电信号，与一载波放大器连接并以电压值的方式输入数据处理系统进行处理，后者通常由电子计算机或微处理器来完成。

鼻压的测量和呼吸流速的测量实际是同步完成的，但在操作中却有不同的测量方式。

1. 鼻压的测量

须先测出空气经过前鼻孔和后鼻孔的压力以求出经鼻压力差。前鼻孔的压力与大气压相等，故实际上需要测量的是后鼻孔的压力。常用的方法有前鼻测压法、经口后鼻测压法和经鼻后鼻测压法，三者之间的区别在于与测压计连接的压力传导管所放的位置不同。

（1）前鼻测压法（图 2-19）：将压力传导管与非测试侧的前鼻孔连接，周围用胶布密封，这样该前鼻孔内的压力就近似于鼻咽部的压力，压力传导管将此处的压力传至测压计，即可测出大气压与鼻咽部之间的压差，此亦即是对侧鼻腔前后鼻孔之间的压差。本法操作简单，缺点是压力传导管与鼻孔连接时会使鼻翼变形而使检查结果受到一定的影响，传导管的管径和接头的形状也是影响结果的因素。本法一次只能测一侧鼻阻力，鼻腔总阻力需要分别测出两侧鼻腔阻力再以公式计算。

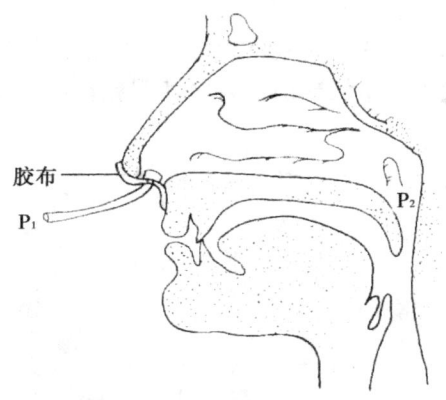

图 2-19 前鼻测压法
P_1：前鼻孔压力；P_2：鼻咽部压力

（2）经口后鼻测压法（图 2-20）：将压力传导管经口腔送至软腭后方近鼻咽处，测量闭口安静呼吸时鼻咽部的压力变化。本法的优点在于可直接测到后鼻孔的压力，不受前鼻测压法时鼻翼可能变形产生的影响，尤其可同时测双侧鼻腔的总阻力（若是测一侧鼻腔的阻力，仍需将对侧鼻孔密封）。缺点是传导管放在口咽部时会使受检者产生恶心等不适，软腭和舌的运动也会对结果有所影响，但若事先对患者进行解释和训练，通常可获满意效果。

（3）经鼻后鼻测压法（图2-21）：将压力传导管经非检测鼻腔送至鼻咽部，将该侧鼻孔管周用胶布密封，直接测量后鼻孔处的压力。本法测得的结果较以上二法要稍稳定，可避免经口后鼻法对咽部产生的刺激和软腭运动的影响，对鼻翼的牵拉也较小，可测量一侧的鼻阻力，也可用于同时测量鼻腔的总阻力，但测量总阻力时传导管的管径对鼻气道的横截面积会有一定影响。插至鼻腔深处的传导管亦会使受试者（特别是有鼻腔疾患者）感到不适。

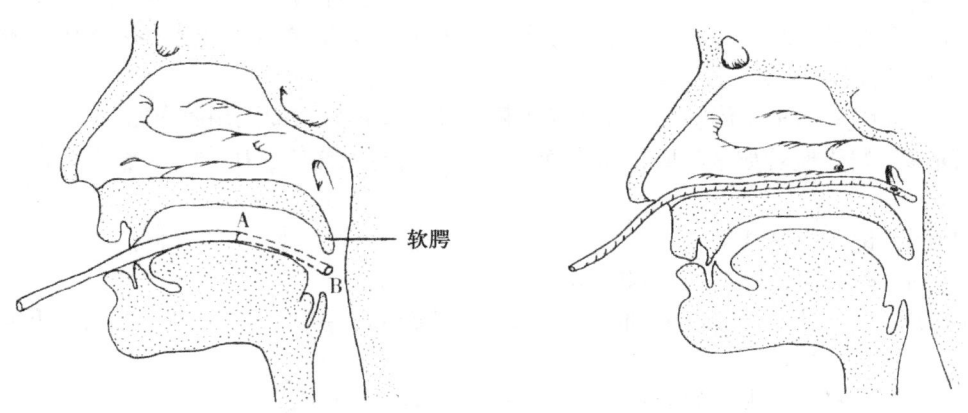

图2-20　经口后鼻测压法　　　　　　　图2-21　经鼻后鼻测压法

总的说来，以上三法各有优缺点，前鼻测压法因其临床操作简单、易被患者接受而应用广泛，也是国际标准所采纳者，但前鼻法不能用于有鼻中隔穿孔的患者，前鼻法和经鼻后鼻法也不能用于有腺样体肥大的患者。如果鼻腔完全堵塞，则任何鼻测压法都无法进行。

2. 鼻通气量的测量

可将与呼吸流速描记器连接的通气管放在受检鼻腔的鼻孔处直接测得，但通气管可能改变鼻的解剖结果而影响检测结果，现多使用面罩代替之（图2-22），可将整个面部或其一部分罩住，但要求面罩的密封性能良好。

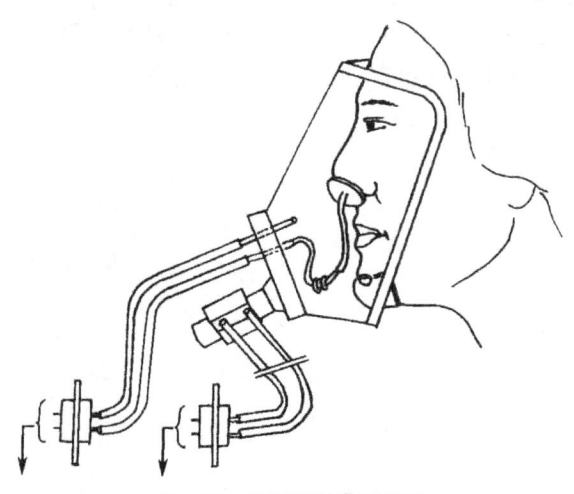

图2-22　用面罩前鼻测压法

除此以外，也有用身体容积描记仪来测量呼吸流量者，方法是将受检者置于一密闭舱内，根据呼吸运动时胸腔体积的变化，用身体容积描记仪记录身体容积的变化，从而测知呼吸流量。此法测量精确，但设备复杂、昂贵，不易推广。

取得了鼻压和鼻通气量的检测结果，即可据此推算鼻腔的阻力。

在正常的呼吸状况下测量鼻阻力的方法称为主动测压法；另有所谓被动测压法，是为了排除肺呼吸的影响而设计的一种方法，就是在测患者鼻压时，嘱患者暂停呼吸，将一已知流速的空气泵入受检一侧的鼻腔中，再用前述之鼻测压法测量前、后鼻孔之间的压差。此法因鼻咽部的压力不受呼吸影响而变化，故所测得的鼻阻力值在该气流下为一定值，易于分析、比较由于主动测压法能更真实地反映鼻的呼吸生理，因而仍是实际应用中的主要方法。

3. 具体测试过程

普遍采用经前鼻测压法和经面罩测鼻通气量的方法，常规操作过程如下：

（1）受检者取坐位，检查前至少休息 30 分钟，此前应停用可能影响结果的口服药和滴鼻剂。

（2）开机预热鼻压计。鼻压计在使用前应被校正，校正的方法是压力传感器用水压计校正，流速描记器用流速计或旋转仪校正，也可用参数固定的"人工鼻"校正。

（3）将通过面罩引入的压力传感管放在非检查侧鼻孔内固定好，周围用胶布密封。

（4）戴上面罩，嘱受检者如常呼吸，检查面罩及通气管有无漏气，压力传导管有无过分弯折及其他问题。

（5）进行检测，记录检测结果。

（6）测完一侧鼻阻力后，再按同法测对侧。

（7）两侧都测完后，使用血管收缩剂喷鼻，隔 5 分钟后再喷一次，10 分钟后按前法重复测量两侧的鼻阻力。

（8）将记录的结果打印出来，放置病历保存和送交医师评估。

儿童应用较小的面罩，测试方法同成人。对主诉仅躺卧时才感到鼻塞的患者，应检测不同体位的鼻阻力，如坐位、仰卧位、左侧卧、右侧卧，再用血管收缩剂，并重复检测以资比较。对变应性鼻炎患者，可行鼻腔激发试验前后对比检测。

四、鼻阻力的记录与报告方式

1. 鼻阻力的记录方式

测得的鼻压和呼吸流速可以一坐标图表示出来，以 X 轴表示经鼻压差，Y 轴表示呼吸流速，把不同压差下的呼吸流速绘成坐标连接起来。一般情况下，随着压差的增加，呼吸流量也增加，但当压差增至临界点时，呼吸流量不再明显增加，这是由于鼻前庭软骨穹隆部有节制气流的瓣膜作用。故最后将各坐标连接起来的时候，得到的不是一条直线，而是一 S 形或乙状曲线（图 2-23），此即压力 - 流速曲线，是鼻阻力的基本记录形式，在鼻压计上可被自动显示和打印出来。

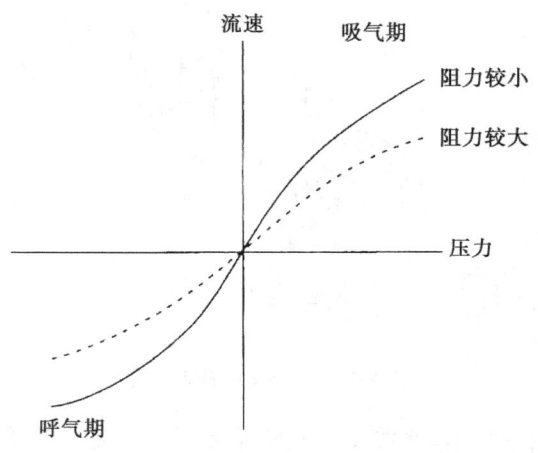

图 2-23 压力 - 流速曲线

2. 鼻阻力的计算

一侧鼻腔的阻力可由下述公式计算：

$$Rn=P/V$$

Rn 表示鼻腔阻力；P 表示经前后鼻孔的鼻压差；V 表示流速。鼻阻力的单位是 Pa/（cm³·s）[帕/（立方厘米·秒）]或 cmH₂O/（L·s）[厘米水柱/（升·秒）]，国际单位采用前者。

两侧鼻腔的总阻力可由下述公式计算：

$$1/Rt=1/R_l+1/Rr$$

Rt 表示鼻腔总阻力，R_l 表示左侧鼻腔阻力，Rr 表示右侧鼻腔阻力。

3. 鼻阻力的报告方式

通常以压力－流速曲线上吸气期的鼻阻力为报告的基础（如图 2-24）。

（1）读取某一规定压差下的流速，是目前较普遍的方法，通常采用 150 Pa 为规定的压差点，也有用 100 Pa 者。用此法只需把两侧的流速相加就可算出两侧鼻腔的总阻力。

（2）读取某一规定流速下的鼻压力，但有些有严重鼻塞的患者难以达到规定的流速值。

（3）读取最大压差下的鼻通气量。

（4）读取一定半径范围内曲线上的阻力值，通常以一个坐标单位（如 100 Pa）或两个坐标单位（如 200 Pa）为半径画圈，与曲线相交之处的压差流速比值即为鼻阻力值。

（5）报告平均阻力值，可由计算机自动完成。

以上读取的压差和流速值均需经阻力计算公式计算出最后的阻力值。

4. 鼻腔阻力的正常值

由于各家所用仪器型号不同、鼻测压的方法不同、统计方法不同、鼻腔阻力值的获取方法不同，因而至今尚未取得统一的鼻腔阻力正常标准值。

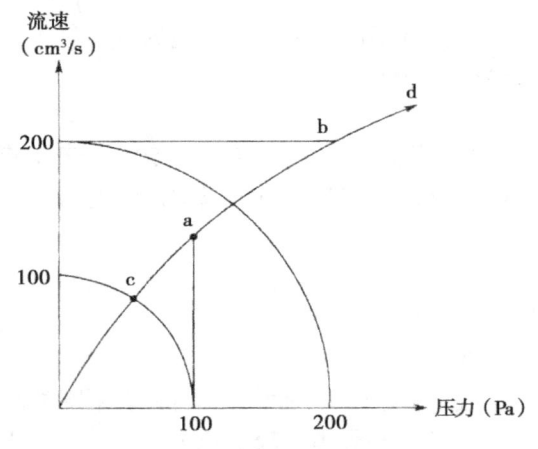

图 2-24　鼻阻力报告法

a. 规定压差下的流速；b. 规定流速下的压差；c. 半径法；d. 最大阻力值

五、影响鼻阻力测量的因素

1. 鼻周期

80% 的成人及大约 56% 的儿童可因双侧鼻黏膜血管交互地发生舒缩而使双侧的鼻腔阻力产生自发性的交替变化，此即鼻周期；持续时间 1～6 小时，平均 2.9 小时。鼻周期的存在可使一侧鼻气道阻力发生改变，但双侧鼻腔的总阻力相对不变。因此有人主张应以鼻腔的总阻力为报告值，以避免报告单侧鼻阻力时由鼻周期产生的误差。

2. 鼻翼扩张和鼻前庭塌陷

Solow（1980）等发现一侧鼻孔堵塞时，对侧鼻翼的肌张力就会增加并引起鼻阻力增加。

Haight（1983）等也发现深吸气时会出现鼻翼扩张和鼻前庭塌陷而使鼻阻力增加，这可能与鼻阈的改变有关，但正常人受此影响不大。

3. 仪器

仪器的型号、仪器是否经过校正、开机后的预热时间、导管的连接不良、通气管和面罩漏气都会使检测结果不准。

4. 鼻分泌物的影响

鼻腔分泌物可增加鼻阻力，检查前应予清除。

5. 温度和空气湿度

冷空气可反射性地引起鼻黏膜血管扩张而增加鼻阻力；空气湿度的影响尚不肯定。

6. 运动

适度的运动对鼻阻力并无影响，但在剧烈运动时，鼻阻力会明显降低并可持续近20分钟，这被认为是交感神经兴奋而使鼻腔可勃起组织的充血程度减退所致。

7. 情绪和心理变化

急慢性情绪紊乱可使鼻分泌物增多和鼻黏膜充血而增加鼻阻力；任何引起交感神经血管紧张素增加或是肾上腺髓质分泌肾上腺素过多的紧张刺激可使鼻腔阻力减小。

8. 二氧化碳浓度

缺氧或窒息时，动脉血中的 CO_2 浓度升高可使鼻阻力减小，这可能是由于颈交感神经的反应或 CO_2 刺激中枢或外周化学受体使交感神经紧张性增加、影响鼻腔血管的充盈度所致。过度换气和血 CO_2 浓度下降时可使鼻阻力增加。

9. 体位改变

体位可显著影响鼻腔阻力，仰卧时鼻阻力最大；直立时最小；侧卧时，下一侧的鼻阻力最大，侧卧的时间越长，阻力增加越大，持续时间也越长。这可能是因为颈静脉压力的改变和交感神经反射的缘故。

10. 受检时间

一天内在不同的时间检测鼻阻力可有不同的结果，夜晚的阻力最大，早晨最小，故对同一患者进行比较测量时，应选在每天相同的时间里进行。

11. 药物

用氯化木甲唑啉滴鼻的患者，鼻腔总阻力可减少20%~50%，其他有些治疗鼻病的普通药物也会影响鼻腔的阻力，例如使用抗组胺药在鼻未受到激发时可以增加鼻的阻力。故检查前患者应暂停口服可影响结果的药物和鼻腔喷雾剂。

12. 物理、化学刺激

空气中的烟雾、二氧化硫等可使鼻阻力增加。

13. 性别、年龄、体重、身高和人种

年龄与鼻阻力有一定的关系，成人随着年龄的增长鼻阻力有下降的趋势；婴儿的鼻阻力要高出成人6倍，接近16岁时则已显著降低。白色人种鼻阻力较黑色人种大，黄色人种居其中。性别、身高和体重无明显影响。

六、鼻压计测鼻阻法的应用

除评估患者鼻塞的程度外，鼻测压法也可用于其他方面。

（1）鼻腔变应原激发试验：鼻腔变应原激发试验是把特异性变应原引入鼻内观察其引起的病理生理变化。变应性鼻炎患者鼻黏膜受到致敏原刺激后会产生超敏反应，出现水肿和分泌物增多，从而明显增加鼻腔阻力。常用的皮试方法只能提供间接结果，不如观察靶器官的变化来得直接准确。但这一试验要求方法客观，反应激发前后的结果稳定、具可比性并能重复验证，鼻测压法就能满足这些要求。其优点还在于可以计算激发试验前后鼻腔阻力变化的百分比，而询问症状通常是不准确的。用鼻压计进行鼻腔激发试验在方法和结果判定上目前还没有统一标准，有人主张测试鼻腔总阻力的变化，有人主张只测试一侧鼻阻力；有人以鼻阻力增加>40%为判断试验阳性的标准，有人用25%、30%或100%。

（2）对阻塞性睡眠呼吸暂停的患者进行监测：有睡眠呼吸暂停的患者，睡眠时鼻腔阻力会出现异常的变化，可用鼻测压计监测。

（3）鼻内疾病手术效果的评价：术前术后分别测量鼻阻力，差值即可作为判断手术效果的客观依据。

（4）评价鼻疾病用药的效果：鼻炎、鼻窦炎等鼻内疾病局部或全身用药的效果皆可借助鼻测压法评价。

（5）研究鼻的生理功能。

（6）用于法医学鉴定和评价环境因素对人产生的影响等等。

第五节　喉肌电图检查

喉肌电图检查（Laryngeal Electromyography，LEMG）是研究喉肌的生物电活动，借以判断喉神经肌肉系统功能状态，为临床诊断提供科学依据。自从 Gavani 发明了静电计之后，1825 年，Nobili 用电流计证实肌电电流的存在，1843 年 DuBois-ReyMond 用此方法记录出蛙肌电图；Bemstein（1874），Hermann（1877）开始提出了肌肉电活动原理方面的报告，并定名为动作电位（action potential）一词；Braun（1897）制成了阴极射线示波器，随着研究方法的改进，电生理研究取得了迅速的发展。1962 年，Hiroto 发明电极经喉外插入记录喉肌电图获得成功。在国外，直到 1944 年 Weddel 首先开始将肌电图应用于喉部。在国内，牟连才等（1982）、田振明等（1982）及杨式麟等（1984）相继将肌电图检查应用于动物试验及人体的喉内肌肌电检查。目前，此项检查已广泛应用于喉肌电生理研究及临床工作。

一、仪器与电极

肌电描记仪包括电极系统、放大器、示波器、扬声器等电子系统及计算机系统装置组成。目前电极主要有两种类型：针状电极和钩状电极。与针状电极比较，钩状电极体积小，对患者刺激小，能固定于喉内肌内，可随意发声。而针状电极对患者刺激较大，发声时随着喉内肌的收缩使其位置不易固定，影响检查。

二、检查方法

1. 检查时准备工作

做好解释工作，咽部较敏感、分泌物较多者，于检查前半小时皮下或肌肉注射阿托品 0.5 mg，有上感、发热、咳嗽等症者应暂缓检查。

2. 体位及麻醉

患者仰卧于诊断床上，肩下垫一扁枕，常规颈部消毒，戴无菌手套，在环甲间隙处注入 2% 利多卡因 0.5 mL，再从注入利多卡因处向声门下分 3 次滴入 1% 丁卡因 1.5～2.0 mL，每次间隔 1 分钟，3 分钟后即可行甲杓肌及环杓后肌的检查。个别患者喉反射较重致频繁咳嗽时，可酌情向声门下再滴入 1% 丁卡因 0.5～1 mL。

3. 检查喉内肌肌电活动时，电极放置比较困难，电极在喉内各肌的插入方法主要有三种：

（1）直接径路：是通过咽部手术或喉裂开手术直观下直接进针，但这种方式进针非常不便，此法现已不用。

（2）经皮径路：经颈部皮肤途径到达喉内肌的有环甲肌、甲杓肌及环杓侧肌。

①环甲肌检查法：进针位置在颈部中线稍外侧 3 mm 处，环状软骨上方将针电极垂直刺入环状软骨弓之软骨膜表面，然后将电极向后、向上、向外的方向进针约 5 mm，即达环甲肌。一旦证实电极插入正确位置，即请受检者提高发音的音调，因为音调快速的升高能使环甲肌的活动加强。

②甲杓肌检查法：嘱受检者处于侧卧位并持续、稳定的发音。进针位置在环甲间隙中点，刺破环甲膜并向后、上进针。通过喉镜可监测电极的位置，证实电极在甲杓肌内之后，请受检者持续发低调音。在进行吞咽活动时，甲杓肌亦可有明显的活动。

③环杓侧肌检查法：进针点几乎和环甲肌相同，针尖向外并略向上，穿过环甲膜向前朝甲状软骨下角方向，直至刺入环杓侧肌。通过受检者屏住呼吸可证实电极是否在正确的位置，方法与吞咽活动一样，可导致环杓侧肌的运动，并可与环甲肌相鉴别（图 2-25），另外，环杓侧肌检查法还有结节前法即从下甲状结节的前下方，向后上内刺入，经过皮肤、颈前肌、再经环甲韧带，针尖距皮肤 2.5～3 cm 即达该

肌；结节后法即当针刺到环甲肌斜部后，再向深部进针，针尖距皮肤 2.5～3 cm 后即达该肌。

④环杓后肌结节前法：刺入侧肌后再向深刺 5 mm 即达环杓后肌；结节后法：刺入侧肌将针拔出少许，使针尖的方向稍向外转，再向深刺即达该肌，针尖距皮肤 3～3.5 cm。

⑤杓横肌：在正中线进针，经环甲韧带通过喉腔，针与颈部皮肤呈 60° 角向后上方进针，达到左右杓状软骨之间，穿过喉头后壁黏膜到达杓横肌。

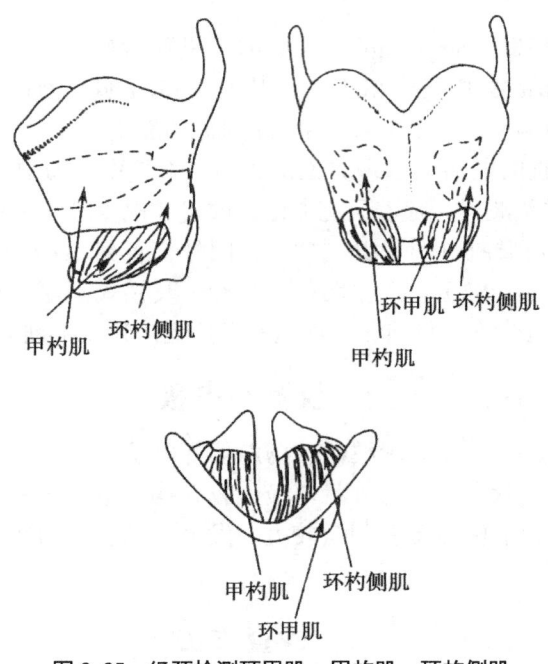

图 2-25　经颈检测环甲肌、甲杓肌、环杓侧肌

（3）通过口腔进针：这种方法是在间接喉镜或直接喉镜指引下通过口腔将针电极插入喉内肌。经口内途径可检测环杓后肌和杓间肌。在间接喉镜下，电极的针尖穿破靶肌肉的肌膜进入肌腹内。环杓后肌的进针点在附着于环状软骨板的肌腹内。可通过受检者重复发短元音和在发音中间夹带深而快的吸气而证实，因为环杓后肌在吸气及间歇性发音过程中运动明显。杓间肌的进针点位于两个杓状软骨突之间。可通过受检者发短音而证实（图 2-26）。一般情况下，杓间肌的活动与环杓后肌的活动是互补的。此方法操作较困难，患者不宜合作，电极易移位，而且电极留置口内常影响发声，现已应用较少。

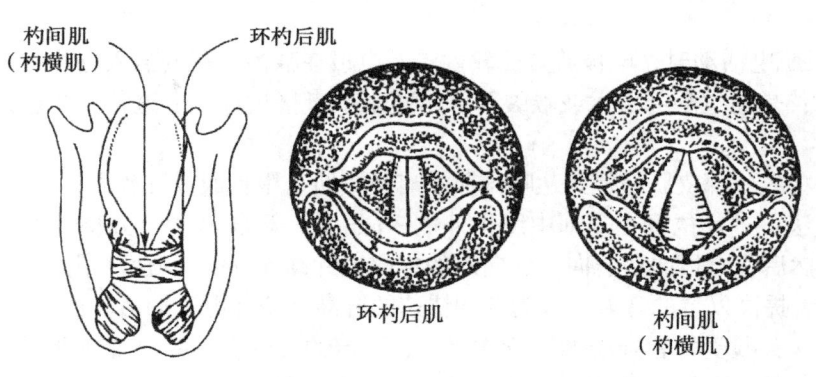

图 2-26　经口检测环杓后肌和杓间肌（杓横肌）

三、注意事项

（1）对有恐惧心理者，检查前应做好解释工作，消除恐惧不安的心理状态。

（2）检查完毕后拔出电极针，用棉球压迫电极刺入部位片刻，检查有无渗血或血肿，因电极针可能刺破小血管而引起小血肿。

（3）对有喉痉挛病史及双侧声带麻痹伴有呼吸困难者应慎用，因应用此检查法较易激发喉痉挛。

（4）患者肥胖、颈部短粗者，甲状腺手术后环甲间隙标志不清、按正常角度进针较困难者，应注意适当调整进针角度。

（5）有时老年人环状软骨板骨化电极针不能通过比例约占0.2%。

四、正常喉肌电图

一般情况下，完全松弛的正常肌肉没有肌电图显示；当电极插入到肌内，肌纤维无动作电位出现，荧光屏上呈一直线，称电静息（electrical silence），但喉内肌很难在正常情况下出现静息电位。而当肌肉收缩时，神经-肌肉接头活动以动作电位形式可被记录到。在深吸气时，喉外展肌（PCA）的收缩力加强；而在发声、咳嗽或吞咽时，喉内收肌的收缩力提高。正常人的喉部随意活动时，其喉内收肌、外展肌活动是互补的。在正常人发声、吞咽时甲杓肌活动的肌电图，可以看出吞咽活动强于发声，因为前者要求喉肌收缩更强。

五、临床应用

1. 用于声带运动障碍的诊断及预后判断

喉肌电图在区别喉肌麻痹与环甲关节固定时可起重要鉴别作用，同时在评估麻痹程度和治疗效果方面也颇有帮助。

临床应用时，肌电图电极用同心两极针的电极经颈部皮肤插入是很方便的。在进行喉功能检查时，受二支神经支配的喉组织区域（如甲杓肌受喉返神经支配，而环甲肌受喉上神经支配）的检查也是双向的（图2-27）。显示喉不完全性麻痹患者的肌电图，尽管在喉镜下见其声带不运动，但其随意活动仍被部分保留（图2-28）。显示1例完全性喉肌麻痹患者的肌电图，图中可以看出完全没有随意活动显示，但仍有很少量的非随意动作电位出现。这种放电是以肌纤维颤动的动作电位形式而显示的，说明其预后是相当差的。

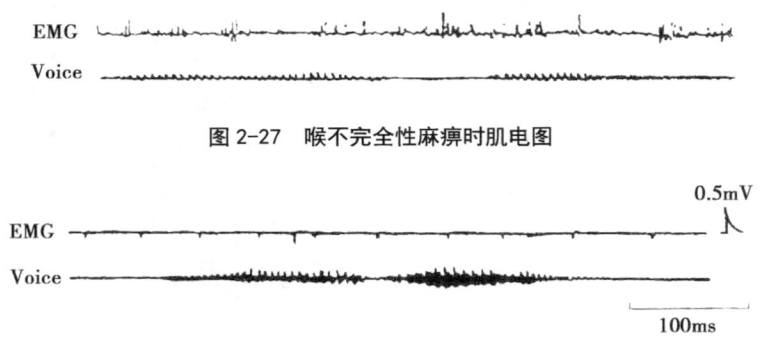

图2-27 喉不完全性麻痹时肌电图

图2-28 喉完全性麻痹时肌电图

临床上往往可以见到，在喉麻痹几个月到几年的病程中，有随意活动的肌电图的记录，但却没有任何声带运动恢复的征象。这是由于神经纤维再生混乱引起的。用喉肌电图评估喉功能的不足之处在于使用技术上的难度，特别在某些喉肌麻痹患者，不易证实电极是否插入到正确的位置。另外对一些长期喉麻痹的患者，喉肌电图难以估计其预后情况，而且测试的结果和患者的功能效果也并非线性关系，所以在对获取的资料进行质量评估时往往是困难的。

2. 作为功能性发声障碍的辅助诊断

癔症性失声时，喉肌电图正常，咳嗽及吞咽时有放电现象。痉挛性失声时在发声及深呼吸时，甲杓肌出现不规则的肌电活动，喉肌电图作为一种客观检测手段，在痉挛性发声障碍治疗中的应用也越来越为专业人员所重视。肌电图的半定量单个运动单位电位（motor unit potential，MUP）分析及定性（干扰相）评估可作为痉挛性发声障碍重要诊断及鉴别诊断依据。

3. 其他神经疾患的诊断

如运动神经无疾患时，检查声带运动无明显障碍时，可有肌电图的异常表现。

4. 判断喉运动神经损伤部位

喉运动损伤包括中枢性（核性）及周围性损伤，后者又分单纯喉返神经损伤、单纯喉上神经损伤及喉返神经和喉上神经连合损伤（迷走神经损伤）。如为核性损伤则可出现波宽和波幅显著增加的巨电位；单纯喉返神经损伤，环甲肌肌电图多正常，其他喉内肌可出现失神经肌电反应。单纯喉上神经损伤则与上述改变相反；喉返神经和喉上神经连合损伤则环甲肌及其他喉内肌均可出现失神经肌电反应。

5. 指导治疗及疗效评价

如声带麻痹后仅表现为纤颤电位和正尖波，数周后无明显改变，无再生电位或运动单位电位出现，则表明神经无再生可能，自然恢复可能性很小，须考虑手术治疗。如有再生电位或正常运动单位电位出现，则提示神经开始再生，有可能自然恢复，可先行保守治疗。在进行各种神经吻合术或神经肌蒂移植后，如能观察到再生电位或正常运动单位电位出现，则表明手术有一定疗效，神经功能在逐步恢复，反之，则表明神经未再生，手术效果不佳。

第三章　耳部症状与基础诊疗

第一节　耳部症状

一、耳痛

耳痛（otalgia）系耳内或耳周疼痛，约95%为耳病疼痛，5%属牵涉性痛。

耳痛的分类：按发生机制可将耳痛分为原发性耳痛与继发性耳痛两类。

1. 原发性耳痛

系耳部疾病所致。包括炎症性、外伤性、肿瘤性及神经性耳痛。

（1）炎症性：耳周、耳郭、外耳道、鼓膜、鼓室、乳突、咽鼓管各部由细菌或病毒感染引起的急性、亚急性炎症均可有不同程度的耳痛。由于耳郭皮下疏松组织少，耳郭软骨膜炎症时，炎症引起的局部压力高，疼痛剧烈。外耳道的慢性炎症多为钝痛。外耳道疖肿为剧痛。中耳炎症一般为钝痛，但婴幼儿耳痛剧烈，常哭闹并扭动头部和搔耳。

（2）创伤性：耳部受钝器、利器、火器伤害，烧伤、冻伤、气压伤、冲击波伤、爆震伤等损害均有耳痛。

（3）肿瘤性：如外耳癌、中耳癌等，一般为钝痛，伴耳道流血。

（4）神经性：Ramsay Hunt综合征的一个重要症状是耳带状疱疹引起的耳痛，疼痛剧烈，部位局限，同时有耳甲腔充血和簇状疱疹；三叉神经的耳颞神经痛和舌咽神经痛为外耳道针刺样疼痛，具有阵发和短暂的特点。

2. 继发性耳痛

常继发于邻近或远隔器官如口腔、咽、喉、颞颌关节及颈部的疾病，由神经反射所致。如牙、下颌关节、咽、喉、颈、呼吸系统、消化系统等处的某些疾病可通过三叉神经、迷走神经、舌咽神经、枕小神经、耳大神经、面神经等引起反射性耳痛。颞下颌关节紊乱的疼痛经常表现为耳道钝痛，颞下颌关节处有压痛，张口时下颌运动错位。

二、耳漏

耳漏（otorrhea）又称耳溢液，系指外耳道积聚或流出液体，是耳部疾病的常见症状。

根据耳漏的性质，可将耳漏分为浆液性、黏液性、脓性、水样，以及血性耳漏等，有时耳漏可以为混合性。根据耳漏的性质可初步判断耳部疾病。

1. 浆液性耳漏

多见于外耳道湿疹等。

2. 黏液性耳漏

分泌性中耳炎时耳漏可以为黏液性，也可以为浆液性，或者混合性。

3. 水样耳漏

见于脑脊液耳漏，多出现在颞骨外伤，或是当内耳发育畸形伴脑脊液高压时镫骨手术引起的脑脊液井喷。

4. 脓性耳漏

可见于急慢性化脓中耳炎、外耳道疖、弥漫性外耳道炎等。

5. 血性耳漏

可见于大疱性鼓膜炎、中耳胆固醇性肉芽肿、中耳癌、鼓室体瘤等。

三、耳聋

耳聋（deafness）是临床上常见的症状，根据世界卫生组织（World Health Organization，WHO）统计，2004年全球约有2.75亿以上的人患有中度到重度的听力障碍，其中80%的人生活在低收入和中等收入国家。耳聋在临床上也被称为听力障碍（hearing impairment）或听力损失（hearing loss）。按照WHO的定义，耳聋是指一只或两只耳朵的听力完全丧失，听力障碍是指听力完全或部分丧失，而听力损失是指听敏度较正常人降低。

（一）耳聋的分类

根据病变部位不同可将耳聋分为传导性聋（病变位于外耳、中耳和内耳传音装置）、感音神经性聋（病变位于耳蜗和螺旋器及以上部位）及混合性聋（兼有传导性聋和感音神经性聋成分）三类。此外，还可按病变性质分为器质性聋和功能性聋，按发病的特点分为突发性聋、进行性聋及波动性聋等。

（二）耳聋的分级

WHO制订了两种方法确定听力损失的级别：使用听力计和使用语声测试法。由于后者欠精确，临床上多采用纯音听阈作为听力损失分级的依据（表3-1）。

表3-1 听力损失的分级

听力损失程度	纯音听阈	语声测试法	建议
正常听力水平	≤25 dB	可以听到耳语声	
轻度听力损失	26~40 dB	在1m范围内可以听到并重复对话中的词	提出建议可能需要助听器
中度听力损失	41~60 dB	在1m范围内可以听到并重复大声音说的词	一般建议使用助听器
重度听力损失	61~80 dB	在耳边大声喊叫时可以听到其中一些单词	需要佩戴助听器。如果无合适助听器，需要学习唇读和手语
极重度听力损失（聋）	≥81 dB	对大声叫喊声也无法听到和理解	助听器可能有助于理解单词。需要其他的康复训练。唇读且有时需要手语

四、耳鸣

耳鸣（tinnitus）是指是在无外界相应声源或外界声刺激的情况下耳内有响声的一种主观感觉。

1. 根据主观性与客观性分类

主观性耳鸣是指耳鸣的声音只有患者自己能感觉到，而不能被检查者所听到。客观性耳鸣是指患者和检查者都可听到耳鸣的声音，常见原因有血管性（如耳周围动静脉瘘）、肌源性（如腭肌痉挛）、咽鼓管异常开放等。

2. 根据生理性与病理性分类

正常人堵塞双耳后可听到耳鸣，或是侧卧时一耳接触枕头时可听到自身血管搏动声，这些都与自身正常生理状况有关，称为生理性耳鸣。疾病（耳部疾病或全身疾病）引起的耳鸣则称为病理性耳鸣。

3. 根据耳鸣的音调分类

可分为高调性耳鸣（如蝉鸣）和低调性耳鸣（如机器轰鸣）。

4. 根据病变部位分类

可分为耳源性耳鸣和全身源性耳鸣。由耳部疾病引起的耳鸣称为耳源性耳鸣，由全身疾病引起的耳鸣则为全身源性耳鸣。

5. 根据病因分类

炎症、肿瘤、代谢性疾病、耳中毒、噪声暴露、年龄、免疫性疾病等都可以引起耳鸣，根据不同的病因可以将耳鸣进行分类。

五、眩晕（vertigo）

眩晕（vertigo）是一种运动性或位置性错觉，感觉自身或外界景物发生运动。70%以上的眩晕为外周性，即外周前庭病变所致。一般表现为睁眼时感觉周围物体旋转，闭眼时感觉自身旋转。眩晕有别于头昏与昏厥。

1. 耳源性眩晕

突然发病，自身或周围景物旋转或摇摆，与头位变动有关，伴耳鸣、耳聋、律动性眼震。每次眩晕持续时间短，一般为数十分钟到数小时不等，多不超过数日，有自行缓解及反复发作倾向。如梅尼埃病、迷路炎、耳毒性药物中毒等。周围性眩晕多伴有恶心、呕吐、出冷汗等自主神经功能紊乱现象。

2. 中枢性眩晕

起病较慢，有摇晃及浮动感，较少景物旋转感，发作与头位变动无关，一般不伴有耳聋、耳鸣，但伴有中枢系统的症状及各种不同类型的眼震，病程持续较长，常常持续数十日以上。中枢缺血性眩晕常有眼黑、眼冒金花等症状。中枢性眩晕时眩晕症状较轻，而平衡紊乱和步态不稳表现突出。

3. 全身疾病性眩晕

表现不一，如有漂浮感、麻木感、倾斜感及直线幻动等。多见于高血压、严重贫血、心脏病、脑外伤后遗症、低血糖、神经官能症等疾病。颈性眩晕、眼性眩晕亦可归入这一类。

第二节 耳的检查法

一、耳的一般检查法

耳及耳周检查对于耳部疾患的诊断与治疗，起着至关重要的作用。

（一）耳郭、外耳道口及耳周检查法

1. 视诊

视诊首先应观察耳郭的形状、大小及位置，注意两侧是否对称，有无畸形、缺损、局限性隆起、增厚及皮肤红肿、触痛、瘘管等。如耳郭向前外方推移，应注意耳后有无肿块。耳后血肿（Battle征）的患者，如果有头部外伤史，需要排除颞骨损伤的存在。其次应注意耳周有无红、肿、瘘口、瘢痕、赘生物，有无副耳及邻近腮腺肿大。最后观察外耳道口，有无闭锁、狭窄、新生物、瘘口，外耳道皮肤有无红、肿、水疱、糜烂及异常分泌物。如有异常分泌物则要观察其性状及颜色，无色水样黏液性、脓性、脓血性、咖啡色或酱油色，有无黑色或白色孢子菌丝。

2. 触诊

触诊检查者用两手拇指以相等压力触诊两侧乳突尖及鼓窦区，注意有无压痛及耳周淋巴结肿大。指压耳屏或牵拉耳郭时出现疼痛或疼痛加重者，示外耳道炎或疖肿。如耳后肿胀，应注意有无波动感、压痛及瘘口。如有瘘口，应以探针探查其深度及瘘管走向。

3. 嗅诊

某些疾病的分泌物有特殊臭味，有助于鉴别诊断。如慢性化脓性中耳炎的脓液有特殊的腐臭，中耳癌等恶性肿瘤及中耳结核伴死骨形成者的分泌物常有恶臭。

4. 听诊

根据患者言语的清晰度及语声的高低有助于判断耳聋的程度及性质。感音神经性聋患者常高声谈话，而传导性聋患者常轻声细语。

（二）外耳道及鼓膜检查法

受检者侧坐，受检耳朝向检查者。检查者坐定后调整光源及额镜，使额镜的反光焦点投照于受检耳之外耳道口。对于小儿，嘱其家长正坐于检查椅上，将小儿抱坐于家长之一侧大腿上，使其受检耳朝向检查者，家长以两侧大腿固定住小儿之两腿，一手固定其头，另一手固定小儿肩部及手臂，如此即可进行检查。

1. 检查方法

（1）徒手检查法（manoeuvre method）。

①双手检查法：检查者一手将耳郭向后、上、外方轻轻牵拉，使外耳道变直；另一手食指将耳屏向前推压，使外耳道口扩大，以便观察外耳道及鼓膜，检查右耳时，以左手牵拉耳郭，检查左耳时则反之。婴幼儿外耳道呈裂隙状，检查时应向下牵拉耳郭，并将耳屏向前推移，方可使外耳道变直，外耳道口扩大。

②单手检查法：如检查者右手需进行拭洗、钳取等操作（如拭洗脓液，钳取耵聍、异物等），则可用单手（左手）检查法。检查左耳时，左手从耳郭下方以拇指和中指夹持并牵拉耳郭，食指向前推压耳屏；检查右耳时，左手则从耳郭上方以同法牵拉耳郭、推压耳屏。

（2）耳镜检查法：耳镜（ear speculum）形如漏斗，口径大小不一。检查时，应根据外耳道的宽窄选用口径适当的耳镜。

①双手检查法：检查右耳时，检查者左手按徒手检查法牵拉耳郭使外耳道变直，右手将耳镜轻轻沿外耳道长轴置入外耳道内，使耳镜前端抵达软骨部即可，并可使耳镜在耳道内稍稍向各个方向移动，以便观察鼓膜及外耳道全貌。检查左耳时则反之。注意耳镜的放置勿超过软骨部和骨部交界处，以免引起疼痛。

②单手检查法：检查左耳时，左手拇指及食指持耳镜，先以中指从耳甲艇处将耳郭向后、上方推移，随后即将耳镜置于外耳道内。检查右耳时，仍以左手拇指及食指持耳镜，中指及无名指牵拉耳郭，外耳道变直后随即将耳镜置入。此法可空出右手，便于操作，但要求检查者有娴熟的技巧。

（3）电耳镜检查法：电耳镜（electro-otoscope）是自带光源和放大镜的耳镜，借此可仔细地观察鼓膜，发现肉眼不能察觉的较细微的病变，有些电耳镜所带放大镜的焦距可在一定程度内调节，放大倍数较高。由于电耳镜便于携带，无须其他光源，尤其适用于卧床患者、婴幼儿的检查。

（4）鼓气耳镜检查法：鼓气耳镜（Siegle speculum）是在耳镜的一侧开一小孔，通过一细橡皮管使小孔与一橡皮球连接；耳镜底部安装一放大镜，借此将底部密封。检查时，将适当大小的鼓气耳镜口置于外耳道内，注意使耳镜与外耳道皮肤贴紧，然后通过反复挤压一放松橡皮球，在外耳道内交替产生正、负压，同时观察鼓膜的活动度。鼓室积液或鼓膜穿孔时鼓膜活动度降低或消失，咽鼓管异常开放时鼓膜活动度可增强。鼓气耳镜检查有助于发现细小的、一般耳镜下不能发现的穿孔，通过负压吸引作用还可使潜藏的脓液经极小的穿孔向外流出。此外，鼓气耳镜还能进行瘘管试验、Hennebert试验和鼓膜按摩等。

（5）耳内镜检查法：耳内镜（oto-endoscope）为冷光源硬管内镜，直径有2.7 mm、3 mm、4 mm等不同规格，角度分0°、30°和70°，镜身长6 cm或11 cm。可配备电视监视系统和照相设备，在观察细微病变的同时，可进行治疗操作。

（6）手术显微镜：手术显微镜（operative microscope）焦距225～300 mm，有助于精细地观察鼓膜的各种细微变化，并可双手进行治疗操作。

2. 检查操作注意事项

检查外耳道和鼓膜时，首先应注意外耳道内有无耵聍栓塞、异物，外耳道皮肤是否红肿，有无疖肿、新生物、瘘口、狭窄、骨段后上壁塌陷等。如耵聍遮挡视线，应清除之。外耳道有脓液时，须观察其性状和气味，做脓液细菌培养及药敏试验，并将脓液彻底洗净、拭干，以便窥清鼓膜。

若检查时不易窥及鼓膜的全貌，可稍稍变换受检者的头位，或将耳镜的方向向上、下、前、后轻轻移动，以便看到鼓膜的各个部分。在鼓膜各标志中，以光锥最易辨识，初学者可先找到光锥，然后相继观察锤骨柄、短突及前、后皱襞，区分鼓膜的松弛部和紧张部。除鼓膜的各标志外，还应注意鼓膜的色泽、活动度，以及有无穿孔等。鼓膜或中耳病变时，鼓膜皆可出现不同程度的变化，急性炎症时鼓膜充血、肿胀；鼓室内有积液时，鼓膜色泽呈黄、琥珀、灰蓝色，透过鼓膜可见液面或气泡。鼓室硬化症时鼓膜增厚，萎缩变薄，出现钙斑。若鼓膜有穿孔，应注意穿孔的位置和大小，鼓室黏膜是否充血、水肿，鼓室内有无肉芽、息肉或胆脂瘤等。

二、咽鼓管功能检查法

咽鼓管功能与许多中耳疾病的发生、发展及预后有关，因此咽鼓管功能检查是耳科检查方法中的重要内容之一。检查咽鼓管功能的方法很多，繁简不一，且因鼓膜是否穿孔而异。常用的方法如下。

（一）鼓膜完整者咽鼓管功能检查法

1. 吞咽试验法

（1）听诊法：将听诊器前端的体件换为橄榄头，置于受试者外耳道口，然后请受试者做吞咽动作。咽鼓管功能正常时，检查者经听诊管可听到轻柔的"嘘嘘"声。

（2）鼓膜观察法：请受试者做吞咽动作，此时观察其鼓膜，若鼓膜可随吞咽动作而向外运动，示功能正常。

此法简单易行，无须特殊设备，但缺点是存在较强的主观性，受检查者经验技术的影响。

2. 咽鼓管吹张法

本法可粗略估计咽鼓管是否通畅，亦可用做治疗。

（1）瓦尔萨尔法：瓦尔萨尔法（Valsalva method）又称捏鼻闭口呼气法。受试者以手指将两鼻翼向内压紧、闭口，同时用力呼气。咽鼓管通畅者，此时呼出的气体经鼻咽部循两侧咽鼓管咽口冲入鼓室，检查者或可通过听诊管听到鼓膜的振动声，或可看到鼓膜向外运动。

1704年Valsalva（1666～1723）发现一块使咽鼓管开放的肌肉，他相信这块肌肉只有在听觉过程中才能活动。Valsalva最早将咽鼓管称为欧氏管，他还描述了一种可以使鼓室脓液排入外耳道的方法：让受试者用手指压紧两侧鼻翼，闭嘴用力呼气，空气经咽鼓管进入鼓室，此时受试者感觉鼓膜突然向外膨出。这就是我们现在还采用的Valsalva咽鼓管吹张法。

（2）波利策法：波利策法（Politzer method）适用于小儿。嘱受试者含一口水，检查者将波氏球（Politzer bag）前端的橄榄头塞于受试者一侧前鼻孔，另一侧前鼻孔以手指紧压之。嘱受试者将水吞下，于吞咽之时，检查者迅速紧压橡皮球。咽鼓管功能正常者，软腭上举、鼻咽腔关闭、咽鼓管开放的同时，从球内压入鼻腔的空气即可逸入鼓室，检查者通过听诊管可听到鼓膜振动声。

（3）导管吹张法：导管吹张法（catheterization）的原理：通过一根插入咽鼓管咽口的导管向咽鼓管吹气，借助连接于受试者耳和检查者耳的听诊管，以是否听到空气通过咽鼓管时的吹风声，来判断咽鼓管是否通畅。咽鼓管导管前端略弯曲，头端开口呈喇叭状；其尾端开口外侧有一小环，位置恰与导管前端的弯曲方向相反，可指示前端的方向。操作前先清除受试者鼻腔及鼻咽部的分泌物，以1%麻黄碱收缩鼻腔和1%丁卡因行鼻黏膜表面麻醉。此法会给患者带来一定的痛苦，儿童患者较难配合。

①圆枕法：操作时检查者手持导管尾端，前端弯曲部朝下，插入前鼻孔，沿鼻底缓缓伸入鼻咽部。当导管前端抵达鼻咽后壁时，将导管向受检测旋转90°，并向外缓缓退出少许，此时导管前端越过咽鼓管圆枕，落入咽鼓管咽口处，再将导管向外上方旋转约45°，并以左手固定导管，右手将橡皮球对准导管尾端开口吹气数次，同时经听诊管听诊。咽鼓管通畅时，可闻轻柔的吹风样"嘘嘘"声及鼓膜振动声。咽鼓管狭窄时，则发出断续的"吱吱"声或尖锐的吹风声，无鼓膜振动声，或虽有振动声但甚轻微。咽鼓管完全阻塞或闭锁，或导管未插入咽鼓管咽口，则无声音可闻及。鼓室如有积液，可听到水泡声。鼓膜穿孔时，检查者有"空气吹入自己耳内"之感。吹张完毕，将导管前端朝下方旋转，顺势缓缓退出。此法最常用。

②鼻中隔法：a.同侧法：经受试耳同侧鼻腔插入导管，导管前端抵达鼻咽后壁后，将导管向对侧旋转90°，缓缓退出至有阻力感时，示已抵达鼻中隔后缘。此时再将导管向下、向受检测旋转180°，其前端即进入咽鼓管咽口。b.对侧法：若受检测因鼻甲肥大或鼻中隔偏曲而导管不易通过时，可从对侧鼻腔插入导管，抵达鼻咽后壁后，向受检测旋转90°，退出至鼻中隔后缘，再向上旋转45°，同时使前端尽量伸抵受检测，亦可进入咽鼓管咽口。

注意事项：导管插入和退出时，动作要轻柔，顺势送进或退出，切忌使用暴力，以免损伤鼻腔或咽鼓管口的黏膜；吹气时用力要适当，用力过猛可致鼓膜穿孔，特别当鼓膜有萎缩性瘢痕时，更应小心；

鼻腔或鼻咽部有脓液、痂皮时，吹张前应清除之。

咽鼓管吹张法的禁忌证：急性上呼吸道感染；鼻腔或鼻咽部有脓性分泌物、脓痂而未清除者；鼻出血；鼻腔或鼻咽部有肿瘤、异物或溃疡者。

3. 声导抗仪检查法

（1）负压检测法：负压检测法是用声导抗的气泵压力系统检测吞咽对外耳道压力的影响。检查时将探头置于外耳道内，密封、固定。把压力调节到 -200 mmH$_2$O，嘱受检者吞咽数次。正常者吞咽数次后压力即趋于正常（约 0 mmH$_2$O）。若吞咽数次后不能使负压下降到 -150 mmH$_2$O 者，提示咽鼓管功能不良；若吞咽一次压力即达 0 mmH$_2$O 者示咽鼓管异常开放。

（2）鼓室导纳曲线峰压点动态观察法：比较捏鼻鼓气（Valsalva）法或捏鼻吞咽（Toynebee）法前后的鼓室导抗图，若峰压点有明显的移动，说明咽鼓管功能正常，否则为功能不良。

（3）226 Hz 和 1 000 Hz 探测音鼓室声导抗测试：目前普遍认为成人及 2 岁以上儿童推荐使用 226 Hz 低频探测音进行中耳功能测定，在英国、美国发布的听力诊断指南均推荐 0～6 个月的婴幼儿使用 1 000 Hz 高频探测音进行中耳功能检测。这可能与婴幼儿中耳腔内存在羊水和间叶细胞，因此总质量较高，气腔容积相对较小，中耳共振频率较低，1 000 出高频探测音声导纳对中耳质量系统改变较敏感，而 226 Hz 低频探测音无法体现质量占优势的传音系统导纳改变有关。对于 7～24 个月的幼儿究竟是低频还是高频探测音来评价中耳功能准确性更高，国内外研究尚存在争议。1 000 Hz 高频探测音鼓室导抗图在中耳功能正常婴幼儿中主要表现为单峰型，而 226 Hz 低频探测音鼓室导抗图主要表现为双峰型。

4. 咽鼓管纤维内镜检查法　咽鼓管纤维内镜直径为 0.8 mm，可自咽鼓管咽口插入通过向咽鼓管吹气而使其软骨段扩张，观察咽鼓管黏膜情况。

（二）鼓膜穿孔者咽鼓管功能检查法

1. 鼓室滴药法

通过向鼓室内滴（注）入有味、有色或荧光素类药液，以检查咽鼓管是否通畅。本法尚能了解其排液、自洁能力。检查时受试者仰卧、患耳朝上。滴药种类有两种：

（1）有味药液：向外耳道内滴入 0.25% 氯霉素水溶液等有味液体，鼓膜小穿孔者需按压耳屏数次，然后请受试者做吞咽动作，并注意是否尝到药味并记录其出现的时间。

（2）显色药液：向外耳道内滴入如亚甲蓝等有色无菌药液，用电子鼻咽镜观察咽鼓管咽口，记录药液从滴入到咽口开始显露药液所经历时间。

2. 荧光素试验法

将 0.05% 荧光素生理盐水 1～3 mL 滴入外耳道内，请受试者做吞咽动作 10 次，然后坐起，用加滤光器的紫外线灯照射咽部，记录荧光在咽部出现的时间，10 分钟内出现者示咽鼓管通畅。

3. 咽鼓管造影法

将 35% 碘造影剂滴入外耳道，经鼓膜穿孔流入鼓室。然后在外耳道口经橡皮球打气加压，或让碘液自然流动，通过咽鼓管进入鼻咽部。同时作 X 线拍片或 X 线电影录像，可了解咽鼓管的解剖形态、有无狭窄或梗阻及其位置，以及自然排液功能等。

4. 鼓室内镜检查法

用直径 2.7 mm 30° 或 70° 斜视角的硬管鼓室内镜可观察咽鼓管鼓室口的病变。

5. 声导抗仪检查法

用声导抗仪的气泵压力系统检查咽鼓管平衡正负压的功能，又称正、负压平衡试验法。

（1）正压试验：检查时将探头置于外耳道内，密封、固定，向外耳道内持续加压，当正压升至某值而不再上升反开始骤降时，此压力值称开放压，示鼓室内的空气突然冲开咽鼓管软骨段向鼻咽部逸出。当压力降至某值而不再继续下降时，此压力值称关闭压，示咽鼓管软骨已由其弹性作用而自行关闭。然后请受试者做吞咽动作数次，直至压力降至"0"或不再下降时，记录压力最低点。

（2）负压试验向外耳道内减压，一般达 -200 mmH$_2$O（即 -1.96 kPa，注：1 mmH$_2$O$=9.8\times10^{-3}$ kPa）时，请受试者做吞咽动作。咽鼓管功能正常者，于每次吞咽时软骨段开放，空气从鼻咽部进入鼓室，负压逐渐变小,直至压力不再因吞咽而改变时。记录所作吞咽动作的次数及最后的压力。

6. 咽鼓管声测法(sonotubometry)

利用吞咽时咽鼓管开放瞬间在管腔内通过空气传导声音的原理,对咽鼓管的开闭功能进行检测。声测法是在生理状态下进行的无创检查,无论鼓膜穿孔与否均可进行,对咽鼓管异常开放的诊断尤具价值,此法还能记录到吞咽动作发生后咽鼓管开放的潜伏期和开放的持续时间。

此外还有咽鼓管光测法、压力舱检查法等。

三、听功能检查法

临床听功能检查法分为主观测听法和客观测听法两大类。主观测听法要依靠受试者对刺激声信号进行主观判断,并作出某种行为反应,故又称行为测听。由于主观测听法可受到受试者主观意识及行为配合的影响,故在某些情况下(如伪聋、弱智、婴幼儿等)其结果不能完全反映受试者的实际听功能水平。主观测听法包括语音检查法、表试验、音叉试验、纯音听阈及阈上功能测试、Bekesy 自描测听、言语测听等。与主观测听法相反,客观测听法无须受试者的行为配合,不受其主观意识的影响,故其结果客观、可靠。临床上常用的客观测听法有声导抗测试、听诱发电位,以及耳声发射测试等。

(一)音叉试验

音叉试验(tuning fork test)是门诊最常用的听力检查法之一,每套音叉由 5 个不同频率的音叉组成,即 C_{128}, C_{256}, C_{512}, $C_{1\,024}$, $C_{2\,048}$,其中最常用的是 C_{256} 及 C_{512}。检查时,检查者手持叉柄,将叉臂向另一手的第一掌骨外缘或肘关节处轻轻敲击,使其振动,然后将振动的叉臂置于距受试耳外耳道口 1cm 处,两叉臂末端应与外耳道口在一平面,检查气导(air conduction,AC)听力。注意敲击音叉时用力要适当,如用力过猛,可产生泛音而影响检查结果。检查骨导(bone conduction,BC)时,应将叉柄末端的底部压置于颅面中线上或鼓窦区。采用以下试验可初步鉴别耳聋为传导性或感音神经性,但不能准确判断听力损失的程度,无法进行前后比较。

1. Rinne 试验

Rinne 试验(Rinne test,RT)旨在比较受试耳气导和骨导的长短。方法:先测试骨导听力,一旦受试耳听不到音叉声时,立即测同侧气导听力,受试耳此时若又能听及,说明气导>骨导(AC>BC)为 RT 阳性(+)。若不能听及,应再敲击音叉,先测气导听力,当不再听及时,立即测同耳骨导听力,若此时又能听及,可证实为骨导>气导(BC>AC),为 RT 阴性(-)。若气导与骨导相等(AC=BC),以"(±)"表示之。

2. Weber 试验

Weber 试验(Weber test,WT)用于比较受试者两耳的骨导听力。方法:取 C_{256} 或 C_{512} 音叉,敲击后将叉柄底部紧压于颅面中线上任何一点(多为前额或颏部,亦可置于两第一上切牙之间),同时请受试者仔细辨别音叉声偏向何侧,并以手指示之。记录时以"→"示所偏向的侧别,"="示两侧相等。

3. Schwabach 试验

Schwabach 试验(Schwabach test,ST)旨在比较受试者与正常人的骨导听力。方法:先试正常人骨导听力,当其不再听及音叉声时,迅速将音叉移至受试耳鼓窦区测试之。然后按同法先测受试耳,后移至正常人。如受试耳骨导延长,以"(+)"示之,缩短则以表示,"(±)"示两者相似。传导性聋和感音神经性聋的音叉试验结果比较见表 3-2。

表 3-2 音叉试验结果比较

试验方法	正常	传导性聋	感音神经性聋
Rinne 试验(RT)	(+)	(-)(±)	(+)
Weber 试验(WT)	(=)	→患耳	→健耳
Schwabach 试验(ST)	(±)	(+)	(-)

4. Gelle 试验

鼓膜完整者,可用 Gelle 试验(Gelie test,GT)检查其镫骨是否活动。方法:将鼓气耳镜口置于外耳道内，密闭之。用橡皮球向外耳道内交替加、减压力，同时将振动音叉的叉柄底部置于鼓窦区。若镫骨活动正常，患者所听之音叉声在由强变弱的过程中尚有忽强忽弱的不断波动变化，为阳性（+）；无强弱波动感者为阴性（-）。耳硬化或听骨链固定时，本试验为阴性。

（二）纯音听力计检查法

纯音听力计（pure tone audiometer）系利用电声学原理设计而成，能发生各种不同频率的纯音，其强度（声级）可加以调节，通过纯音听力计检查不仅可以了解受试耳的听敏度，估计听觉损害的程度，并可初步判断耳聋的类型和病变部位。

普通纯音听力计能发生频率范围为 125～8 000 Hz 的纯音，可将其分为低、中、高三个频段：250 Hz 以下为低频段，500～2 000 Hz 为中频段，又称语频段，4 000 Hz 以上为高频段。超高频纯音听力的频率范围为 8～16 kHz。声强以分贝（dB）为单位。在听力学中，以 dB 为单位的声强级有数种，如声压级（sound pressure level，SPL）、听力级（hearing level，HL）、感觉级（sensation level，SL）等。声压级是拟计量声音的声压（P）与参考声压（P_0，规定 P_0=20μPaRMS）两者比值的对数，单位为 dB（SPL）：声压级（dB SPL）=$20lgP/P_0$。听力级是参照听力零级计算出的声级；听力零级是以一组听力正常青年受试者平均听阈的声压级为基准，将之规定为 0 dB HL，包括气导听力零级和骨导听力零级。纯音听力计以标准的气导和骨导听力零级作为听力计零级，在此基础上计算其强度增减的各个听力级。因此，纯音听力计测出的纯音听阈均为听力级，以 dB（HL）为单位。感觉级是不同个体受试耳听阈之上的分贝值，故引起正常人与耳聋患者相同 dB 数值的感觉级（SL）之实际声强并不相同。

根据测试目的或对象不同，听力测试应在隔音室内或自由声场内进行，环境噪声不得超过 GB 和 ISO 规定的标准。

1. 纯音听阈测试

听阈（hearing threshold）是足以引起某耳听觉的最小声强值，是在规定条件下给一定次数的声信号，受试者对其中 50% 能作出刚能听及反应时的声级。人耳对不同频率纯音的听阈不同，但在纯音听力计上已转换设定为听力零级（0 dB HL）。纯音听阈测试即是测定受试耳对一定范围内不同频率纯音的听阈。听阈提高是听力下降的同义词。通过纯音听阈检查可了解三个方面的问题：①有无听力障碍；②听力障碍的性质（传导性聋或感音神经性聋）；③听力障碍的程度。由于纯音测听是一种主观测听法，其结果可受多种因素影响，故分析结果时应结合其他检查结果综合考虑。

（1）纯音听力测试法：纯音听阈测试包括气导听阈及骨导听阈测试两种，常规测试准备如下：一般先测试气导，然后测骨导；测试前先向受试者说明检查方法，描述或示范低频音与高频音的声音特征，请受试者在听到测试声时，无论其强弱，立即以规定的动作表示之；检查从 1 000 Hz 开始，以后按 2 000 Hz，3 000 Hz，4 000 Hz，6 000 Hz，8 000 Hz，250 Hz，500 Hz 顺序进行，最后再对 1 000 Hz 复查一次；正式测试前先择听力正常或听力较好之耳做熟悉试验。

①纯音气导听阈测试：纯音气导听阈测试（pure-tone air-conduction threshold tes-ting）有经气导耳机和自由声场测听（free-field audiometry）两种方式，标准手法有上升法和升降法两种。

上升法：上升法（Hughson-Westlake "ascending method"）具体为：最初测试声听力级应比上述"熟悉试验"中受试耳刚能听及的听力级降低 10 dB，以"降 10（dB）升 5（dB）"规则（"up 5 dB, down 10 dB step"）反复测试 5 次。如在此 5 次测试中受试者有 3 次在同一听力级作出反应，即可确定该听力级为受试耳之听阈，将此记录于纯音听阈图上。

升降法：升降法与上升法基本相同，但以升 5（dB）降 5（dB）法反复测试 3 次，3 次所测听力级之均值为听阈。

②纯音骨导听阈测试：纯音骨导听阈测试（pure-tone bone-conduction threshold tes-ting）时，将骨导耳机置于受试耳鼓窦区，对侧耳戴气导耳机，被测试耳之气导耳机置于额颞部，以免产生堵耳效应（occlusion effect）。测试步骤和方法与气导者相同。

当测试耳的刺激声强度过大时，应注意避免产生交叉听力（cross hearing）。交叉听力指在测试聋耳或听力较差耳时，如刺激声达到一定强度但尚未达受试耳听阈，却已以被对侧耳听及的现象，交叉听力又称影子听力（shadow hearing），由此描绘的听力曲线与对侧耳之听力曲线极为相似，称为"音影曲线"。"音影曲线"可出现于骨导和气导测试中，为了避免"音影曲线"的产生，在测试纯音听阈时，应注意采用掩蔽法（masking process），由于测试声经受试耳传入颅骨后，两耳间的声衰减仅为 0～10 dB，故测试骨导时，对侧耳一般均予掩蔽。气导测试声绕过或通过颅骨传至对侧耳，其间衰减 30～40 dB，故当两耳气导听阈差值 ≥ 40 dB，测试较差耳气导时，对侧耳亦应予以掩蔽。用作掩蔽的噪声有白噪声和窄频带噪声两种，目前一般倾向于采用以测试声频率为中心的窄频带噪声。

（2）纯音听阈图的分析：纯音听阈图以横坐标示频率（Hz），纵坐标示声强级（dB），用所列的相应符号，将受试耳的听阈记录于图中。再将各相邻音频的气导听阈符号连线，骨导符号不连线，如此即可绘出纯音听阈图（或称听力曲线，audiogram）。根据纯音听阈图的不同特点，可对耳聋作出初步诊断。

①传导性聋：骨导正常或接近正常，气导听阈提高；气骨导间有间距，此间距称气-骨导差（air-bone gap），此气-骨导差一般不大于 60 dB（HL）；气导曲线平坦，或低频听力损失较重而曲线呈上升型。

②感音神经性聋：气、骨导曲线呈一致性下降，无气骨导差（允许 3～5 dB 误差），一般高频听力损失较重，故听力曲线呈渐降型或陡降型。严重的感音神经性聋其曲线呈岛状。少数感音神经性聋亦可以低频听力损失为主，

③混合性聋：兼有传导性聋与感音神经性聋的听力曲线特点。气、骨导曲线皆下降，但存在一定气骨导差值。

2. 纯音阈上听功能测试

阈上听功能测试是用声强大于受试耳听阈的声信号进行的一系列测试，对于鉴别耳蜗性聋与神经性聋具有一定的参考价值。阈上听功能测试主要包括响度重振现象测试和病理性听觉适应现象测试。

（1）响度重振试验：声音的强度和响度是两个不同的概念。声音的强度是一种物理量，可进行客观测量。响度则是人耳对声强的主观感觉，它不仅与声音的物理强度有关，而且与频率有关。正常情况下，强度和响度之间按一定的比值关系增减，声强增加，人耳所感到的响度亦随之增大，声强减弱，响度变小。耳蜗病变时，声强在某一强度值之上的进一步增加却能引起响度的异常增大，称为响度重振现象（loudness recruitment phenomenon），简称重振现象。通过对重振现象的测试，有助于耳蜗性聋与蜗后性聋的鉴别诊断。重振试验的方法有多种，如双耳交替响度平衡试验法、单耳响度平衡试验法、短增量敏感指数试验法、Metz 重振试验法、Bekesy 自描听力计测试法等。

①双耳交替响度平衡试验法：双耳交替响度平衡试验法（alternate binaural loudness bal-ance test, ABLB）适用于一侧耳聋，或两侧耳聋但一耳较轻者。方法：在纯音听阈测试的基础上，选一中频音、其两耳气导听阈差值大于 20 dB（HL）者进行测试，仅测试气导听力。先在健耳或听力较佳耳增加听力级，以 10～20 dB 为一档，每增加一档后，随即调节病耳或听力较差耳的阈上听力级，至感到两耳响度相等为止。如此逐次提高两耳测试声强，于听力表上分别记录两耳响度感一致时的听力级，并画线连接。当两耳最终在同一听力级感到响度一致时，示有重振。若虽经调试，两耳始终不能在同一听力级上达到相同的响度感，表示无重振。

② Metz 重振试验法：Metz 重振试验法（Metz recruitment test）是在纯音听阈和声导抗声反射测试的基础上，通过计算同一频率纯音听阈和镫骨肌声反射阈之间的差值来评定重振现象的有无。正常人差值为 75～95 dB，≤ 60 dB 示有重振，为耳蜗性聋的表现；≥ 100 dB 示蜗后性聋。但应注意，该阈值差可因耳蜗性聋严重程度的不同而有差异，重度者阈值差可甚小，而轻度耳蜗性聋阈值差可大于 60 dB。

③短增量敏感指数试验法：短增量敏感指数试验法（short increment sensitivity index, SISI）是测试受试耳对阈上 20 dB 连续声信号中出现的微弱强度变化（1 dB）的敏感性，以每 5 秒出现一次，共计 20 次声强微增变化中的正确辨别率，即敏感指数来表示。耳蜗病变时，敏感指数可高达 80%～100%，正常耳及其他耳聋一般为 0～20%。

（2）病理性听觉适应现象测试：在持续声刺激的过程中，听神经的神经冲动排放率（discharge frequency）轻度下降，表现为在声刺激的持续过程中产生的短暂而轻微的听力减退，即响度感随声刺激时间的延长而下降的现象，则称为听觉适应（auditory adaptation），感音神经性聋特别是神经性聋

时，听觉疲劳现象较正常明显，听觉适应现象在程度及速度上均超出正常范围，后者称病理性听觉适应（abnormal auditory adaptation），简称病理性适应。测试病理性适应现象的方法有音衰变试验、Bekesy自描听力计测试等。

①音衰变试验：用纯音听力计测试音衰变试验（tone decay test），选1~2个中频纯音作为测试声。测试时先以听阈的声级连续刺激受试耳1分钟，若在此时间内受试耳始终均能听及刺激声，此测试声试验即告结束。若受试耳在不到1分钟的时间内即已不能听及，则应在不中断刺激声的条件下，立即将声级提高5 dB，再连续刺激1分钟。若受试耳能听及刺激声的时间又不满1分钟，应依上法再次提高刺激声声级，直至在1分钟内始终均能听及刺激声为止，计算测试结束时刺激声的声级和听阈之间的差值。正常耳及传导性聋为0~5 dB，耳蜗性聋差值增大，一般为10~25 dB，30 dB或>30 dB属神经性聋。

②Bekesy自描听力计测试：由Bekesy设计的自描听力计可同时发放连续性和脉冲性纯音。Bekesy自描听力计测试（Bekesy audiometry）时，由受试者对测试声作出反应，仪器可自动描绘出具有两条锯齿形曲线的听力图。根据两条曲线的位置及其相互关系，以及波幅的大小，可将此听力图分为4型。根据此听力图不仅可了解受试耳的听敏度及耳聋程度，还可提示有无重振及听觉疲劳现象，以鉴别耳蜗性聋和蜗后性聋。但近年来临床上已很少使用该方法。

③镫骨肌声反射衰减试验：镫骨肌声反射衰减试验（stapedial reflex decay test）是通过所谓声反射半衰期评定，即在镫骨肌声反射测试中，计算镫骨肌反射性收缩幅度衰变到为其收缩初期的一半所经历的时间。耳蜗性聋或正常人偶有轻度衰减现象，但蜗后病变（如听神经瘤）者有严重衰减现象，半衰期可为3秒（不超过5秒）。本检查不属纯音听力计范畴，其方法和原理参见本节声导抗检查有关内容。

（三）言语测听法

纯音听阈只说明受试耳对各种频率纯音的听敏度，不能全面反映其听功能状况，例如感音神经性聋患者多有"只闻其声，不明其意"的现象。言语测听法（speech audiometry）作为听功能检查法的组成部分，不仅可弥补纯音测听法的不足，而且有助于耳聋病变位置的诊断。

言语测听法是将标准词汇录入声磁带或CD光盘上，检测时将言语信号通过收录机或CD机传入听力计并输送至耳机进行测试。由于注意到方言对测试结果的影响，目前除普通话词汇外，还有广东方言等标准词汇。主要测试项目有言语接受阈（speech reception threshold，SRT）和言语识别率（speech discrimination score，SDS）。言语接受阈以声级（dB）表示，在此声级上，正常受试耳能够听懂50%的测试词汇。言语识别率是指受试耳能够听懂所测词汇中的百分率。将不同声级的言语识别率绘成曲线，即成言语听力图（speech audiogram）。根据言语听力图的特征，可鉴别耳聋的种类。

用敏化（sensitized，或称畸变）言语测听法，有助于诊断中枢听觉神经系统的疾病，如噪声干扰下的言语测听、滤波言语测听、竞争语句试验、交错扬扬歌词试验、凑合语句试验等。

言语测听法尚可用于评价耳蜗植入术后听觉康复训练效果，评估助听器的效能等。

（四）声导抗检测法

声导抗检测（acoustic immittance measurement）是客观测试中耳传音系统、内耳功能、听神经，以及脑干听觉通路功能的方法。声波在介质中传播需要克服介质分子位移所遇到的阻力称声阻抗（acoustic impedance），被介质接纳传递的声能叫声导纳（acoustic admittance），合称声导抗。声强不变，介质的声阻抗越大，声导纳就越小，两者呈倒数关系。介质的声导抗取决于它的摩擦（阻力），质量（惯性）和劲度（弹性）。质量对传导高频音的影响较大，而劲度对传递低频音的影响最大，就中耳传音系统讲，它的质量主要由鼓膜及听骨的重量所决定，比较恒定。听骨链被肌肉韧带悬挂，摩擦阻力甚小；劲度主要由鼓膜、韧带、中耳肌张力及中耳空气的压力所产生，易受各种因素影响，变化较大，是决定中耳导抗的主要部分，故声导抗测试用低频探测音检测中耳的声顺（compliance，劲度的倒数）。测量此部分就可基本反映出整个中耳传音系统的声导抗。

目前常用于测量中耳声导抗的仪器多是根据等效容积原理设计的，由刺激信号、导抗桥和气泵三大部分组成，经探头内的3个小管引入被耳塞密封的外耳道内；经上管发出220 Hz或226 Hz 85 dB的探测音，鼓膜返回到外耳道的声能经下管引入微音器，转换成电讯号，放大后输入电桥并由平衡计显示。经气泵中管调整外耳道气压由 + 200 mmH₂O 连续向 –400 mmH₂O 变化，以观察鼓膜在被压入或拉出状态时导抗的动态变化。刺激声强度为 40 ~ 125 dB 的 250 Hz、500 Hz、1 000 Hz、2 000 Hz、4 000 Hz 纯音、白噪声及窄频噪声，可经耳机向另一耳或经小管向同侧耳发送，以供检测镫骨肌声反射。

1. 鼓室导抗测量

鼓室导抗测量（tympanometry）乃测量外耳道压力变化过程中的声导抗值，是声导抗检测的重要组成部分。

（1）静态声顺：鼓膜在自然状态和被正压压紧时的等效容积毫升数，即声顺值。两者之差为鼓膜平面的静态声顺（static compliance）值，代表中耳传音系统的活动度；正常人因个体差异此值变化较大，且与各种中耳疾病重叠较多，不宜单独作诊断指征，应结合镫骨肌声反射与纯音测听综合分析。

（2）鼓室导抗图：在 +200 mmH₂O ~ –200 mmH₂O 范围连续逐渐调节外耳道气压，鼓膜连续由内向外移动所产生的声顺动态变化，可用荧光屏或平衡计显示，用记录仪以压力声顺函数曲线形式记录下来，称之为鼓室导抗图（tympanogram）或声顺图、鼓室功能曲线。上述检查多采用 226 KHz 探测音，根据曲线形状，声顺峰与压力轴的对应位置（峰压点），峰的高度（曲线幅度）及曲线的坡度、光滑度等，可较客观地反映鼓室内各种病变的情况。一般讲，凡中耳功能正常者曲线呈 A 型；As 型常见于耳硬化、听骨固定或鼓膜明显增厚等中耳传音系统活动度受限时；若其活动度增高，如听骨链中断、鼓膜萎缩、愈合性穿孔，以及咽鼓管异常开放时，则曲线可呈 Ad 型；B 型曲线多见于鼓室积液和中耳明显粘连者；C 型曲线表示着咽鼓管功能障碍、鼓室负压。由于中耳疾病错综复杂，但上述图形与中耳疾病并无一对一之关系，特别是在鼓膜与听骨链复合病变时，曲线可以不典型，应结合其他检查综合分析。近年来，在英国、美国发布的听力诊断指南均推荐 0 ~ 6 个月的婴幼儿使用 1 000 Hz 高频探测音进行中耳功能检测。这可能与婴幼儿中耳腔内存在羊水和间叶细胞，因此总质量较高，气腔容积相对较小，中耳共振频率较低，1 000 Hz 高频探测音声导纳对中耳质量系统改变较敏感，而 226 Hz 低频探测音无法体现质量占优势的传音系统导纳改变有关。对于 7 ~ 24 个月的幼儿究竟是低频还是高频探测音来评价中耳功能准确性更高，国内外研究尚存在争议。1 000 Hz 高频探测音鼓室导抗图在中耳功能正常婴幼儿中主要表现为单峰型，而 226 Hz 低频探测音鼓室导抗图主要表现为双峰型。

2. 镫骨肌声反射

镫骨肌声反射（acoustic stapedius reflex）的原理在听觉生理学中已做了介绍，正常耳诱发镫骨肌声反射的声音强度为 70 ~ 100 dB（SL）。正常人左右耳分别可引出交叉（对侧）与不交叉（同侧）两种反射。

（1）镫骨肌声反射检测内容：包括反射阈、振幅、潜伏期、衰减、图形等。镫骨肌声反射弧中任何一个环节受累，轻者影响它的阈值、潜伏期、幅度、衰减度等，重者可使其消失。因此，根据反射的有无和变异，对比交叉与非交叉反射，就可为许多疾病的诊断提供客观依据。

（2）镫骨肌声反射检测的临床意义：镫骨肌声反射的应用较广，目前主要用于：估计听敏度；鉴别传导性与感音性聋；确定响度重振与病理性适应；识别非器质性聋；为蜗后听觉通路及脑干疾病提供诊断参考；可对某些周围性面瘫做定位诊断和预后预测，以及对重症肌无力作辅助诊断及疗效评估等。

（五）耳声发射检测法

研究表明，耳声发射可在一定意义上反映耳蜗尤其是外毛细胞的功能状态。诱发性耳声发射阈值与主观听阈呈正相关，尤其是畸变产物耳声发射具有较强的频率特性。听力正常人的瞬态诱发性耳声发射和 $2f_1-f_2$ 畸变产物耳声发射的出现率为 100%。耳蜗性聋且听力损失 >20 ~ 30 dB（HL）时，诱发性耳声发射消失。中耳传音结构破坏时，在外耳道内亦不能记录到耳声发射。蜗后病变未损及耳蜗正常功能时，诱发性耳声发射正常。由于诱发性耳声发射的检测具有客观、简便、省时、无创、灵敏等优点，目前在临床上耳声发射已用于：①婴幼儿的听力筛选方法之一；②对耳蜗性聋（如药物中毒性聋，噪声性聋，梅尼埃病等）的早期定量诊断；③对耳蜗性聋及蜗后性聋的鉴别诊断。此外，通过测试对侧耳受到声刺激时对受试耳耳声发射的抑制效应，还有助于蜗后听觉通路病变的分析。

1. 瞬态诱发性耳声发射（TEOAE）

这是由单个瞬态声刺激信号诱发的耳声发射。临床上常用短声（click）作为刺激声。

2. 畸变产物耳声发射（DPOAE）

这是由两个不同频率的纯音（f_1 和 f_2，且 $f_1>f_2$），以一定的频比值（一般 $f_2:f_1=1:1.1\sim1.2$），同时持续刺激耳蜗所诱发的耳声发射，DPOAE 与该两个刺激频率（又称基频）呈数学表达关系，如 $2f_1-f_2$，f_3-f_1，$3f_3-f_1$ 等，人耳记录到的畸变产物耳声发射中，$2f_1-f_2$ DPOAE 的振幅最高，故临床常检测 $2f_1-f_2$ DPOAE。

（六）听性诱发电位检测法

声波在耳蜗内通过毛细胞转导、传入神经冲动，并沿听觉通路传到大脑，在此过程中产生的各种生物电位，称为听性诱发电位（auditory evoked potentials，AEP）。用这些电位作为指标来判断听觉通路各个部分功能的方法，称电反应测听法（electric response audiometry，ERA），它是一种不需要受试者做主观判断与反应的客观测听法。

听性诱发的生物电位种类较多，目前应用于临床测听者主要有耳蜗电图、听性脑干诱发电位、中潜伏期反应及皮层电位等，它们的信号都极微弱，易被人体的许多自发电位、本底噪声及交流电场等所掩盖，需要在隔音电屏蔽室内进行检测，受检者在保持安静状态下，利用电子计算机平均叠加技术提取电信号。

1. 耳蜗电图

耳蜗电图（electrocochleograph，ECochG）包括 3 种诱发电位：耳蜗微音电位（CM）、电位（SP），以及听神经复合动作电位（CAP，常简作 AP）。

（1）检测方法：临床上用短声（click）、短音（tone pip）或短纯音（tone burst）作刺激声，刺激重复率 10 次/秒，记录电极用针状电极经鼓膜刺到鼓岬部近圆窗处，或用极小的银球电极紧放在鼓膜后下缘近鼓环处；参考电极置同侧耳垂或头顶；鼻根部或前额接地电极。滤波带宽 3～3 000 Hz，分析窗宽 10 毫秒，平均叠加 500 次。

（2）耳蜗电图检查内容。

① CM：系用单相位刺激声通过两种相位相减，可获 CM，常用短纯音作刺激声。CM 电位为交流电位，几乎没有潜伏期，波形与刺激声的波形相同，持续的时间相同或略比声刺激为长，振幅随声强增加。

② SP 和 AP：正常人在外耳道或鼓膜表面经无创电极记录到的 SP 为负直流电位，同样无潜伏期和不应期。AP 主要由一组负波（$N_1\sim N_3$）组成，其潜伏期随刺激强度的增加而缩短，振幅随之相应增大。AP 是反映听觉末梢功能最敏感的电位，是耳蜗电图中的主要观察对象。因为 CM 对 AP 的干扰严重，临床上常用相位交替变换的短声刺激将 CM 消除，这样记录出的图形为 SP 与 AP 的综合波。

对各波的潜伏期、振幅和宽度（时程）、–SP/AP 振幅的比值，以及刺激强度与 AP 振幅的函数曲线和刺激强度与潜伏期函数曲线等指标进行分析，可助对听神经及其外周听觉传导通路上各种耳聋进行鉴别、客观评定治疗效果。

2. 听性脑干反应测听

听性脑干反应测听（auditory brainstem response audiometry，ABR）是检测声刺激诱发的脑干生物电反应，由数个波组成，又称听性脑干诱发电位。

（1）检测方法：刺激声为短声、滤波短声（filtered click）或短纯音，刺激重复率 20 次/秒。记录电极为银-氯化银圆盘电极，置颅顶正中或前额发际皮肤上，参考电极置同侧或对侧耳垂内侧面或乳突部；前额接地电极。带通滤波 100～3 000 Hz，平均叠加 1 000～2 000 次，分析窗宽 10 毫秒。

（2）听性脑干诱发反应：听性脑干诱发反应由潜伏期在 10 毫秒以内的 7 个正波组成，它们被依次用罗马数字命名。各波的主要来源与正常人的平均潜伏期。ABR 中Ⅰ、Ⅲ、Ⅴ波最稳定，而Ⅵ、Ⅶ两波最差。临床上分析指标包括：①Ⅰ、Ⅲ、Ⅴ波的峰潜伏期及振幅；②Ⅰ～Ⅲ、Ⅲ～Ⅴ、Ⅰ～Ⅴ波的峰间期；③两耳Ⅴ波峰潜伏期和Ⅰ～Ⅴ波峰间期差；④各波的重复性等。听性脑干诱发反应可用于判定高频听阈、新生儿和婴幼儿听力筛查、鉴别器质性与功能性聋、诊断桥小脑角占位性病变等；对听神经病、多发性硬化症、脑干胶质瘤、脑外伤、昏迷、脑瘫痪、脑死亡等中枢神经系统疾病的诊断、定位与治疗选择、结果判断等，可提供有价值的客观资料。

3. 中潜伏期听诱发电位与 40 Hz 听相关电位

中潜伏期听诱发电位（middle latency au-ditory evoked potential，MLAEP）是在给声后 12～50 毫秒记录到的诱发电位。其意义尚未阐明，但对客观评估听阈有价值。

40 Hz 听相关电位（40 Hz auditory event related potential，40 Hz AERP）是指以频率为 40 Hz 的刺激声所诱发、类似 40 Hz 的正弦波电位。为听稳态诱发电位（auditory steady stateevoked potential）属于中潜伏期反应的一种。主要用于对听阈阈值的客观评估，尤其是对 1 000 Hz 以下频率的听阈确定更有价值。40 Hz AERP 在 500 Hz、1 KHz、2 KHz 的平均反应阈为 10 dB nHL。

4. 皮层听诱发电位

皮层听诱发电位（cortical auditory evoked polenlial，CAEP）产生于声刺激后 30～100 毫秒以内，属于慢反应，可由短纯音诱发。记录电极置头顶，参考电极置乳突或颏部。虽然在清醒状态与睡眠状态所记录的 CAEP 不同，但因 CAEP 可用纯音诱发，故可客观检测不同频率的听阈。成人 CAEP 的反应阈 10 dB nHL，儿童 20 dB nHL。

5. 多频稳态诱发电位

多频稳态诱发电位（Multiple-frequency Auditory steady-stateevoked responses，ASSR）技术是近年来才发展起来的一种新的客观听力检测技术，它首先由澳大利亚墨尔本大学耳鼻咽喉科系 Richard 等人（1983）报道。因为其测试结果频率特异性高，客观性强，可适用于重度和极重度耳聋患者，因而受到越来越多的重视。

（1）基本原理：调频（FM）和调幅（AM）处理后的不同频率声波（载频 CF），刺激耳蜗基底膜上相应部位听觉末梢感受器，其听神经发出神经冲动，沿听觉通路传至听觉中枢，并引起头皮表面电位变化，这种电位变化通过放大技术，可由计算机记录下来。计算机再对反应信号振幅和相位等进行复杂的统计学处理，系统自动判断是否有反应出现。

（2）检测方法：采用双通道模式。患者平躺在床上。刺激声为经 FM 和 AM 处理的不同频率的声波，两耳载频为 0.5 kHz、1.0 kHz、2.0 kHz、4.0 kHz，左耳调频为 77Hz、85Hz、93Hz、101 Hz，右耳调频为 79 Hz、87 Hz、95 Hz、103 Hz。电极为纽扣式电极，记录电极位于前额发际皮肤处，接地电极位于眉间，两侧乳突部作为参考电极。增益为 100 K，带通滤波为 30～300 Hz，平均叠加 400 次，伪迹拒绝水平为 31%，耳塞为 ER3A 插入式。

（3）检查方法和参数设置：ASSR 测试时，患者平躺在床上。电极为纽扣式电极，记录电极位于前额发际皮肤处，接地电极位于眉间，参考电极位于两侧乳突或者耳垂。不同的 ASSR 测试仪具有不用的调制声信号、不同的系统参数、不同的计量单位和不同的单位换算法。

（4）结果判断：电脑根据所采集的信号，对其进行复杂的统计学分析，自动判断结果，得到客观听力图、相位图、频阈图和详细的原始数据。

通过与其他一些听力测试方法如纯音测听、ABR、40 Hz AERP 等相比较，证明 ASSR 有很好的临床应用价值。据报道，ASSR 与 Click ABR 结果的相关性高达 0.90 以上，ASSR 与纯音阈值也有良好的相关性，500 Hz、1 KHz、2 KHz、4 KHz 的相关性均在 0.75～0.89 间，听力损失越重，差值越小，并且在听力图结构上也很相似；ASSR 阈值与 40Hz AERP 相比较，500 Hz 时差值在 15 dB 以内，1 000 Hz 时差值在 10 dB 以内。

（5）临床应用：多频稳态诱发电位技术属于客观测听方法，在不能进行行为测听或行为测听不能得到满意结果人群的听力测量中是很重要的。多频稳态诱发电位可以用于新生儿听力筛查；它还是婴幼儿听力检测中一种可靠而重要的手段，对于确定婴幼儿（尤其 <6 个月）各个频率的听力损失程度极为重要，是婴幼儿助听器选配不可缺少的检测手段；在人工耳蜗植入的术前评估中，利用多频稳态诱发电位获得各个频率点的听力状况是非常重要的，它还可以用于助听器佩戴和人工耳蜗植入效果的判断；对于成年人可以通过测定多频稳态诱发电位来间接推算患者的行为听阈；通过比较波幅的变化，多频稳态诱发电位还可以用于麻醉深度的监测；在感音神经性耳聋患者的听功能评价中，ASSR 不但可以获得与行为测听相关性很高的结果，而且听力图的结构也与行为听力图相似。

由于多频稳态诱发电位在临床运用的时间尚不长，有很多问题还需要进一步研究。

（七）婴幼儿听力检测法

婴幼儿听力检测曾经是临床听力检测中的一个挑战。随着现代科技的发展，已能对婴幼儿听力进行准确的评估。可用于婴幼儿听力检测的方法包括上述各项客观检查方法。此外，常用于婴幼儿听力检测的行为测听方法如下。

1. 行为观察测听

行为观察测听（behavioral observation audiometry，BOA）是对正在玩弄玩具的受试儿童发出刺激声，并观察受试儿童对刺激声的行为反应，如中止吮吸、眨眼等。行为观察测听适用于 0～6 个月的婴幼儿，和还不能主动控制头部运动的婴幼儿。

2. 条件定向反应测听

条件定向反应测听（conditioned orientation response audiometry，COR）是观察受试儿童听到刺激声后，转头寻找声源方向的行为反应。适合 1～3 岁幼儿。

3. 视觉强化测听

视觉强化测听（visual reinforcement audiometry，VRA）与条件定向反应测听的测听设计基本类似，但 VRA 的视觉强化玩具位于受试儿童正前方，与刺激声源呈 90°直角。

4. 可触奖品条件强化操作测听

可触奖品条件强化操作测听（tangible reinforced operant conditioning audiometry，TROCA）是通过吸引受试儿童听到刺激声后，自己按某一装置的按钮而获得奖品的方法，进行条件反射测听。适合 2～4 岁幼儿。

5. 游戏测听

游戏测听（conditioned play audiometry，CPA）是用刺激声结合各种游戏建立条件反射来进行测听。适合 ≥3 岁的儿童。

四、前庭功能检查法

前庭系统疾病可导致平衡功能障碍，而与前庭系统相关的系统疾病亦可直接或间接影响前庭系统功能，故前庭功能检查有助于前庭系统疾病的诊断和鉴别诊断。前庭功能检查是通过系列的测试方法观察前庭自发性或诱发性体征，并根据检查结果和患者病史相结合诊断眩晕疾病。

前庭功能检查的主要目的在于了解前庭功能状况，并为定位诊断提供依据。由于前庭神经系统和小脑、脊髓、眼、自主神经等具有广泛的联系，因此，前庭功能检查不仅与耳科疾病有关，而且和神经内、外科、眼科、内科、创伤科等亦有密切关系。了解中枢神经系统在维持平衡功能和视觉稳定方面的整合机制，对评价前庭功能检查结果亦非常重要。前庭功能检查主要可分为平衡及协调功能检查、眼动检查两个方面：

（一）平衡及协调功能检查

检查平衡功能的方法很多，可将其大致分为静平衡和动平衡功能检查两大类。现择其中常用者简述如下。

1. 静态平衡功能检查法

（1）闭目直立检查法：做闭目直立检查法（Romberg test）时请受试者直立，两脚并拢，两手手指互扣于胸前并向两侧拉紧，观察受试者睁眼及闭目时躯干有无倾倒。平衡功能正常者无倾倒，判为阴性。迷路或小脑病变者出现自发性倾倒。

（2）Mann 试验法：Mann 试验法又称强化 Romberg 试验。被检者一脚在前，另一脚在后，前脚跟与后脚趾相触（踵趾足位），其他同 Romberg 试验。此外，还有单足直立试验。

（3）静态姿势描记法：上述静态平衡功能检查法均凭主观判断，结果不够精确。静态姿势描记法（static posturography）（又称静态平衡仪检查法）则可取得客观而精确的检查结果。

（4）感觉整合和平衡的临床试验（clinical test of sensory interaction and balance，CTSIB）或改良 CTSIB （mCTSIB）：被检者分别站立于坚硬平板和海绵垫，及分别在睁眼和闭眼条件下，评估其维持平衡的功能。如与姿势描记平板结合使用，又称为海绵垫姿势描记（foam posturography），可定量评价不同站立面条件下的姿势稳定性。

2. 动态平衡功能检查法

（1）星形足迹行走试验：行星形足迹行走试验（Babinski-Weil walking test）时，受试者蒙眼，向正前方行走5步，继之后退5步，依法如此行走5次。观察其步态，并计算起点与终点之间的偏差角。偏差角大于90°者，示两侧前庭功能有显著差异。

（2）动态姿势描记法：动态姿势描记法（dynamic posturography）有两种类型，一种测试受检者在跨步运动中的重心平衡状态；另一种通过改变受检者视觉条件（睁眼、闭眼及视野罩随动）及站立面条件（固定、随动），来检测受检者在术同感觉条件下维持平衡的功能。

3. 肢体试验

（1）过指试验：行过指试验（past-poindng test）时，检查者与受试者相对端坐，检查者双手置于前下方，伸出双食指。请受试者抬高双手，然后以检查者之两食指为目标，用两手食指同时分别碰触之，测试时睁眼、闭目各做数次，再判断结果，常人双手均能准确接触目标，迷路及小脑病变时出现过指现象。

（2）书写试验：又称闭眼垂直写字试验。受试者正坐于桌前，身体各处不得与桌接触，左手抚膝，右手握笔，悬腕，自上而下书写一行文字或画简单符号，15～20 cm。先睁眼后闭眼各书写一次，两行并列。观察两行文字的偏离程度和偏离方向。偏斜不超过5°为正常，超过10°示两侧前庭功能有差异。

4. 协调功能检查

小脑功能障碍主要表现为协调障碍及辨距不良，故协调功能检查用于检测小脑功能。常用方法包括指鼻试验、指－鼻－指试验、跟－膝－胫试验、轮替运动及对指运动等。

（二）眼动检查

眼动检查法通过观察眼球运动（包括眼球震颤）来检测前庭眼反射（vestibuloocular reflex, VOR）径路、视眼反射径路和视前庭联系功能状态。

眼球震颤简称眼震（nystagmus），是眼球的一种不随意的节律性运动。前庭系的周围性病变、中枢性病变，以及某些眼病均可引起眼震。前庭性眼震由交替出现的慢相（slow component）和快相（quick component）运动组成。慢相为眼球转向某一方向的缓慢运动，由前庭刺激所引起；快相则为眼球的快速回位运动，为中枢矫正性运动。眼震中的慢相朝向前庭兴奋性较低的一侧，快相朝向前庭兴奋性较高的一侧。因快相便于观察，故通常将快相所指方向作为眼震方向。按眼震方向的不同，可分为水平性、垂直性、旋转性，以及对角性等眼震。眼震方向尚可以联合形式出现，如水平－旋转性，垂直－旋转性等。

1. 眼震观察方式

（1）裸眼检查法：检查者用肉眼观察受试者裸眼，注意有无眼震及眼震的方向、强度等，用裸眼及Frenzel眼镜检查时，眼震强度可分为3度，Ⅰ度－眼震仅出现于向快相侧注视时；Ⅱ度－向快相侧及向前正视时均有眼震；Ⅲ度－向前及向快、慢相侧方向注视时皆出现眼震。

（2）Frenzel眼镜检查法：Frenzel眼镜为一屈光度为+15D～+20D的凸透镜，镜旁装有小灯泡；受试者戴此镜检查时，可避免裸眼检查时因受到固视的影响而使眼震减弱Frenzel或消失的缺点。此外，由于凸透镜的放大作用及灯泡的照明，还可使眼震更容易被察觉。

（3）眼震电图描记法：眼震电图描记仪（electronystagnlography, ENG）是一种记录眶周电极间电位差的仪器。从生物电的角度来看，可将眼球视为一带电的偶极子，角膜具正电荷，视网膜具负电荷。当眼球运动时，由角膜和视网膜间电位差形成的电场在空间的相位发生改变，眶周屯极区的电位亦发生变化；眼震电图描记仪将此电位变化放大，并通过描绘笔记录之。用眼震电图描记仪记录眼震比肉眼观察时更为精确，可检出肉眼下不能察觉的微弱眼震，并提供振幅、频率及慢相角速度等各种参数；通过计算机分析，尚可对快相角速度，旋转后眼震及视动后眼震等难以用肉眼观察的参数进行分析处理，更可提高其在诊断中的价值。ENG检查既可在暗室，也可在亮室进行；受试者睁眼、闭眼时均可检查，后者可消除固视的影响。但ENG有时亦可出现伪迹，不能记录旋转性眼震，应予以注意。

(4)红外视频眼震图仪描记法：红外视频眼震图仪描记法（videonystagmograghy，VNG）是近年来应用于临床检测眼球震颤的仪器，受检者佩戴特制的眼罩，该眼罩上有红外摄像头，可将眼动情况记录、传送至显示器及计算机。观察眼震直观。

2. 眼动检测方法

（1）自发性眼震检查法：自发性眼震（spontaneous nystagmus）是一种无须通过任何诱发措施即已存在的眼震。裸眼检查时，检查者立于距受试者40～60 cm的正前方。请受试者按检查者手指所示方向，向左、右、上、下及正前方5个基本方向注视，观察其眼球运动。注意，检查者手指向两侧移动时，偏离中线的角度不得超过20°～30°，以免引起生理性终极性眼震。若用眼震图仪记录，受试者仅向前正视即可。

按自发性眼震的不同，可初步鉴别眼震属周围性、中枢性或眼性（表3-3）。

表3-3 自发性眼震鉴别表

	周围性	中枢性	眼性
眼震性质	水平性，略带旋转	可为垂直性，旋转性或对角线性	钟摆性或张力性
方向	一般不变换	可变换	无快慢性
强度	随疾病发展过程而变化	多变	不稳定
眩晕感及恶心、呕吐等自主神经症状	有，严重程度与眼震强度一致	可无，若有，其严重程度与眼震强度不一致	无

（2）视眼动系统检查法：视眼动系统检查法是检测视眼动反射及视前庭联系功能状态的方法。

①扫视试验：扫视试验又称视辨距不良试验（ocular dysmetria test）或称定标试验。请受试者注视并随视跟踪仪之灯标亮点移动，其速度为350°～600°/秒。以眼震图仪记录眼球运动的速度和精确度。脑干或小脑病变时结果异常。

②平稳跟踪试验：平稳跟踪试验又称平稳跟随试验（smooth pursuit test）。受试者头部固定于正中位，注视距眼前50～100 cm处的视标，该视标通常做水平向匀速的正弦波摆动，速度为40°/秒。视线跟随视标运动而移动，并以电眼震描绘仪记录眼动曲线，临床上眼动曲线分四型，正常曲线光滑（Ⅰ型、Ⅱ型），曲线异常（Ⅲ型、Ⅳ型）主要见于脑干或小脑病变。

③视动性眼震检查法：视动性眼震（optokinetlc nystagmus，OKN）是当注视眼前不断向同一方向移动而过的物体时出现的一种眼震。检查时请受试者注视眼前作等速运动或等加、减速度运动的、黑白条纹相间的转鼓或光条屏幕，记录当转鼓（或光条屏幕）正转和逆转时出现之眼震。正常人可引出水平性视动性眼震，其方向与转鼓运动的方向相反，两侧对称，速度随转鼓运动速度而改变。眼震不对称、眼震减弱或消失，或方向逆反，主要提示中枢病变。自发性眼震或某些眼病可影响结果。

④凝视试验：当眼球向一侧偏移时方出现的眼震称注视性眼震（又称凝视性眼震，gazenystagmus）。注视性眼震的快相与眼球偏转的方向一致，强度随偏转角度增大而加强，眼球向前直视时眼震消失，多示中枢性病变。

（3）前庭眼动检查法：主要指半规管功能检查。

①冷热试验：冷热试验（caloric test）是通过将冷、温水或空气注入外耳道内诱发前庭反应。根据眼震的各参数，其中主要是慢相角速度来分析反应的强弱，评价半规管的功能。

双耳变温冷热试验：双耳变温冷热试验（alternate binaural，bithermal caloric test），又称Fitzgerald-Hallpike caloric test。受试者仰卧，头前倾30°，使外半规管呈垂直位。先后向外耳道内分别注入44℃和30℃水（或空气），每次注水（空气）持续40秒，记录眼震。一般先注温水（空气），后注冷水（空气），先检测右耳，后检测左耳，每次检测间隔5分钟。有自发性眼震者先刺激眼震慢相侧之耳。

一般以慢相角速度作为参数来评价一侧半规管轻瘫（unilateral weakness，UW；或canalparesis，CP）和优势偏向（directional preponderance，DP），Jongkees计算公式为：

CP={［（RW+RC）-（LW+LC）］/（RW+RC+LW+LC）}×100%（±20%以内为正常）

$$DP=\{[(RW+LC)-(LW+RC)]/(RW+RC+LW+LC)\}\times 100\% \quad (>\pm 30\%\text{ 为异常})$$

RW= 右侧 44℃，RC= 右侧 30℃，LW= 左侧 44℃，LC= 左侧 30℃

此外，用冷热刺激尚可研究前庭重振与减振、固视抑制失败等，以区别周围性和中枢性前庭系病变。

微量冰水试验：受试者体位同双耳变温冷热试验，或正坐、头后仰60°，使外半规管呈垂直位。从外耳道向鼓膜处注入 4℃水 0.2 mL，保留 10 秒后偏头，使水外流，记录眼震。若无眼震，则每次递增 0.2 mL 4℃水试之，当水量增至 2 mL 亦不出现反应时，示该侧前庭无反应，试毕一耳后休息 5 分钟再试对侧耳。前庭功能正常者 0.4 mL 可引出水平性眼震，方向向对侧。

②旋转试验：旋转试验（rotational tests）基于以下原理：半规管在其平面上沿一定方向旋转，开始时，管内的淋巴液由于惰性作用而产生和旋转方向相反的壶腹终顶偏曲；旋转骤停时，淋巴液又因惰性作用使壶腹终顶偏曲，但方向和开始时相反。旋转试验方法主要分为两类：正弦脉冲式旋转试验（sinusoidal oscilation rotating test）；摆动旋转试验（impulsiverotating test）。

（4）其他激发性眼震检查法。

①位置性眼震检查法：位置性眼震（positional nystagmus）是患者头部处于某种位置时方才出现的眼震。检查时取如下头位：a. 坐位，头向左、右歪斜，前俯、后仰，向左、右各扭转60°。b. 仰卧位，头向左、右扭转。c. 仰卧悬头位，头向左、右扭转。每次变换位置时均应缓慢进行，在每一头位至少观察记录 30 秒。观察诱发眼震的特征如潜伏期、持续时间、疲劳性、眼震方向及伴发眩晕的有无等。

②变位性眼震检查法：变位性眼震（positioning nystagmus）是在头位迅速改变过程中或其后短时间内出现的眼震。变位性眼震主要用于诊断良性阵发性位置性眩晕。常用的变位性眼震检查法，如 Dix-Hallpike 变位试验方法如下：受试者先坐于检查台上，头平直。检查者立于受试者右侧，双手扶其头，按以下步骤进行：坐位 – 头向右转45° – 仰卧右侧45°悬头 – 坐位 – 头向左转45° – 仰卧左侧45°悬头 – 坐位，每次变位应在 3 秒内完成，每次变位后观察、记录 20～30 秒，注意潜伏期、眼震性质、方向、振幅、慢相角速度及持续时间等，记录有无眩晕感、恶心、呕吐等。如有眼震，应连续观察、记录 1 分钟，眼震消失后方可变换至下一体位。若在重复的检查中，原有的眼震不再出现或强度减弱，称疲劳性眼震。

无论是周围性或中枢性前庭系病变，均可引起这两种眼震。

③瘘管征：将鼓气耳镜置于外耳道内，不留缝隙。向外耳道内交替加、减压力，同时观察受试者的眼球运动及自主神经系统症状，询问有无眩晕感。当骨迷路由于各种病变而形成瘘管时，则会出现眼球偏斜或眼震，伴眩晕感，为瘘管征（fistular sign）阳性；仅感眩晕而无眼球偏斜或眼震者为弱阳性，示有可疑瘘管；无任何反应为阴性。由于瘘管可被肉芽、胆脂瘤等病变组织堵塞，或为机化物所局限而不与外淋巴隙相通，以及在死迷路时，瘘管虽然存在却不激发阳性反应，故瘘管试验阴性者不能排除瘘管存在之可能，应结合病史及临床检查结果判断。

④Hennebert 征和 Tullio 现象：向外耳道加减压力引起眩晕者，称 Hennebert 征（Hennebert sign）阳性，可见于膜迷路积水，球囊与镫骨足板有粘连时。强声刺激可引起头晕或眩晕，称 Tullio 现象（Tullio phenomenon），可见于外淋巴瘘患者、前半规管裂隙综合征或正常人。

⑤摇头眼震（head-shaking nystagmus, HSN）是通过头部的主动水平方向上的摇头，记录摇头后的眼震。可引出单相或双相眼震，该眼震反映了水平半规管的功能。

（三）耳石器功能检查

前庭诱发肌源性电位（vestibular evoked myogenic potentials, VEMP）是由高强度的短声或短纯音诱发的同侧颈肌（胸锁乳突肌）或对侧眼外肌的短潜伏期肌电图，胸锁乳突肌记录的为颈性前庭诱发肌源性电位（cVEMP），眼肌记录的为眼性前庭诱发肌源性电位（oVEMP）。肌肉的反应起源于前庭系统，该电位的可能起源为 cVEMP 和 oVEMP。cVEMP 反映的是同侧的球囊和前庭下神经通路的功能，而 oVEMP 反映的是对侧的椭圆囊和前庭上神经通路的功能。测试参数包括引出率、反应阈、两侧对称性、反应电位潜伏期等。此外，主观水平视觉（subjective horizontal visual, SHV）和主观垂直视觉（subjective vertical visual）是近年来发展的新型耳石检查方法，该检查主要用于测试椭圆囊功能。

五、耳部影像学检查法

(一) 人工耳蜗植入术后耳部 X 线检查法

颞骨岩乳突部的 X 线拍片可对耳部某些疾病的诊断提供参考，但近年来，由于颞骨 CT 在临床的应用，岩乳突部的 X 线拍片已逐渐被取代。但 X 线拍片对于人工耳蜗植入术后电极植入状态的评估仍有重要的应用价值，通过不同投照位置的应用，可用于评估电极植入的部位及深度。

人工耳蜗植入术后耳部 X 线拍片的常用投照位置有：

1. 后前位 (posteroanterior position)

成人坐位，儿童俯卧位。头颅正中面对台面中线并垂直于台面，前额和鼻紧靠台面，使听眶线（眶下缘与外耳道上缘间连线）与台面垂直。X 光投射中心线对准枕外隆凸下方 3 cm 处，与暗盒垂直。

2. 斯氏位 (Stenver view)

成人坐位，儿童俯卧位。头颅矢状面与暗盒成 45° 角，听眶线与暗盒垂直。X 光投射中心线向头侧倾斜 12° 角，对准被检测的枕外隆凸与外耳孔联线的中内 1/3 交点，射入暗盒中心。

3. 耳蜗位 (Cochlear view)

体位同斯氏位。头颅矢状面与暗盒成 52° 角，听眶线与暗盒垂直。

4. 改良斯氏位 (Modified Stenver view)

体位同斯氏位。头颅矢状面与暗盒间角度可在 40° 至 54° 间变换，以取得最好的显示效果。

(二) 颞骨 CT 扫描

颞骨 CT 扫描可采用轴位和冠状位。轴位扫描常规采用听眶线为基线，即外耳道口上缘与眼眶上缘顶点的连线；从此基线向上逐层扫描。冠状位可取与听眶线呈 105° 或 70° 的基线。

从外耳道口前缘开始，自前向后逐层扫描。两种位置的扫描层厚均为 1~2 mm，层间距 1~2 mm。轴位扫描一般有 6~8 个重要层面，由下而上分别可显示咽鼓管骨段、骨性外耳道、锤骨、耳蜗、颈静脉球窝、圆窗、砧骨、镫骨、锤砧关节、面神经管水平段和迷路段、内耳道、前庭、鼓窦、水平半规管、前半规管、后半规管、乙状窦板、乳突和鼓室天盖等。冠状位一般取 6~7 个层面，从前至后可分别显示锤骨、耳蜗、颈动脉管升部、前半规管、内耳道、后半规管、外耳道、水平半规管、中鼓室、下鼓室、鼓窦、鼓室天盖、前庭等。

由于高分辨率 CT 扫描能清晰地显示耳部及其邻近组织的精细解剖结构，对耳部的先天畸形、外伤，各种中耳炎症及某些耳源性颅内并发症（如硬脑膜外脓肿、乙状窦周围脓肿、脑脓肿等），肿瘤等具有较高的诊断价值，在临床上得到了广泛的应用。颞骨 CT 薄层扫描及膜迷路实时二维重建 (volce Rendering) 亦可观察内耳发育状况及人工耳蜗植入术后电极植入状态。但是 CT 对中耳内软组织阴影的性质尚不能作出准确的判断。

(三) 颞骨的 MRI 检查

磁共振成像 (magnetic resonance imaging, MRI) 具有很高的软组织分辨率，可为明确耳部病变组织的性质提供参考，如听神经瘤、颈静脉球体瘤、中耳癌、乙状窦血栓形成、耳源性脑脓肿等，其中，特别是对听神经瘤，具有重要的诊断价值。通过膜迷路水成像方法可观察膜迷路发育状态、有无纤维化或骨化情况；头轴位扫描可沿听神经长轴方向观察听神的完整性，斜矢状位扫描可在不同层面上观察听神经、前庭神经及面神经截面。

(四) 其他

数字减影血管造影 (digital subtraction angiography, DSA) 对耳部血管瘤，如耳郭血管瘤、颈静脉球体瘤、动-静脉瘘等有较高的诊断价值，并可在此基础上对供血血管作栓塞术。

第三节 耳部疾病常用治疗方法

一、局部给药方法

耳部疾病局部用药非常重要，其部位深在，必须掌握正确的给药方法，才能起到应有的效果。当外耳道有分泌物或脓液时，用3%过氧化氢溶液将其清洗干净，然后再滴药。

滴药时患耳向上，一手依徒手（单手）检耳的方法将耳郭拉向后上，推耳屏向前，使外耳道变直，另一手持滴耳液滴6～10滴入耳内，保持患耳向上约10分钟，并同时反复按压耳屏，迫使药液进入中耳，然后将外耳道内多余药液拭去。如鼓膜穿孔很小，滴入药液后可能在穿孔上形成一个药液膜，不能进入中耳，此时可在外耳道加以适当的压力（如用鼓气耳镜鼓气），迫使药液从小穿孔处进入中耳。

二、常用治疗操作

（一）外耳道冲洗法

冲洗外耳道用于清除已润化的耵聍或某些外耳道异物。

1. 冲洗方法

患者取侧坐位，头偏向健侧，接水弯盘放在患侧耳垂下方，紧贴皮肤。操作者左手将患侧耳郭轻轻向后上（小儿向后下）牵拉，右手取吸满温热生理盐水的冲洗器（或诊疗台冲洗器喷头）置于外耳道口，向外耳道后上壁方向冲洗，冲洗液进入外耳道深部借回流力量将耵聍或异物冲出反复冲洗，直至耵聍或异物冲出为止。最后用干棉签拭干外耳道。

2. 注意事项

（1）有急慢性化脓性中耳炎等鼓膜穿孔者忌用。

（2）冲洗液的温度宜接近体温，以免过冷或过热引起迷路刺激症状。

（3）冲洗方向必须斜向外耳道后上壁，直对鼓膜可引起鼓膜损伤；直对耵聍或异物，可将其冲向外耳道深部，反倒不利取出。

（二）咽鼓管吹张法

咽鼓管吹张既是一个检查方法，也是一个治疗方法，在中耳炎的检查治疗中有着重要的地位

（三）鼓膜穿刺术

鼓膜穿刺术（auripuncture，tympanotomy）既是某些中耳疾病的重要诊断方法，又是行之有效的治疗方法。

1. 适应证

（1）分泌性中耳炎，鼓室内有积液。

（2）梅尼埃病，鼓室内注射庆大霉素治疗。

（3）突发性聋，鼓室内注射糖皮质激素。

2. 术前准备

（1）向患者或家属做好解释工作，讲明鼓膜穿刺的目的和可能发生的问题，征得他们的同意和配合。

（2）备好无菌消毒的耳镜和穿刺针头，针头斜面部分要短，约1 mm，坡度要小。接2 mL注射器。

（3）外耳道和鼓膜表面用75%酒精消毒。

3. 麻醉和体位

（1）成人取正坐位；儿童最好采用卧位，也有取与检耳时相同的体位。

（2）麻醉：在鼓膜表面用浸有2%丁卡因液的棉片或用Bonain液（含等量的苯酚、可卡因结晶和薄荷脑晶体混合而成，近年有用丁卡因代替可卡因配成麻醉液）麻醉10～15分钟。

4. 手术步骤

（1）用蘸75%酒精的卷棉子消毒外耳道和鼓膜。

（2）选用适当大小的耳镜显露鼓膜，并用一手的拇指和食指固定耳镜。另一手持穿刺针从鼓膜的后下或前下刺入鼓膜，进入鼓室，固定好，抽吸积液。

（3）取出穿刺针，用波氏球行咽鼓管吹张，以将鼓室内残留的液体吹出，用卷棉子将流入外耳道内的液体拭净。

5. 术后处理

（1）嘱患者鼻腔滴用减充血剂，行咽鼓管吹张，保持咽鼓管通畅，将新生成的液体吹出，并防止鼓膜粘连。

（2）保持外耳道清洁，预防感染。

6. 注意事项

（1）急性卡他性中耳炎鼓室内也可有渗液，但经正确治疗后多可经咽鼓管引流或吸收，急性期不必穿刺，如经治疗，仍不能吸收或引流者，可行鼓膜穿刺术。

（2）记录液体总量和性状，必要时送实验室检查。

（3）术中严格遵循无菌操作原则。

（4）穿刺点不能超过后上象限和后下象限的交界处；针头要与鼓膜垂直，不能向后上倾斜，以防损伤听小骨、前庭窗或圆窗。

（5）穿刺前一定要固定好患者头部，防止进针时躲闪，针进入鼓室后一定要固定好针头，防止抽吸过程中将针头拉出。

（6）进针后如无液体抽出，可能液体太稠，这时可取出针头，用吸引器抽吸，将液体吸出。也可能进针位置不当，或针尖太长，斜面一部分在鼓膜外。

（四）鼓膜切开术

1. 适应证

鼓膜切开术（myringotomy）用于治疗下列中耳炎症：

（1）急性化脓性中耳炎鼓膜充血，向外膨隆，或有乳头状突出者，提示鼓室内脓液积聚，尚未穿破鼓膜。

（2）急性化脓性中耳炎，虽已穿孔，但穿孔很小，引流不畅，发热和局部疼痛等症状不缓解。

（3）可疑有并发症，但尚无须立即行乳突切除术者。

（4）急性卡他性中耳炎、航空性中耳炎和分泌性中耳炎，鼓膜穿刺治疗无效者。

2. 禁忌证

（1）分泌性中耳炎，还未经过鼓膜穿刺治疗者。

（2）颈静脉球体瘤。

（3）严重心脏病和血液病患者。

3. 术前准备

（1）向患者或家属做好解释工作，讲明鼓膜切开的目的和可能发生的问题，征得他们的同意和配合。

（2）备好无菌消毒的手术器械，包括耳镜、鼓膜切开刀、卷棉子和吸引管。

（3）外耳道和鼓膜表面用75%酒精消毒。

4. 麻醉和体位

（1）成人取正坐位或卧位，儿童采用卧位，全麻取卧位，患耳向上。

（2）麻醉：成人在鼓膜表面用浸有2%丁卡因液的棉片或用Bonain液麻醉10~15分钟；小儿用全身麻醉。

5. 手术步骤

（1）用75%酒精消毒外耳道和鼓膜。

（2）选用适当大小的耳镜显露鼓膜，并用一手的拇指和食指固定耳镜。

（3）另一手持鼓膜切开刀从鼓膜的后下象限向前下象限，或从前下象限向后下象限距鼓膜缘约2 mm作弧形切口，或可在前下象限或后下象限做放射状切口。注意仅切开鼓膜，不可过深，以免损伤鼓室黏膜和听小骨等重要结构。切口不可过小，应为鼓膜周长的 1/3 ~ 1/2，以保证引流通畅。

（4）切开后急性化脓性中耳炎有脓血性液体流出，要做细菌培养和药物敏感试验，然后用吸引器吸尽脓液，滴入抗生素或抗生素激素滴耳液。

6. 术后处理

及时清除流入外耳道内的分泌物或脓液，保持引流通畅。

（1）局部滴用抗生素或抗生素激素滴耳液，注意不要用含耳毒性抗生素的滴耳液。

（2）中耳炎症消散后，切口将自行愈合，且多较平整。

7. 手术并发症

（1）损伤听小骨：切口后端位置过高，刀尖进入过深，损伤镫骨，致镫骨脱位，甚至损伤前庭窗引起外淋巴瘘。因此，切口后端不应超过后上象限和后下象限的交界处。

（2）损伤颈静脉球：部分人解剖变异，颈静脉球凸入下鼓室，且骨壁缺如；或小儿中耳腔骨壁尚未发育完全，切开鼓膜时切口过靠下，有可能损伤颈静脉球，引起出血。如遇这种情况，需作耳道内填压，可以止血。

第四章 耳部常见疾病

第一节 先天性耳畸形

一、先天性耳前瘘管

先天性耳前瘘管（congenital preauricular fislula）为第一、二腮弓的耳郭原基在发育过程中融合不全的遗迹，是一种临床上很常见的先天性外耳疾病。国内抽样调查，其发现率达1.2%，单侧与双侧发病比例为4：1，女性略多于男性，半数以上患者有家庭史，属多基因相关病。瘘管的开口很小，多位于耳轮脚前，少数可在耳郭之三角窝或耳甲腔部，平时多无症状，不以为疾，以至于感染，才引起注意并接受诊治。

（一）病理

瘘管为一狭窄盲管，开口多在耳轮脚前方，若位置靠后者，瘘管可穿过耳轮脚或耳郭部软骨，深至耳道软骨部与骨部交界处或乳突骨面，部分有分支。管壁为复层鳞状上皮，皮下结缔组织中有毛囊、汗腺及皮脂腺，管腔内常有脱落上皮等混合而成之鳞屑，有臭味。管腔可膨大成囊状，感染时有脓液潴留，形成脓肿，管周有炎性浸润。

（二）临床表现

一般无症状，偶尔局部发痒，检查时仅见外口为皮肤上一小凹，挤压可有少量白色皮脂样物，有微臭。感染时，局部红肿、疼痛、溢脓液，重者，周围组织肿胀，皮肤可以溃破成多个漏孔。排脓后，炎症消退，可暂时愈合，但常反复发作，形成瘢痕，多见于耳屏前上方发际附近，瘘管深长者，可影响耳道软骨部及耳郭，一般不波及耳后沟及耳道骨部。

（三）诊断

根据病史与局部检查，容易确定诊断，按其瘘口位置与瘘管走向，要与第一腮瘘相鉴别。急性感染及溃疡不愈时要与一般疖肿或一般淋巴结炎和淋巴结核溃疡相鉴别。

（四）治疗

无症状者可不作处理。局部瘙痒、有分泌物溢出者，宜行手术切除。有感染者行局部抗炎症治疗，脓肿形成应切开引流，应在炎症消退后行瘘管切除术。

手术可在1%奴夫卡因局部浸润麻醉下进行，小儿可在基础麻醉加局部麻醉下进行。术中可用探针引导，或在术前用钝头针向瘘管内注入美蓝或甲紫液作为标志，采用此法时，注药不宜过多，注射后，稍加揉压，将多余染料擦净，以免污染手术创面。手术时可在瘘口处作梭形切口，顺耳轮脚方向延长，沿瘘管走行方向分离，直至显露各分支之末端。若有炎症肉芽组织可一并切除，术创应以碘酒涂疖，皮肤缺损过大，可在刮除肉芽之后植皮或每天换药处理，创面二期愈合。

二、先天性耳郭畸形

先天性耳郭畸形（congenital malformation of auricula）是第一、二腮弓发育畸形所致。胚胎第6周在第一鳃弓和第二鳃弓上形成的6个丘样结节，逐渐隆起，融合、卷曲至胚胎第三个月，合成耳郭雏形。

其中第一结节发育为耳屏及耳垂的前部，第二、三结节成为耳轮脚，第四、五结节成为对耳轮与耳轮，第六结节成为对耳屏及耳垂的后部，第一、二鳃弓之间的鳃沟中央的上半部将形成耳甲、下半部成为屏间切迹，随胚胎发育，耳郭体积增大，至出生后九岁时可近成人状。在胚胎三个月内受遗传因素、药物损害或病毒感染，均可影响耳郭发育致出现畸形。畸形可表现为位置、形态及大小三类，可发生在单侧或双侧。

（一）分类

1. 移位耳

耳郭的位置向下颌角方向移位，其耳道口亦同时下移，且常伴有形态和大小变化。

2. 隐耳

为耳郭部分或全部隐藏在颞侧皮下，不是正常45°角展开，表面皮肤可与正常相同，软骨支架可以触及，形态基本正常或略有异常。

3. 招风耳

耳郭大小、形态正常或稍大，特征为立位，过分前倾，至颅耳角接近90°谓之招风耳（protruding ear）。

4. 猿耳

人胚胎第5个月的一段时间内，在耳郭上缘与后部交界处有一向后外侧尖形突起，相当于猿耳（macacus ear）的耳尖部，一般至第6个月时已消失，若有明显遗留，属返祖现象，称猿耳；若仅有部分遗留称为达尔文结节。

5. 杯状耳

杯状耳（cup ear）因对耳轮及三角窝深陷，耳轮明显卷成圆形，状似酒杯而得名，其体积一般较正常为小。

6. 巨耳

巨耳（macrotia）多为耳郭的一部分或耳垂过大，耳部整体成比例增大者较少，可以呈单耳或双耳。

7. 副耳

副耳（accessory auricle）是除正常耳郭外，在耳屏前方或在颊部、颈部又有皮肤色泽正常之皮赘突起，大小和数目、形态多样，内可触及软骨，部分形似小耳郭，属第一、二鳃弓发育异常所致，此类病例常伴有其他颌面畸形。

8. 小耳

小耳（microtia）的耳郭形态、体积及位置均有不同程度的畸形，且常与耳道狭窄、闭锁及中耳畸形伴发。按畸形程度可分三级：

（1）第一级：耳郭形体较小，但各部尚可分辨，位置正常，耳道正常或窄小，亦有完全闭锁者。

（2）第二级：耳郭正常形态消失，仅呈条状隆起，可触及软骨块，但无结构特征，附着于颞颌关节后方或位置略偏下，无耳道，且常伴中耳畸形。

（3）第三级：在原耳郭部位，只有零星不规则突起，部分可触及小块软骨，位置多前移及下移，无耳道，常伴有小颌畸形，中耳及面神经畸形，少数可伴有内耳畸形，此为早期发育障碍所致，如腭弓发育畸形综合征 Branchio-oto-Renal（BOR），发病率较低，约为外耳畸形的2%。

（二）诊断

应询问患者家庭中有无类似病例及母亲妊娠时有无染病或服药史。耳郭病变，根据视、触所见即可确诊，但应做全面检查，排除身体其他伴发畸形；为明确是否伴有中耳、面神经及内耳畸形，按需要行：

1. 听功能检查

（1）音叉：Weber试验（Weber test）内耳正常偏患侧，不正常偏健侧。Rinne试验（Rinne test）内耳正常阴性，不正常为阳性或假阴性。

（2）电测听：纯音气、骨导测试，内耳功能正常者呈传导性听力障碍曲线，内耳功能不正常者呈感音神经性听力障碍曲线。

（3）听性脑干电位（ABR）：可以帮助确定患耳听阈。

2. 影像检查

耳部 X 线光和 CT 检查，可以确定骨性耳道，乳突气房、鼓室、听骨链及内耳结构是否存在、大小及形态是否正常。

（三）治疗

因耳郭形态奇异，影响外观要求治疗者，可根据病情于 6 岁以后（最佳为 15 岁以后）安排行整形手术矫治之。双耳重度畸形伴耳道闭锁者，为改善听力，可在学龄前行内耳正常侧耳道及鼓室成形术治疗，或配用骨导助听器改善听力。

三、先天性外耳道闭锁与中耳畸形

先天性外耳道闭锁（congenital atresia of external acoustic meatus）是第一腮沟发育障碍所致，单独出现者少，常与先天性耳郭畸形（congenital malformation of aulicula）及中耳畸形（congenital malformation of middle ear）相伴，发病率为 0.05‰～0.1‰，男女差别不大，单侧和双侧发病之比为 4：1。可因家族性显性遗传而发病，亦可因母体妊娠 3～7 个月期间染疾或用药不当，致耳道发育停顿而成。

先天性中耳畸形是第一咽囊发育障碍所致，可以与外耳畸形及内耳畸形相伴，亦可单独出现，表现为单侧或双侧传导性听力障碍。

（一）分型

1. 先天性耳道闭锁

可伴发或不伴发中耳畸形，可根据病情不同，分为轻、中、重度，与耳郭畸形之 1、2、3 级大致对应。

轻度：耳郭有轻度畸形，耳道软骨段形态尚存，深部狭小或完全闭塞，骨段形态完全消失或有一软组织条索，鼓膜为骨板代替。鼓室腔接近正常，锤、砧骨常融合，镫骨发育多数正常，砧、镫关节完整。

中度：耳郭明显畸形，耳道软骨段与骨段完全闭锁，鼓窦及乳突气房清楚，鼓室腔狭窄，锤砧骨融合并与鼓室骨壁固定砧骨长突可以缺如，与镫骨仅有软组织连接，镫骨足弓可有畸形或残缺。

重度：耳郭三级畸形，乳突气化欠佳，鼓窦及鼓室腔窄小，锤砧骨常残缺，融合及固定，镫骨足弓畸形，足板固定或环韧带未形成。此类病例常伴有颌面畸形及面神经畸形，部分病例有内耳发育不全。

2. 单纯中耳畸形

包括耳咽管、鼓室、乳突气房系统及面神经之鼓室部，可以合并出现，亦可以单独发生，其中，以鼓室畸形及面神经鼓室部畸形较为多见，分述如下：

（1）鼓室畸形：表现为鼓室腔周壁形态、容积的异常及鼓室内传音结构的畸形。

①鼓室壁的畸形：鼓室天盖不全，可有脑膜下垂。后下壁缺损可有颈静脉球异位，突入鼓室下部。鼓室内壁发育不良，可出现前庭窗及蜗窗封锁或裂开，前者仅有听力障碍，后者可出现脑脊液漏和并发耳源性脑膜炎。

②鼓室内传音结构畸形

听骨链畸形：听骨链完全阙如者很少，常见的畸形包括融合、部分阙如与不连接。锤骨与砧骨融合，表现为锤骨及砧骨形态异常，关节面消失，融合成一块粗大骨质，并常与上鼓室骨壁有骨性连接。砧骨长突阙如或（和）镫骨足弓阙如，单独发生或同时出现，有时可能被一软组织条索代替。镫骨足弓畸形，足弓呈板状或一弓阙如，亦有足弓形态基本正常，但与足板不连接。

鼓室内肌畸形：表现为镫骨肌、鼓膜张肌腱附着点及走行方向异常、过粗大、异常骨化或阙如等。以镫骨肌腱畸形较多见。

异常骨桥及骨板：起自鼓室壁，伸向鼓室腔内与听小骨连接，致听骨链活动受制，常见发自上鼓室壁岩鳞缝骨质与锤骨头连接，形成"外固定"，亦有发自鼓室后壁与镫骨连接，至镫骨固定。

（2）耳咽管及气房系统畸形：表现为耳咽管异常宽大或管口闭塞，亦可有耳咽管憩室形成。鼓窦及乳突气房发育受耳咽管影响，气化程度变化较大，鼓窦的畸形主要表现在位置及体积变异两方面，深在、过小的鼓窦会造成手术困难。

（3）面神经鼓室部的畸形：包括骨管异常、形态及走行变异等。

①骨管异常：骨管缺损，致面神经水平段暴露比较多见，可以局部性或整段缺如。骨管发育狭小者，出生后可有不全面瘫。

②面神经形态异常：以面神经分叉为多见，可在鼓室部分成两支，一支走在鼓岬部，另一支在正常的位置。

③面神经走行异常：主要表现为面神经锥段（水平与垂直段交接处）的移位。向前下移位，可遮盖前庭窗或在鼓岬部经过；向后上移位，可走在水平半规管后上方的外侧。

（二）诊断

通过局部检查，听功能和影像检查，了解骨性耳道是否存在，乳突气化程度，鼓窦及鼓室腔大小，听小骨畸形，面神经及内耳畸形状况，为治疗提供依据。

（三）治疗

1. 目的

改善听力和（或）改善外观。

2. 方法

以手术治疗为主。单纯中耳畸形者，常可通过鼓室探查术，根据所发现畸形的特点进行适当处理，以建立正常的气房系统及传音结构。有外耳道闭锁者，需行外耳道及鼓室成形术，伴有外耳畸形者可同时或分别择期行耳郭整形或耳郭形成术。

3. 时机与术式

（1）时机：单侧病例，可在成年后进行，或不做治疗；双侧病例，宜在学龄前（4～6岁）治疗。

（2）术式：耳道成形与鼓室成形术可根据病情轻重及术者的习惯，选用经耳道径路或经鼓窦径路两种术式。

经耳道术式：可用于部分闭锁或有骨性耳道的软组织闭锁病例，在中、重度病例采用此法，容易发生面神经及鼓室结构损伤，应慎用。

经鼓窦术式：可用于中、重度病例。手术先找到鼓窦、开放上鼓室，显露听小骨的上部，然后切除鼓室外侧骨质，造就人工鼓膜的植床，并切除部分乳突气房，构成一个宽大的耳道。此法有利于避免术中面神经损伤，较安全、稳妥，可以减少术后耳道再次闭塞。

四、先天性内耳畸形

先天性内耳畸形（congenital malformation of inner ear）亦称先天性迷路畸形（congenital malformation of labyrinth），是胚胎发育早期（胚胎第3～23周）受遗传因素、病毒感染或药物及其他不良理化因素影响，导致听泡发育障碍，是造成先天性听力障碍的重要原因，约占51.5%，其中又以遗传性听力障碍为多。先天性内耳畸形可以单独发生，亦可伴随外耳、中耳畸形，部分病例伴有颜面器官、眼、口、齿畸形及/或伴有肢体与内脏畸形，耳部畸形仅为综合征中的部分表征。

（一）分类与分型

1. 按病因分类

（1）先天性遗传性内耳畸形：此类病例有家族史。

（2）先天性感染性畸形：此类是胚胎早期母体感染疾病所致，在胚胎1～3个月内，母体感染风疹者，有22%新生儿会出现先天性听力障碍，其中8%有严重畸形；感染巨细胞病毒麻疹、腮腺炎等病毒及弓形虫者亦可致胚胎受罹。

（3）理化因素损伤性畸形：曾在欧洲引起轩然大波的反应停（一种控制妊娠反应的神经安定剂），在妊娠45日内服用后可引起包括耳部畸形在内的多个器官及肢体的畸形，有报道认为甲丙氨酯、奎宁等亦有致畸形反应。X线及电磁波、微波的致畸作用受到广泛关注。围产医学家建议，孕前3个月夫妻双方、孕后3～6个月，母体应避免电离辐射伤害，但目前尚无公认的发病率报告。

2. 按畸形的范围和程度分类

（1）非综合征性（单纯性）耳畸形：为单纯的内耳发育障碍所致，不伴其他畸形，此类病例，在近亲婚配的后代中发生率较高。根据内耳畸形程度及残缺部位，可分为四型（Paparella & Capps）。

① Alexander 型：即蜗管型，主要表现为蜗管发育不良。可以只侵及耳蜗基底回，表现为高频听力损失，亦可侵及蜗管全长，表现为全聋，而前庭功能可能尚正常。

② Scheibe 型：即耳蜗球囊型，此型病变较轻，骨性耳蜗及椭圆囊膜性半规管发育正常，畸形局限于蜗管及球囊，内耳部分功能存在，可以单耳或双耳发病。

③ Mondini 型：为耳蜗发育畸形，骨性耳蜗扁平，蜗管只有一周半或两周，Corti 器及螺旋神经节发育不全，前庭亦有不同程度障碍。

④ Michel 型：为全内耳未发育型，呈共同腔状且常有镫骨及镫骨肌阙如易发生脑脊液漏，此种病例，听功能及前庭功能全无。

此外，Jackler、Sennaroglu 各提出自己的分类法，与上述经典分类的区别是：将蜗管发育细化为部分缺失和全部缺失；增加了前庭水管与蜗水管及蜗神经管发育畸形；注意到内听道发育过宽 ≥ 8 mm 或过窄 ≤ 2 mm 对听功能的影响。

（2）综合征性耳畸形：此类内耳畸形除伴发外耳、中耳畸形外，尚有头面部不同器官及肢体、内脏畸形相伴发生，组成不同综合征，种类甚多，仅列举如下：

① Usher syndrome：即视网膜色素变性、聋哑综合征，此型内耳病变可与 Alexander 型相似，但伴有视网膜色素沉着，视野进行性缩小，亦可伴发先天性白内障。

② Pendred syndrom：即甲状腺肿耳聋综合征，此型内耳病变可与 Mondini 型相似，常伴大前庭水管畸形，出生后即有耳聋，至青春期出现甲状腺肿大，成年后更加重，但甲状腺功能一般正常。

③ Klippel-Feil syndrom：即克里波－费尔综合征，有颈椎畸形，颈短，呈蹼状，后发际低垂。内耳、内听道及中耳结构均可有不同程度畸形。

④ Cerico-oculo-acoustic-trias：亦称颈－眼－耳三联症，除 Klippel-Feil's syndrome 所具有的颈、内耳畸形外，尚有眼球运动障碍。

⑤ Weardenburgs syndrome：即华登堡综合征，内耳发育不全，表现为中度或重度感音神经性聋，高频听力缺失，低频听力可能有残存。

⑥ Ven der Hoeve syndrome：亦称先天性成骨不全症，属于先天性骨质构造缺陷，表现为蓝色巩膜，听力损失表现为进行性传导性聋，罹及双耳。

（二）诊断

（1）病史及家族史：注意询问：①双亲家系中有无类似耳聋患者；②母体妊娠早期有无病毒感染，服用致畸药物，频繁接触放射线及电磁波等物理因素；③围生期胎位及分娩经过是否顺利；④发现患者失聪的时间、其他疾病史及接受过何种治疗。

（2）进行全身体格检查及听功能检查。

（3）耳部 CT 检查，可以帮助确定内耳畸形的程度及类型。部分病例要行内耳及内听道 MRI 水成像检查，协助确定治疗方案。如 Mondini 畸形在 CT 扫描中的特点是耳蜗较小，呈扁平状，仅可见及底周或一周半。耳蜗畸形严重者耳蜗仅如一单曲小管或小囊。CT 扫描中还可观察前庭水管是否扩大。

（4）对有家族史者，可行染色体及基因检查，以确定其遗传特征。

（三）治疗

根据耳聋的性质和程度，可分别采用下列方法：

（1）传导性聋者，Ven der Hoeve syndroms 致聋原因为镫骨底板固定，可以通过镫骨手术或内耳开窗术治疗，获得接近正常的听力。

（2）中、重度感音神经性聋，多为高频听力损失严重，低频听力有不同程度的残存，可选配合适的助听器，以补偿听力损失。

（3）重度及极重度感音神经性聋，听阈达 85～90 dB 以上，用助听器无法补偿者，可进行鼓岬电极检查，了解螺旋神经功能状况，部分病例可建议行人工耳蜗植入治疗。

五、第一腮源性瘘管

第一腮源性瘘管（first branchial cleft fistula）是第一腮裂发育异常所致，与外耳道关系密切，亦称先天性外耳道瘘。胚胎第四周第一鳃裂沟逐渐深陷，其背部成为原始外耳道，中部形成耳甲腔，腹侧端消失。若胚胎第 2～4 个月期间，第一鳃沟腹侧消失不全，即可形成与外耳道关系密切的外胚层组织残留。出现发育障碍的胎龄不同，变异可表现为囊肿、瘘管或窦道等多种形式，可能单独存在或伴有耳郭及耳道畸形，其病理特征与先天性耳前瘘管相同。

（一）临床表现

由胎生而来，与外耳道关系密切，是第一腮源性瘘管的共同特征，按其表现形式不同，可分为下列几个类型。

1. 囊肿型

表现为耳垂下方进行性增大之囊性包块，与表面皮肤无粘连，常在腮腺浅叶深面，部分包在腮腺内，与面神经颞骨外之干段相邻。有炎症时，可明显增大并有疼痛，炎症消退后包块可以缩小，但不消失。若炎症加重，形成脓肿，在耳后或耳下区皮肤溃破排脓形成久治不愈耳后瘘管。本病应与腮腺囊肿或耳下淋巴结炎、耳部结核鉴别。

2. 窦道型

表现为耳后或耳垂下方包块与囊肿型相同，区别在于有窦道与外耳道相连，在外耳道软骨段与骨段之间在瘘口残存，形成由外耳道峡部伸向耳郭后方或下方之窦道。因窦道狭小，外胚层组织排出物积存，远端膨大而成囊状，若感染排脓，在耳后或耳下区溃破，可成为瘘管。

3. 瘘管型

此种畸形，有内、外两个开口。外口在耳垂下方或胸锁乳突肌前与下颌角后方一线的某一部位，内口可因发育障碍胎龄不同而区别。因开口位置不同，可分两种类型：

（1）单纯瘘管型：由第一鳃裂发育异常形成，其内口在外耳道峡部（骨部与软骨部交界处）。

（2）复合瘘管型：发育障碍出现在闭锁膜形成之前，第一咽囊与第一鳃裂之间沟通，此型由外胚层组成之瘘管内口可追溯至由咽囊发育而成之鼓室腔或耳咽管。

（二）诊断

囊性包块的性质和瘘口位置，是临床确诊与鉴别的依据，有瘘口者可以通过着色法和注入 X 线显影剂检查，了解其位置、走向及内口是否存在。应注意与腮腺囊肿、耳下淋巴结肿大及耳部结核相鉴别。

（三）治疗

宜择期行手术切除。若有感染，需先行抗感染治疗，有脓肿形成者先切开引流，经局部换药，在急性炎症消退后行切除术。

1. 麻醉

在局部麻醉下进行，个别不能配合者可用全身麻醉，注射麻醉药后，可能出现术侧面瘫，如术中无损伤，术后即可恢复。

2. 切口

在耳后沟下部至下颌角上方一线，根据囊肿大小及瘘孔位置确定。

手术可在注射染料的指示或在探针的引导下进行，此瘘管或囊肿可在面神经周围，若有反复感染史者，常有粘连，在进行耳下区解剖时，必须注意保护面神经干段及其分支。术中应将上皮组织全部清除，切口可以一期缝合，有感染者宜放引流，24 小时后拔除。

（四）预后

不经治疗者，难免反复感染，严重者可损伤面神经，出现周围性面瘫。手术后切口不愈或复发，为囊壁或管壁上皮组织残留所致。术后面瘫可因术中麻醉或手术牵拉引起，为暂时性，若误将面神经干或其分支（最常见为下颌缘支）损伤，可能出现永久性瘫痪，应及时探查及修复之。

第二节 耳创伤

耳创伤包括外耳、中耳及内耳创伤。较常见的代表性疾病有：耳郭创伤及创伤后引起的化脓性炎症，鼓膜创伤及颞骨骨折等。颞骨骨折时，因周围解剖关系复杂，除会引起外、中、内耳损伤外，还可伴有全身症状，包括颅内损伤等复杂表现。

一、耳郭创伤

（一）病因

耳郭创伤（injury of auricle）是外耳创伤中的常见病，因为耳郭暴露于头颅两侧，易遭各种外力撞击。原因有机械性挫伤（contusion）、锐器或钝器所致撕裂伤（laceration）、冻伤等，前两种多见。耳郭创伤可单独发生，也可伴发邻近组织的创伤，如累及外耳道可引起外耳道狭窄或闭锁。

因耳郭独特的组织结构和解剖形态，受伤后产生的症状和后果也有一定的特点。耳郭是由较薄的皮肤覆盖在凹凸不平的软骨上组成，耳郭前面皮肤较薄与软骨紧密相贴；耳郭后面皮肤较厚，与软骨粘贴较松。耳郭软骨薄而富有弹性，是整个耳郭的支架，耳郭软骨如因外伤、感染发生缺损或变形则可造成耳郭的畸形，影响外耳的功能和外观，且此种畸形的修复较困难，故对耳郭的外伤处理要给予重视。

（二）临床表现

不同原因所致耳郭创伤在不同时期的症状亦不同。常见症状：早期有血肿、出血、耳郭撕裂，破损处感染；后期多为缺损或畸形。

出血多见于耳郭撕裂伤，大出血常见于耳郭前面的颞浅动脉和耳郭后面的耳后动脉受损。血肿常见于挫伤时出血积于皮下或软骨膜下呈紫红色半圆形隆起，面积视外力大小不同。因耳郭皮下组织少加之血液循环差，血肿不易吸收，处理不及时可形成机化致耳郭增厚。大面积血肿可导致感染、软骨坏死、耳郭畸形。

（三）治疗

治疗原则：及时清创止血，控制感染，预防畸形。耳郭局部裂伤可最小限度切除挫灭创缘，皮肤和软骨膜对位缝合；耳郭完全离断如试行缝合存活希望不大时，可仅将耳郭软骨剥离并埋于皮下以备日后成形之用。当耳郭形成血肿时，应早期行抽吸治疗，大面积血肿应尽早手术切开清除积血，以免继发感染血肿或开放性创口均易引发感染，多见绿脓假单胞菌和金黄色葡萄球菌感染，故应选用相应的敏感的抗生素，感染可造成软骨坏死液化，愈合后瘢痕挛缩出现耳郭畸形，再行手术矫正很难达到理想的成形，外耳道皮肤伴有裂伤时应同时清创，将皮肤和软骨对位并用抗生素软膏纱条压迫，以防继发瘢痕性狭窄或闭锁。

二、鼓膜创伤

（一）病因

鼓膜位于外耳道深处，在传音过程中起重要作用，鼓膜创伤（injury of tympanic membrane）常因直接外力或间接外力作用所致，如用各种棒状物挖耳、火星溅入、小虫飞入、烧伤、掌击、颞骨骨折、气压伤等。

（二）临床表现

（1）耳痛、耳道出血、耳闷、听力减退、耳鸣。气压伤时，还常因气压作用使听骨强烈震动而致内耳受损，出现眩晕、恶心、混合性听力损伤。

（2）耳镜检查常见鼓膜呈裂隙状穿孔，穿孔边缘及耳道内有血迹或血痂，颞骨骨折伴脑脊液漏时，可见有清水样液渗出。听力检查为传导性或混合性听力损失。

（3）鼓膜创伤有时可伴有听骨链中断，听力检查可表现为明显的传导性听力损失（如气骨听力损失达 40 dB）。

(三) 治疗

应用抗生素预防感染，外耳道酒精擦拭消毒，耳道口放置消毒棉球，保持耳道内清洁干燥。预防上呼吸道感染，嘱患者勿用力擤鼻涕。如无继发感染，局部禁止滴入任何滴耳液。小的穿孔如无感染一般可自行愈合；较大穿孔可在显微镜下无菌操作将翻入鼓室内的鼓膜残缘复位，表面贴无菌纸片可促进鼓膜愈合。穿孔不愈合者可择期行鼓膜修补术。

(四) 预防

加强卫生宣传和自我保护。在强气压环境中工作者要戴防护耳塞。

三、颞骨骨折

颞骨骨折（fracture of temporal bone）是头部外伤的一部分，在颅底骨折中岩部骨折多见。

(一) 病因

主要因头部外伤所致，常见于交通肇事、坠落及各种头部撞击力作用于颈枕部时引起的颅底骨折。颞骨骨折可累及中耳、内耳及面神经。

(二) 分类

最早由 Uerich 提出颞骨骨折分为纵行骨折和横行骨折。1959 年由 Mchangh 提出分为三种类型：纵行、横行和混合型骨折。纵行骨折骨折线起自颞骨鳞部，通过外耳道后上壁、中耳顶部，沿颈动脉管，至颅中窝底的棘孔或破裂孔附近。横行骨折其骨折线常起自颅后窝的枕骨大孔，横过岩锥到颅中窝。有的经过舌下神经孔及岩部的管孔（如颈静脉孔），个别可经过内耳道和迷路到破裂孔或棘孔附近。不同类型的骨折临床症状和预后也不相同，所以这种分型有重要的临床意义。

(三) 临床表现

1. 全身症状

颞骨骨折常是颅底骨折的一部分，常首诊于神经内科或外科。此时全身症状明显，如外伤后头痛、昏迷、休克等。如因听力下降、耳闷就诊，应注意患者有无全身症状，应以抢救生命为主，因为有些患者的昏迷的症状在外伤数小时后才出现。

2. 出血

颞骨纵行骨折波及中耳、外耳道可出现鼓膜破裂，血自外耳道溢出或自咽鼓管经鼻、咽溢出，据报道纵行骨折占颞骨骨折的 70% ~ 80%。有 20% 的纵行骨折可两侧同时发生。

3. 脑脊液漏

三种类型骨折均可引起脑脊液漏，因纵行骨折同时可伴硬脑膜撕裂伤，脑脊液可经鼓室、鼓膜损伤处流出，形成耳漏、鼻漏。横行骨折时，脑桥侧和颅后窝蛛网膜下腔的脑脊液经骨折缝流入鼓室亦可形成耳漏、鼻漏。

4. 听力下降及耳鸣

纵行骨折主要伤及中耳，故出现传导性听力损失和低频耳鸣。横行骨折易伤及内耳故多为感音性听力损伤，耳鸣多为高频性。如同时伤及中耳和内耳可出现混合性聋。

5. 眩晕

横行骨折伤及迷路前庭，故常发生眩晕，自发性眼震症状持续时间视病情轻重而定。

6. 面瘫

纵行骨折时面瘫的发生率为 20%，多为面神经受压、水肿、血肿压迫面神经所致，预后较好；横行骨折中发生率为 50%，多损伤面神经颅内段至内听道段，预后差，较难恢复。

7. 影像学检查

横行或纵行骨折要通过影像学检查获取信息，高分辨率的 CT 扫描可反映出骨折线的走行轴向及颅内积血、积气等症状。

(四) 治疗

治疗原则：预防控制感染，一般禁止外耳道内填塞。首先治疗全身症状，然后再处理耳科情况，严重出血者请脑外科会诊共同抢救患者。有脑脊液漏者，严格按颅脑外伤处理。待病情稳定后可行手术探查。感音神经性聋及眩晕患者行相应治疗，具体方法参见有关章节。若出现面瘫，经 2～6 周保守治疗无效，全身情况允许可行面神经减压术。

四、脑脊液耳漏

脑脊液由外耳流出或积于中耳内为脑脊液耳漏。

（一）分类

1. 外伤性脑脊液耳漏

为头部外伤颅底骨折所致。

2. 先天性脑脊液耳漏

先天性内耳畸形伴有先天性迷路瘘孔。瘘孔多发生在前庭窗。表现为镫骨缺如或镫骨足板有瘘孔。伴有先天性感音神经性聋，多因反复发作性化脓性脑膜炎方引起注意。

此外，医源性脑脊液耳漏及化脓性中耳炎所致脑脊液耳漏亦偶有发生。

（二）临床症状

外伤性脑脊液耳漏多发生于颞骨骨折，鼓膜同时破裂时可出现液体由耳内流出。如果鼓膜完整则可引起鼓室积液，经由咽鼓管流出形成水样"鼻漏"。

先天性脑脊液耳漏鼓膜常完整。临床表现为反复性化脓性脑膜炎，伴一侧听力下降。化脓性脑膜炎多由上呼吸道感染致急性化脓性中耳炎逆行感染所致。

化脓性中耳炎所致脑脊液耳漏，在耳内长期流脓的情况下，忽感耳内有大量的清水样液体流出，其中混有少量血液和脓液。耳内溢液的量多少不等，如漏口被血块或膨出的脑组织所阻塞，耳溢液可减少或停止。而当咳嗽、低头、打喷嚏时耳内流水增多。

（三）诊断

1. 病史体征

头外伤病史，伴有鼓室积液或清水样耳漏、颅底骨折可以伴有重度感音神经性聋或轻度传导性聋。先天性脑脊液耳漏多表现为反复发作的化脓性脑膜炎伴一侧重度感音神经性聋。

2. 检查

（1）鼓膜像：外伤性脑脊液耳漏可见鼓膜穿孔及血性或水性分泌物。先天性脑脊液耳漏常鼓膜完整，根据不同发病时期可表现为正常鼓膜或鼓膜积液征象，如毛发线、气泡等。

（2）听力学检查：外伤性脑脊液耳漏可伴有重度感音神经性聋或传导性听力下降。先天性脑脊液耳漏为一侧重度感音神经性聋。鼓膜完整的脑脊液耳漏声导抗为 B 型曲线。

（3）影像学检查：可见颞骨骨折、内耳发育畸形、鼓室积液等改变。

（4）脑脊液定性检查：耳漏液或经咽鼓管流出的"鼻漏液"的糖含量 >0.3g/L。

（四）治疗

1. 外伤性脑脊液耳漏

因多为头外伤所致，发病初期多被严重的头部症状所掩盖，因此如伴有内耳损伤多在急性期失去手术探查治疗的机会。如无感音性听力下降，可先行保守治疗、观察。予抬高头位，必要时降颅压，预防感染等治疗。一般颅底骨折均可自愈。严重脑脊液耳漏保守治疗无效则需手术探查并修补裂孔。

2. 先天性脑脊液耳漏

确诊后应及时择期手术探查，并用筋膜等组织封闭瘘孔。

第三节　外耳道炎性疾病

本节主要介绍外耳道的炎症疾病，包括外耳湿疹、外耳道疖、外耳道炎、坏死性外耳道炎和外耳道真菌病。这些疾病具有炎性疾病的共同特征，又各有其特点。

一、外耳湿疹

湿疹（eczema）是指由多种内外因素引起的变态反应性多形性皮炎。发生在外耳道内称外耳道湿疹（eczema of external acoustic meatus）。若不仅发生在外耳道，而且还包括耳郭和耳周皮肤则为外耳湿疮（eczema of external ear）。

（一）病因

湿疹的病因和发病机制尚不清楚，多认为与变态反应有关，还可能和精神因素、神经功能障碍、内分泌功能失调、代谢障碍、消化不良等因素有关。引起变态反应的因素可为食物（如牛奶、鱼虾、海鲜等）、吸入物（如花粉、动物的皮毛、油漆、化学气体等）、接触物（如漆树、药物、化妆品、织物、肥皂、助听器外壳的化学物质等）及其他内在因素等。潮湿和高温常是诱因。

外耳道内湿疹常由接触过敏引起，Hillen 等人报告 145 例外耳道炎中三分之一是过敏性接触性皮炎。最重要的过敏原是局部用药，如硫酸新霉素、多粘菌素 B 和赋形剂。化脓性中耳炎脓性分泌物对外耳道皮肤的刺激，外伤后细菌或病毒感染等也可引起外耳道湿疹。

（二）分类

对外耳道湿疹有不同的分类，有根据病程进行分类，分急性湿疹、亚急性湿疹和慢性湿疹也有按有无外因分类，有外因者为湿疹样皮炎，无外因者为湿疹；前者又分为传染性和非传染性湿疹。后者则分为异位性皮炎（异位性湿疹）和脂溢性皮炎。

外耳的传染性湿疹多由中耳炎的脓液持续刺激引起，也可以是头颈和面部皮炎的蔓延。非传染性湿疹一般是物体（如助听器的塑料外壳、眼镜架、化学物质、药物、化妆品等）直接刺激皮肤引起的反应性皮炎，又称接触性皮炎。异位性皮炎是一种遗传性疾病，常见于婴儿，又称遗传性过敏性皮炎或婴儿湿疹。

（三）症状

不同阶段湿疹的表现不同。

急性湿疹：患处奇痒，多伴烧灼感，挖耳后流出黄色水样分泌物，凝固后形成黄痂。有时分泌物流到何处就引起何处的病变。

亚急性湿疹：多由急性湿疹未经治疗、治疗不当或久治不愈迁延所致。局部仍瘙痒，渗液比急性湿疹少，但有结痂和脱屑。

慢性湿疹：急性和亚急性湿疹反复发作或久治不愈，就成为慢性湿疹，外耳道内剧痒，皮肤增厚，有脱屑。

外耳道湿疹可以反复发作。

（四）检查

急性湿疹：患处红肿，散在红斑、粟粒状丘疹、小水泡；这些丘疹水泡破裂后，有淡黄色分泌物流出，皮肤为红色糜烂面，或有黄色结痂。

亚急性湿疹：患处皮肤红肿较轻，渗液少而较稠，有鳞屑和结痂。

慢性湿疹：患处皮肤增厚，粗糙，皲裂，苔藓样变，有脱屑和色素沉着。

（五）诊断

传染性湿疹：有化脓性中耳炎并有脓液流出，或有头颈和面部皮炎。非传染性湿疹有某种物质接触史，发病的部位一般在该物质接触的部位；病变的轻重和机体变态反应的强度及刺激物质的性质、浓度、接触的时间有关。

（六）治疗

1. 病因治疗

尽可能找出病因，去除过敏源。病因不明者，停食辛辣、刺激性或有较强变应原性食物。

告诉患者不要抓挠外耳道，不要随便用水清洗；如怀疑局部用药引起应停用这些药物；如由中耳脓液刺激引起者应用有效药物治疗中耳炎，同时要兼顾外耳道炎的治疗。

2. 全身治疗

口服抗组胺药物，如氯雷他定、西替利嗪等。如继发感染，全身和局部加用抗生素。

3. 局部治疗

有人提出"湿以湿治，干以干治"的原则。

急性湿疹渗液较多者，用炉甘石洗剂清洗渗液和痂皮后，用硼酸溶液或醋酸铝溶液湿敷。干燥后用氧化锌糊剂或硼酸氧化锌糊剂涂搽。局部紫外线照射等物理治疗也有帮助。

亚急性湿疹渗液不多时，局部涂搽2%甲紫溶液，但应注意外耳道内用甲紫可能影响局部检查；干燥后用氧化锌糊剂或硼酸氧化锌糊剂涂搽。

慢性湿疹，局部干燥者，局部涂搽氧化锌糊剂或硼酸氧化锌糊剂、10%氧化锌软膏、氯化氨基汞软膏、抗生素激素软膏等。干痂较多者先用过氧化氢溶液清洗局部后再用上述膏剂。皮肤增厚者可用3%水杨酸软膏。

（七）预防

避免食用或接触变应原物质，及时治疗中耳炎及头部的湿疹，改掉挖耳等不良习惯。

二、外耳道疖

外耳道疖（furuncle of external acoustic meatus）是外耳道皮肤的局限性化脓性炎症。多发生在热带/亚热带地区或炎热潮湿的夏季，发病率与地区和季节有关，有报道占耳鼻咽喉病初诊患者的1.8%～2.3%。

（一）病因

外耳道疖都发生在外耳道软骨部，因此处皮肤含毛囊、皮脂腺和耵聍腺，细菌侵入这些皮肤附件，感染而形成脓肿。外耳道疖的致病菌绝大多数是金黄色葡萄球菌，有时为白色葡萄球菌感染。

（1）挖耳引起外耳道皮肤损伤，细菌感染。

（2）游泳、洗头、洗澡时不洁的水进入外耳道，长时间浸泡，细菌感染。

（3）化脓性中耳炎的脓液刺激外耳道软骨部的皮肤引起局部的感染。

（4）全身性疾病使全身或局部抵抗力下降，是引起本病的诱因，如糖尿病、慢性肾炎、营养不良等。

（二）症状

（1）疼痛剧烈，因外耳道皮下软组织少，皮肤和软骨膜紧贴，炎性肿胀刺激神经末梢。如疖在外耳道前壁，咀嚼或说话时，疼痛加重。

（2）疖破溃，有稠脓流出，可混有血液，但由于外耳道无黏液腺，脓中不含黏液。

（3）脓液污染刺激附近皮肤，可发生多发脓肿。

（4）疖部位不同可引起耳前或耳后淋巴结肿胀疼痛。

（5）疖如在外耳道后壁，皮肤肿胀水肿可蔓延到耳后，使耳后沟消失，耳郭耸立。

（6）严重者体温升高，全身不适。

（三）检查

因外耳道疖，疼痛剧烈，检查者动作要轻柔；先不要置入耳镜，因疖肿在外耳道外段，置入耳镜很容易触碰到疖，引起患者剧烈疼痛。

（1）有明显的耳屏压痛和耳郭牵引痛。

（2）外耳道软骨部有局限性红肿隆起，或在肿胀的中央有白色脓头。

（3）疖形成后探针触之有波动感。

（4）如已流脓，脓液很稠。

（5）做白细胞检查可有白细胞升高。

（四）诊断和鉴别诊断

根据症状和检查所见，外耳道疖多不难诊断，但当肿胀波及耳后，使耳后沟消失，耳郭耸立，需与急性乳突炎和慢性化脓性中耳炎耳后骨膜下脓肿相鉴别。

（1）急性乳突炎和慢性化脓性中耳炎耳后骨膜下脓肿一般没有耳屏压痛和耳郭牵引痛。

（2）由于外耳道没有黏液腺，因此外耳道疖的脓液中不含黏液，脓液稠，有时含脓栓；而中耳乳突炎的脓液较稀，含有黏液。

（3）外耳道疖可有耳前淋巴结的肿大和压痛，而急性乳突炎和慢性化脓性中耳炎耳后骨膜下脓肿不会引起耳前淋巴结肿大。

（4）如疖不大，或已破溃，可擦干外耳道脓液，用耳镜观察鼓膜，如鼓膜完整，多提示中耳无感染。

（5）听力检查外耳道疖听力损失不如中耳乳突炎重。

（6）急性乳突炎和慢性化脓性中耳乳突炎耳后骨膜下脓肿的影像学检查可显示乳突内软组织影。

（五）治疗

局部治疗：外耳道疖的局部治疗很重要，根据疖的不同阶段，采取不同的治疗方法。

疖的早期，局部局限性红肿疼痛，可用鱼石脂甘油纱条或紫色消肿膏纱条敷于红肿处，每日更换一次；也可局部物理治疗、微波治疗，促进炎症消散。

未成熟的疖禁忌切开，防止炎症扩散；如疖的尖端有白色脓头时，可轻轻刺破脓头，用棉棍轻轻将脓头压出；如疖较大，有明显的波动，应局麻下切开引流，注意切口应与外耳道纵轴平行，防止痊愈后外耳道形成瘢痕狭窄；为防止损伤外耳道软骨，刀尖不可切入太深。切开后用镊子将稠厚的脓栓取出，脓液应作细菌培养和药物敏感试验，脓腔置引流条。如疖已经破溃，用3%的过氧化氢溶液将脓液清洗干净，必要时也需在脓腔放置引流条，保持引流通畅。无论是切开引流，还是自行破溃，都要根据病情逐日或隔日换药，直到痊愈。

全身治疗：严重的疖除局部治疗外，另需口服抗生素，因外耳道疖大多数是金黄色葡萄球菌感染，首选青霉素或大环内酯类抗生素。如已做细菌培养和药物敏感试验，则根据试验结果首选敏感的抗生素。

三、外耳道炎

外耳道炎（otitis externa）是外耳道皮肤或皮下组织的广泛的急、慢性炎症。这是耳鼻咽喉科门诊的常见病、多发病。由于在潮湿的热带地区发病率很高，因而又被称为"热带耳"。

（一）分类

根据病程可将外耳道炎分为急性弥漫性外耳道炎和慢性外耳道炎。这里主要介绍急性弥漫性外耳道炎。

（二）病因

正常的外耳道皮肤及其附属腺体的分泌对外耳道具有保护作用，当外耳道皮肤本身的抵抗力下降或遭损伤，微生物进入引起感染，发生急性弥漫性外耳道炎症。如患者有全身性慢性疾病，抵抗力差，或局部病因长期未予去除，炎症会迁延为慢性。这里主要列出引起急性外耳道炎的病因。

（1）温度升高，空气湿度过大，腺体分泌受到影响，甚至阻塞，降低了局部的防御能力。

（2）外耳道局部环境的改变：游泳、洗澡或洗头，水进入外耳道，浸泡皮肤，角质层被破坏，微生物得以侵入。另外，外耳道略偏酸性，各种因素改变了这种酸性环境，都会使外耳道的抵抗力下降。

（3）外伤：挖耳时不慎损伤外耳道皮肤，或异物擦伤皮肤，引起感染。

（4）中耳炎脓液流入外耳道，刺激、浸泡，使皮肤损伤感染。

（5）全身性疾病使身体抵抗力下降，外耳道也易感染，且不易治愈，如糖尿病、慢性肾炎、内分泌紊乱、贫血等。

外耳道的致病菌因地区不同而有差异，在温带地区以溶血性链球菌和金黄色葡萄球菌多见，而在热带地区，则以铜绿假单胞菌最多，还有变形杆菌和大肠埃希菌等感染。同一地区的致病菌种可因季节而不同。

（三）病理

急性弥漫性外耳道炎病理表现为局部皮肤水肿和多核白细胞浸润，上皮细胞呈海绵样变或角化不全。早期皮脂腺分泌抑制。耵聍腺扩张，其内可充满脓液，周围有多核白细胞浸润。皮肤表面渗液、脱屑。

（四）症状

1. 急性弥漫性外耳道炎

疼痛：发病初期耳内有灼热感，随着病情的发展，耳内胀痛，疼痛逐渐加剧，甚至坐卧不宁，咀嚼或说话时加重。

分泌物：随着病情的发展，外耳道有分泌物流出，并逐渐增多，初期是稀薄的分泌物，逐渐变稠成脓性。

2. 慢性外耳道炎

慢性外耳道炎常使患者感耳痒不适，不时有少量分泌物流出。如由于游泳、洗澡水进入外耳道，或挖耳损伤外耳道可转为急性感染，具有急性弥漫性外耳道炎的症状。

（五）检查

（1）急性外耳道炎有耳屏压痛和耳郭牵引痛，因患者疼痛剧烈，检查者动作要轻柔。

（2）外耳道弥漫性充血，肿胀，潮湿，有时可见小脓疱。

（3）外耳道内有分泌物，早期是稀薄的浆液性分泌物，晚期变成稠或脓性。

（4）如外耳道肿胀不重，可用小耳镜看到鼓膜，鼓膜可呈粉红色，也可大致正常。如肿胀严重，看不到鼓膜，或不能窥其全貌。

（5）如病情严重，耳郭周围可水肿，耳周淋巴结肿胀或压痛。

（6）将分泌物作细菌培养和药物敏感试验有助于了解感染的微生物种类和对其敏感的药物。

慢性外耳道炎外耳道皮肤多增厚，有痂皮附着，撕脱后外耳道皮肤呈渗血状。外耳道内可有少量稠厚的分泌物，或外耳道潮湿，有白色豆渣状分泌物堆积在外耳道深部。

（六）诊断和鉴别诊断

一般来说，急、慢性外耳道炎的诊断并不难，但有时需与下列疾病相鉴别：

1. 化脓性中耳炎

急性化脓性中耳炎听力减退明显，可有全身症状；早期有剧烈耳痛，流脓后耳痛缓解；检查可见鼓膜红肿或穿孔；脓液呈黏脓性。慢性化脓性中耳炎鼓膜穿孔，听力明显下降，流黏脓性脓液。当急、慢性化脓性中耳炎的脓液刺激引起急、慢性外耳道炎，慢性化脓性中耳炎松弛部穿孔被干痂覆盖时，或各自症状不典型，需将脓液或干痂清除干净。根据上述特点仔细检查，必要时暂时给予局部用药，告诉患者要随诊。

2. 急、慢性外耳道湿疹或急性药物性皮炎

大量水样分泌物和外耳道奇痒是急性湿疹和急性药物过敏的主要特征，一般无耳痛，检查时可见外耳道肿胀，可有丘疹或水疱。慢性外耳道湿疹局部奇痒并有脱屑，可有外耳道潮湿，清理后见鼓膜完整。

3. 外耳道疖肿

外耳道红肿或脓肿多较局限。

（七）治疗

（1）清洁外耳道，保证局部清洁、干燥和引流通畅，保持外耳道处于酸化环境。

（2）取分泌物作细菌培养和药物敏感试验，选择敏感的抗生素。

（3）在尚未获得细菌培养结果时局部选择酸化的广谱抗生素滴耳液治疗，注意不要用有耳毒性的和接触过敏的药物。

（4）外耳道红肿时，局部敷用鱼石脂甘油或紫色消肿膏纱条，可起到消炎消肿的作用。如外耳道严重红肿影响引流，可向外耳道内放一纱条引流条，滴药后使药液沿引流条流入外耳道深处。

（5）近年的文献报道，用环丙沙星溶液滴耳治疗铜绿假单胞菌引起的外耳道炎效果较好。

（6）严重的外耳道炎需全身应用抗生素；耳痛剧烈者给止痛药和镇静剂。

（7）慢性外耳道炎保持局部清洁，局部用保持干燥的药物，可联合应用抗生素和可的松类药物。

（八）预防

（1）改掉不良的挖耳习惯。

（2）避免在脏水中游泳。

（3）游泳、洗头、洗澡时避免水进入外耳道内，如有水进入外耳道内，或用棉棍放在外耳道口将水吸出，或患耳向下蹦跳，让水流出后擦干。

四、坏死性外耳道炎

坏死性外耳道炎（necrotizing external otitis）又称恶性外耳道炎（malignant external otitis），是一种危及生命的外耳道、颅底及周围软组织的感染。以耳痛、流脓、外耳道蜂窝织炎和肉芽肿为特征，可累及面神经等多组脑神经。

1959年Meltzer和klemen首先报道了这种疾病，认为是铜绿假单胞菌引起的颞骨骨髓炎，其后陆续有文献报道，1968年Chandler称其为恶性外耳道炎，以反映其危及生命的特性。由于其有骨质坏死的特性也被称为坏死性外耳道炎。多发生在老年糖尿病患者中。

（一）病因

恶性外耳道炎50%以上发生在老年、中年糖尿病患者中，近年陆续有文献报道发生在艾滋病、肾移植、骨髓移植和急性白血病患者中。

致病菌多是铜绿假单胞菌，约占90%，其他有葡萄球菌、链球菌和真菌感染等。

（二）病理

感染始于外耳道皮肤，破坏外耳道骨部和软骨部，向颅底扩散，引起颅底骨质的骨髓炎，破坏岩骨，进而向邻近的腮腺、血管和神经等软组织侵犯。有文献报道侵犯眶尖，可引起视神经炎，还可引起脑膜炎、脑脓肿、乙状窦栓塞等颅内并发症。

（三）症状

起病急，耳痛，多是持续的，逐渐加剧；耳流脓，如外耳道有肉芽，分泌物可呈脓血性；如引起脑神经损害则有相应的脑神经症状，如面瘫、颈静脉孔综合征等。

（四）检查

（1）外耳道有脓性或脓血性分泌物。

（2）外耳道肿胀、蜂窝织炎、有水肿的肉芽和坏死物，非铜绿假单胞菌感染的坏死性外耳道炎可无肉芽。

（3）可有耳周软组织肿胀。

（4）CT检查可见外耳道骨部和颅底有骨质破坏。

（5）病变侵犯脑神经可见相应的脑神经受损的改变。

（五）诊断和鉴别诊断

具有上述症状，有糖尿病或上述疾病，对常规治疗无疗效要考虑坏死性外耳道炎。应和严重的外耳道炎或良性坏死性外耳道炎相鉴别。除上述典型症状和体征外，CT检查可见骨皮质受侵，MRI很好地看到颞骨下软组织异常，T_1、T_2均为低密度影，还可以看到脑膜的增强和骨髓腔的改变。闪烁显像技术也有助于鉴别坏死性外耳道炎和严重的外耳道炎，后者未侵入邻近的骨质。良性坏死性外耳道炎以骨板无血管坏死，且可再钙化是其特征。

（六）治疗

坏死性外耳道炎是一种可致死性疾病，早期诊断和治疗非常重要。

（1）全身治疗，有糖尿病者应控制血糖，有免疫缺陷者应增强抵抗力并做相应的治疗。

（2）做细菌培养和药物敏感试验选择敏感的抗生素。

（3）抗生素的选择文献报道有多种方案：氨基糖苷类抗生素和半合成青霉素联合静脉给药；头孢他啶静脉给药；环丙沙星口服。用药时间需数周。

（4）手术治疗，有人做根治性手术，有人仅清除病灶。也有人认为手术会引起炎症的扩散，只有保守治疗无效，迁延不愈才考虑手术治疗。

（5）有文献报道做辅助的高压氧治疗，解决组织缺氧，增强对病原菌的杀伤力，刺激新生微血管形成，增强抗生素的作用。

（七）预后

由于致病菌毒力强，患者有全身疾病，抵抗力低，治疗难度大，可是致死性的。各家报道疗效不一，但一旦合并有脑神经损坏，预后多不佳，文献报道，伴面瘫者死亡率50%，多发脑神经损害则死亡率高达 80% 以上。

五、外耳道真菌病

外耳道真菌病（otomycosis）又叫真菌性外耳道炎（otitis externa mycotica），是真菌侵入外耳道或外耳道内的条件致病性真菌，在适宜的条件下繁殖，引起的外耳道的炎性病变。

（一）病因

在自然界中存在种类繁多的真菌，尤其在温度高、湿度大的热带和亚热带地区，滋生繁殖更快。一些真菌侵犯入的外耳道，在下列情况下可以致病。

（1）正常人的外耳道处于略偏酸性的环境，如由于耳内进水或不适当地用药，改变了外耳道 pH 值，有利于真菌的滋生。

（2）游泳、挖耳等引起外耳道的炎症，中耳炎流出的脓液的浸泡，外耳道分泌物的堆积和刺激，真菌得以滋生繁殖。

（3）全身性慢性疾病，机体抵抗力下降，或全身长期大剂量应用抗生素，都为真菌的滋生提供了条件。

（4）近年来抗生素的不正确使用和滥用，也增加了真菌感染的机会。

外耳道真菌病常见的致病菌有酵母菌、念珠菌、芽生菌、曲霉菌、毛霉菌、放线菌、卵生菌、青霉菌等。来自 CADIS 一组资料报道，40 例真菌性外耳道炎中，近平滑念珠菌占 42.9%，黑曲菌为 35.7%，40% 的人发病前用过抗生素。

（二）病理

感染的真菌种类不同，引起的局部组织病理学改变不同。如曲菌感染一般不侵犯骨质，无组织破坏。白色念珠菌感染早期以渗出为主，晚期为肉芽肿性炎症。芽生菌、放线菌是化脓和肉芽肿性改变。毛霉菌侵入血管，引起血栓，组织梗死，引起坏死和白细胞浸润。

（三）症状

外耳道真菌感染可无症状，常见的症状有：

（1）外耳道不适，胀痛或奇痒。

（2）由于真菌大量繁殖，堆积形成团块可阻塞外耳道引起阻塞感。

（3）真菌团块刺激，外耳道可有少量分泌物，患者感外耳道潮湿。

（4）外耳道阻塞，鼓膜受侵，患者可有听觉障碍，耳鸣甚至眩晕。

（5）如病变损害范围较大或较深，可有局部疼痛。

（6）有些真菌引起的改变以化脓和肉芽肿为主。严重的可致面瘫。

（7）真菌可致坏死性外耳道炎。

（8）有些真菌感染可引起全身低到中等发热。

（四）检查

感染的真菌种类不同，检查所见外耳道表现不同。

（1）念珠菌感染外耳道皮肤潮红糜烂，界限清楚，表面覆白色或奶油样沉积物。

（2）曲菌或酵母菌感染外耳道内有菌丝，菌丝的颜色可为白色、灰黄色、灰色或褐色等。

（3）芽生菌感染初期可见外耳道皮肤散在丘疹或小脓疱，其后发展成暗红色边缘不整的浅溃疡，有肉芽生长，表面有脓性分泌物。

（4）毛霉菌感染耳流脓，如引起面瘫，可见面瘫的临床表现。

分泌物涂片、真菌培养，可以帮助判断致病菌的种类，必要时需作活组织检查，有助于鉴别诊断和治疗。

听力检查可以得知其对听力的影响程度。

（五）诊断和鉴别诊断

一些外耳道的真菌感染根据外耳道检查所见就可作出判断。要了解感染的真菌的种类应作真菌培养或涂片检查，有些要经过活组织检查才能作出诊断。需和普通的外耳道细菌感染、坏死性外耳道炎、外耳道新生物相鉴别，有时还要和中耳的感染相鉴别。

（六）治疗

局部治疗：清除外耳道内的污物，保持外耳道干燥。局部应用广谱抗真菌药物，待获得真菌培养结果后应尽快选用敏感的抗真菌药物。

病情严重者要静脉给予抗真菌药物治疗。

（七）预防

除预防急性外耳道炎的各项措施外，要正确使用抗生素和激素。

第四节　外耳其他疾病

本节主要介绍耳郭假性囊肿、耳郭化脓性软骨膜炎、外耳道耵聍栓塞、外耳道异物、外耳道胆脂瘤和大疱性鼓膜炎等疾病。这些都是耳科门诊的常见病和多发病，如不很好治疗或处理不当也会影响患者的生活质量。

一、耳郭假性囊肿

长期以来由于对耳郭假性囊肿（pseudocyst of auricle）的认识不同而命名各异，曾被称为耳郭非化脓性软骨膜炎（non-suppurative perichondritis of auricle）、耳郭浆液性软骨膜炎（serous peri-chondritis of auricle）、耳郭软骨间积液（intracartilage effusion of auricle）等，表现为耳郭外侧面囊肿样隆起。

（一）病因

病因不明，目前认为与机械性刺激、挤压有关，造成局部微循环障碍，引起组织间的无菌性炎性渗出而发病。

（二）病理

常见耳郭外侧面出现一个半球形的无痛囊性隆起，有张力，有透光性，穿刺抽取物常为淡黄色液体。囊肿可大可小，组织病理检查可见软骨层厚薄不一，囊大者软骨层薄，甚至不完整，间断处由纤维组织取代之；囊小者，软骨层完整，软骨层内面被覆一层浆液纤维素，其表面无上皮细胞结构，故为假性囊肿，实为耳郭软骨间积液。

（三）临床表现

（1）耳郭外侧面出现局部性隆起，常因刺激后加速增大。

（2）有肿胀感，无疼痛，可有灼热和痒感。

（3）小囊肿仅为局部隆起，大时隆起明显，有波动感，无压痛，表面肤色基本正常。

（4）穿刺可抽出淡黄色液体，生化检查为丰富的蛋白质，细菌培养无细菌生长。

根据以上表现一般可明确诊断。

（四）治疗

治疗目的主要为减少囊液继续渗出，促进囊液吸收，预防囊肿感染。治疗方法包括严格无菌操作下反复穿刺抽液，加压包扎或进行囊腔切开小窗引流并加压包扎，可以辅助理疗。如果局部出现胀痛应使用抗生素预防感染。

二、耳郭化脓性软骨膜炎

耳郭化脓性软骨膜炎（suppurative perichondritis of auricle）多因外伤感染，引起耳郭软骨膜的急性化脓性炎症，由于炎症渗出液压迫可使软骨缺血坏死。该病发展较快，可致耳郭畸形，不仅有碍外观还可影响外耳生理功能，应积极诊治。

（一）病因

主要因细菌感染引发该病，常见细菌依次为铜绿假单胞菌、金黄色葡萄球菌、链球菌、大肠埃希菌等。造成感染的原因有创伤、烧伤、冻伤、手术切口、针刺、打耳环孔、蚊虫叮咬后抓挠等。

（二）临床表现

耳郭感染后局部的病理过程为：皮肤及软骨膜紧贴，同时发生出血渗出，随之软骨膜下炎性渗出物积聚，软骨因血供障碍、细菌毒素侵入引起坏死，最终形成瘢痕挛缩、耳郭畸形。临床表现早期为局部烧灼感、红肿、疼痛，继之整个耳郭弥漫性肿大、疼痛加剧、体温升高。后期脓肿形成，触之有波动感，炎症后期软骨坏死，耳郭失去支架，挛缩形成菜花状畸形。

（三）鉴别诊断

耳郭化脓性软骨膜炎需与以耳郭软骨炎为主要表现的复发性多软骨炎进行鉴别。复发性多软骨炎（RP）是一种累及全身多系统的免疫相关性疾病，可累及软骨和全身结缔组织，临床表现为耳、鼻、喉、气管等多部位软骨炎，并可伴有多器官和系统受累症状。其中耳郭软骨炎为最常见的症状，以耳郭突发红肿为典型特征，病变局限于软骨部分而不累及耳垂。炎症可自行消退或经治疗缓解。反复炎症发作亦可导致软骨坏死、耳郭塌陷而形成菜花耳。

（四）治疗

早期应选用足量、广谱、敏感抗生素（抗菌谱要覆盖常见致病菌），热敷改善局部血液循环。

如果脓肿形成，应在局麻或全麻下行脓肿切开引流，彻底清除坏死组织，抗生素冲洗脓腔，并放置引流管，每日冲洗抗生素至无脓后再拔除。切口逐渐换药至皮肤愈合。病情反复者可能需要多次手术清创、换药至愈合。

如果耳郭软骨已失去支架作用或明显挛缩、外观畸形明显，可待病情稳定后考虑整形手术。

三、外耳道耵聍栓塞

在外耳道内耵聍（cerumen）聚积过多，形成较硬的团块，阻塞于外耳道内，称耵聍栓塞（impacted cerumen），可影响听力。

（一）病因

在外耳道软骨部的皮肤内有耵聍腺，其分泌的分泌物称耵聍。在我国大部分人是干性耵聍，成片状，这种耵聍可随头位的改变或运动，以及下颌关节的活动向外脱落。另有部分人的耵聍黏稠，称油性耵聍，不易脱出。正常情况下，耵聍对外耳道和鼓膜有保护作用。如因下列原因，耵聍在外耳道内堆积，凝结成块，堵塞外耳道，就成为耵聍栓塞。

（1）尘土杂物进入外耳道构成耵聍的核心，逐渐堆积形成耵聍栓塞，致听力下降。
（2）外耳道因各种刺激导致耵聍分泌过多。
（3）外耳道畸形、狭窄、瘢痕、肿瘤、异物等妨碍耵聍向外脱落，而在外耳道内堆积。
（4）油性耵聍。
（5）耵聍变质。
（6）老年人肌肉松弛，下颌关节运动无力，外耳道口塌陷。老年男性外耳道外端的耳毛变得更粗更大，影响耵聍向外脱落；而且老年人耵聍腺萎缩，耵聍变干燥，不易脱落。
（7）有文献报道智力迟钝者也易患耵聍栓塞。

（二）症状

外耳道未完全阻塞者多无症状，可有局部瘙痒感。耵聍完全堵塞外耳道时，耳闷胀不适，伴听力下降，有时可有与脉搏一致的搏动性耳鸣。可伴眩晕，下颌关节活动时可有耳痛进水膨胀后有胀痛，伴感染则疼痛剧烈。

（三）检查

耳镜检查外耳道内有棕黑色团块，触之很硬，与外耳道壁可无间隙。

听力检查为传导性听力损失。有文献报道，外耳道耵聍栓塞影响老年人的听力和认知状态。

如伴发感染外耳道皮肤红肿，可有脓液。

如伴有眩晕者可见自发性眼震。

（四）诊断和鉴别诊断

外耳道耵聍通过耳镜检查一般不难诊断，但需与外耳道胆脂瘤和外耳道表皮栓相鉴别，其处理方法有明显的不同。

外耳道胆脂瘤是外耳道损伤后，或皮肤的炎症，使生发层的基底细胞生长旺盛，角化上皮细胞加速脱落，且排出受影响，在外耳道内堆积过多，形成胆脂瘤。

外耳道表皮栓是外耳道内阻塞性角化物的聚集。

亦有认为耵聍栓塞使外耳道皮肤充血，促进表皮脱落，又因耵聍栓塞，脱落上皮无法排出，在外耳道内堆积形成外耳道胆脂瘤。

（五）治疗

外耳道耵聍唯一的治疗方法是取出之，但由于外耳道弯曲，皮下组织少，很容易引起患者的疼痛。因此，既要取出耵聍，又不损伤外耳道和鼓膜，还尽量不引起患者的疼痛，有时并非易事。常用的方法是：

1. 耵聍钩取出法

将耵聍钩沿外耳道后上壁与耵聍之间轻轻插入到外耳道深部，注意不要过深，以防损伤鼓膜，然后轻轻转动耵聍钩钩住耵聍，一边松动，一边缓慢向外拉动，将其取出。也有人主张在耵聍与外耳道之间滴入油剂润滑，再用耵聍钩取出。如果此法不能取出，或患者不能配合，则可以采用第二种方法。

2. 外耳道冲洗法

所谓外耳道冲洗是指先用滴耳剂完全软化耵聍后用水将耵聍冲出。常用的滴耳剂是3%～5%的碳酸氢钠溶液，每2小时滴一次，3天后用温水（水温与体温相近）将耵聍冲出。现在耳鼻喉科检查台都附有加温水的装置和冲洗装置。

如有外耳道狭窄，或急慢性化脓性中耳炎，不能采用冲洗法。

3. 吸引法

如遇不能用冲洗法取出耵聍的患者，可在用滴耳液软化耵聍后用吸引器慢慢将耵聍吸出。

要注意无论是用耵聍钩取出法，冲洗法，还是用吸引法，操作都要轻柔，不要损伤外耳道皮肤和鼓膜，如不慎损伤了外耳道皮肤，一定要预防感染。

四、外耳道异物

（一）病因

外耳道异物（foreign bodies in external acoustic meatus）多见于儿童，他们在玩耍时将各种小玩具和植物的种子（如塑料球、小玻璃球、钢珠、石子、玉米粒、豌豆、黄豆等）塞入外耳道。

成人挖耳时将纸条、火柴棍、棉花球等不慎留在外耳道内。

飞蛾、蟑螂、牛虱、蚂蟥、蚊虫等误入外耳道耳内。

工作中意外事故发生，小石块、木屑、铁屑等飞入耳内；战争中，弹片等进入耳内，均为异物。

医生在处理外、中耳的病变时，偶有将棉片或纱条遗留在耳内。

（二）症状

遇水不改变形状的异物停留在儿童外耳道内可无症状，或其刺激外耳道会有不适，儿童不会诉说，常以手抓挠患耳，若因感染引起疼痛，会伴哭闹。

遇水改变形状的异物停留在儿童外耳道内，如植物的种子，遇水体积膨胀，会很快引起患耳的胀痛或感染，外耳道疼痛会很剧烈，儿童哭闹不止，也会用手抓挠患耳。

活的昆虫进入外耳道，患者常奇痒难忍，可有疼痛和反射性咳嗽。有翅的昆虫不断扑动，引起耳内轰响，这种情况下患者多到急诊就诊。

有些异物存留在外耳道内，患者或家长并不知道，等到因感染流脓才来就诊；有的被耵聍包绕形成耵聍栓塞。

（三）检查

外耳道异物一般用耳镜检查多能发现，但有时因异物刺激，患者本人或家长自己试图取异物损伤外耳道，导致外耳道肿胀，看不清异物。如有明显异物史，应仔细检查。

另外，在外耳道底壁和鼓膜下缘的交接处比较深陷隐蔽，细小的异物可在此存留并被隆起的外耳道底壁遮挡，检查时要格外小心。

（四）治疗

外耳道异物必须去除，但有些异物的去除并不容易，如操作不当，有可能将异物推入外耳道深部，增加了去除的难度；或者损伤外耳道壁或鼓膜，引起外耳道或中耳的感染。因此，在去除异物之前，应了解异物的种类、形状和大小，异物在外耳道内的位置及外耳道有无肿胀及弯曲情况，采用合适的器械和正确的去除方案。

光滑球形异物，如玻璃球、塑料球、豌豆和黄豆等，宜用细而头端带钩的异物钩，于外耳道与异物之间的缝隙伸到异物的内侧，一边松动一边轻轻将异物向外拨动，并根据情况移动异物钩，使其始终保持在异物内侧。因有时在取异物的过程中，不慎将异物钩拉出，而此时异物在外耳道内又嵌顿得很紧，再放入异物钩很困难。

如异物较软，可将异物钩刺入异物中将其拉出。

如有尖锐棱角的异物，在去除过程中，为防止刺伤外耳道，可用耵聍钩轻轻移动异物，使其尖部离开外耳道皮肤，再设法去除。

遇到在外耳道内爬动或扑动的昆虫，可先用无刺激的油类滴入外耳道，使其被黏附不动，再行取出。

如工作中意外事故，或战争中异物嵌入外耳道皮下甚至骨质中，如铁片、弹片等，有可能需在麻醉状态下做辅助切口后去除。

儿童在取异物时常不合作，而异物又比较难取，这种情况下需在全麻下取出。

如外耳道异物伴有急性炎症，这时根据异物的种类确定取异物的时机，如金属或石头等对外耳道刺激性小的异物，可先消炎后再去除；但有些异物直接刺激外耳道引起炎症，只有去除异物炎症才能消散；有些植物性异物，如局部滴用水剂，可致其膨胀，去除更困难。

异物取出后，如有外耳道炎症，或取出过程中损伤了外耳道皮肤，局部需用抗感染药物。

五、外耳道胆脂瘤

外耳道胆脂瘤（cholesteatoma of external acoustic meatus）很少见，病因不明，多见于30岁以上的成人。

（一）病因

外耳道胆脂瘤的病因至今仍不清楚，一般认为外耳道损伤后，或皮肤的炎症，使生发层的基底细胞生长旺盛，角化上皮细胞加速脱落，且排出受影响，在外耳道内堆积过多，形成胆脂瘤。也有报道合并于骨瘤者。

（二）病理

鳞状上皮侵入或侵饵进骨性外耳道局部区域内，广泛的骨性外耳道被侵蚀，复以复层鳞状角化上皮，起于鼓膜外侧，多位于骨性外耳道下部。角化上皮脱落，在外耳道内堆积增多，且排出受阻，又形成了对外耳道持续的压力，加之其中含有溶胶原酶的物质，使外耳道壁内端不断扩大，外耳道腔呈外小内大的囊状或葫芦状，更增加脱落上皮排出的困难。角化上皮堆积越来越多，可向中耳和乳突扩展，甚至累及面神经引起面瘫。还可见有死骨。

这些脱落的上皮在外耳道内堆积，中央部分缺氧腐败分解，产生胆固醇结晶。呈与中耳乳突胆脂瘤相似的改变过程。除此以外，还有外耳道耵聍的脱落与堆积。

（三）症状

外耳道胆脂瘤形成的初期可无症状，随其体积的增加，外耳道有堵塞感，单侧慢性耳痛。听力下降的程度取决于其堵塞的程度及对中耳影响的程度。

当有水进入栓塞的外耳道，或伴有感染时，患者感耳部胀痛或剧烈疼痛。化脓后有臭脓流出，成为慢性耳溢，如外耳道受刺激有肉芽形成，脓液中可有血。

（四）检查

典型的外耳道胆脂瘤经耳镜检查可见外耳道内有白色胆脂瘤样物堵塞。但有时耳镜内看到的胆脂瘤表面呈棕黑色或黑褐色。清除后见外耳道皮肤糜烂、骨质暴露且有缺损，可有死骨形成；鼓膜多完整。

当伴有感染时外耳道内有臭脓和（或）肉芽，局部有触痛。

影像学检查可见外耳道骨壁破坏和外耳道腔扩大，还可见死骨。

（五）诊断和鉴别诊断

典型的外耳道胆脂瘤经耳镜检查不难诊断，但当耳镜内看到的胆脂瘤表面呈棕黑色或黑褐色时，需与外耳道耵聍栓塞相鉴别，后者从内到外颜色一致，且较易和外耳道壁分离。而前者虽表面呈棕黑色或黑褐色，其内部仍是白色上皮脱屑的堆积。

当伴有感染外耳道内有臭脓和（或）肉芽时，应与中耳胆脂瘤相鉴别，后者听力损失多较重，而且影像学检查前者改变在外耳道，后者在中耳乳突。

应与表皮栓相鉴别，外耳道表皮栓仅是阻塞性角化物在外耳道内的聚集，在外耳道深部形成角蛋白屑的致密的栓子，可合并上皮过度增生和皮下组织的慢性炎症，外耳道壁受压呈膨胀性改变，使外耳道增宽，但无骨质的侵蚀和坏死，与外耳道易分离。

（六）治疗

外耳道胆脂瘤的唯一治疗方法是彻底清除之。有些胆脂瘤较易取出，呈蒜皮状，层层堆积。如胆脂瘤较大，与外耳道贴得很紧，或已引起外耳道的扩大，取出有时相当困难。此时不能用浸泡耵聍的滴耳液浸泡，那会增加取出的难度。可用一些消毒的油剂润滑，将耵聍钩插到胆脂瘤和外耳道壁之间轻轻松动后取出。有时需在麻醉情况下取出，或由于外耳道呈葫芦状，需麻醉后作辅助切口再取出。如外耳道胆脂瘤伴感染，应在控制感染后取出。若有死骨，应予以清除。

取出胆脂瘤过程中如损伤外耳道，应给抗生素预防感染。

（七）预防

外耳道胆脂瘤可以复发。需告知患者定期复查，发现有上皮堆积应及时清理。另外，在取出胆脂瘤的过程中有可能损伤外耳道，要预防外耳道狭窄。

六、大疱性鼓膜炎

大疱性鼓膜炎（bullous myringitis）又称出血性大疱性鼓膜炎，是病毒感染引起的鼓膜和邻近鼓膜的外耳道皮肤的急性炎症。多发生在儿童和30岁以下的成人中。

（一）病因

一般认为流感病毒是主要的致病原，常发生在流感之后，也可发生在其他上呼吸道感染或脊髓灰质炎之后，有报道少数病例由肺炎支原体引起。

（二）症状

首要症状外耳道剧痛，是耳科急诊之一，可伴有听力损害，但发病初期多被疼痛遮盖。一般在流感发热消退后2~3日发病。随之，由于大疱破裂有稀薄血性分泌物自外耳道内流出，一些患者此时耳痛也减轻，但有些患者耳痛并不减轻；由于病变限于上皮下，故大疱破裂后无鼓膜穿孔。部分患者可有耳鸣或眩晕。

（三）检查

大疱性鼓膜炎的耳镜检查可见鼓膜表面和（或）外耳道深部皮肤有一个或几个紫红色或红色的血疱，大小不等，大的可以覆盖整个鼓膜，鼓膜充血。如果血疱破裂，在外耳道内有浆液血性或浆液性液体。血疱破裂或自行吸收，在鼓膜表面可不留痕迹，或仅有鼓膜充血。

听力检查，既往认为大疱性鼓膜炎引起的是传导性听力损失，近年亦不断有报道大疱性鼓膜炎可引起内耳损害，多数为暂时性听力下降，受损部位在耳蜗。也有文献报道感音神经性听力损失可成永久性。

如伴眩晕，需作前庭功能检查，了解前庭损害程度。眩晕本身也证明了内耳的受累。

（四）诊断和鉴别诊断

根据近日有感冒的病史、剧烈的耳痛等症状，加检查所见，不难诊断。当大疱性鼓膜炎的症状不明显时要与急性化脓性中耳炎和颈静脉球体瘤相鉴别。

急性化脓性中耳炎可有疼痛，但多不如大疱性鼓膜炎重；检查见鼓膜弥漫性充血；鼓膜穿孔后流脓性或黏脓性分泌物。

颈静脉球体瘤就诊时多无耳痛的主诉，肿物来自中耳腔，与大疱相比更具实体感，鼓膜向外膨隆。

（五）治疗

由于大疱性鼓膜炎疼痛较重，要给予镇痛药物。其多为病毒感染，口服阿昔洛韦等抗病毒药物。

在大疱破裂前局部保持清洁，并用消炎镇痛的滴耳剂，如2%～3%酚甘油。局部物理治疗可促进炎症吸收。

大疱破裂后，拭干外耳道，保持清洁，不能再用2%～3%酚甘油，可用非氨基糖苷类抗生素滴耳液预防继发感染。

第五节 分泌性中耳炎

分泌性中耳炎（secretory otitis media）或渗出性中耳炎（otitis media with effusion）是以中耳（常含乳突腔）积液（包括浆液，黏液，浆–黏液，但并非血液或脑脊液），听力下降及鼓膜完整为主要特征的中耳非化脓性炎性疾病。本病很常见。小儿的发病率比成人高，是引起小儿听力下降的重要原因之一。但其病因复杂，目前有关病因学及发病机制的研究正在逐步深入。我国尚缺乏本病详细的、大样本的流行病学调查报告。

本病的同义词较多，如分泌性中耳炎、卡他性中耳炎、浆液性中耳炎、黏液性中耳炎（otitismedia with effusion, catarrhal otitis media, serous otitis media, mucoid otitis media）等；中耳积液甚为黏稠者称胶耳（glue ear）。根据我国自然科学名词审定委员会意见（1991年），本书称其为分泌性中耳炎。但目前国外文献中一般均称为"otitis media with effusion"。

按病程的长短不同，可将本病分为急性（3周以内）、亚急性（3周至3个月）和慢性（3个月以上）三种，也有将本病分为急性和慢性两种的：凡病程长达8周以上者即为慢性。慢性分泌性中耳炎是因急性期未能得到及时与恰当的治疗，或由急性分泌性中耳炎反复发作、迁延、转化而来。由于急性分泌性中耳炎和慢性分泌性中耳炎的临床表现相似，治疗有连续性，故在此一并叙述。

一、病因

分泌性中耳炎的病因复杂，目前看来与多种因素有关。

1. 咽鼓管功能障碍

咽鼓管具有保持中耳内、外的气压平衡，清洁和防止逆行感染等功能。由各种原因引起的咽鼓管功能不良是酿成本病的重要原因之一。

（1）咽鼓管阻塞：咽鼓管在一般状态下是关闭的，仅在吞咽、打呵欠等动作的一瞬间开放，以调节中耳内的气压，使之与外界的大气压及气体内容保持平衡。当咽鼓管受到机械性或非机械性的阻塞时，中耳腔逐渐形成负压，在鼓室内外气压差为2.0～4.0 kPa时，黏膜内的静脉即出现扩张，如压力差进一步增大，咽鼓管黏膜发生水肿，血管通透性增加，漏出的血清聚集于中耳，形成积液。

下列原因与咽鼓管阻塞有关：

①机械性阻塞：传统观念认为，咽鼓管咽口的机械性阻塞是本病的主要病因。随着病因学研究的不断深入，也有以Salle为代表的学者们却认为，咽鼓管的机械性阻塞作为分泌性中耳炎的主要病因可能性较小，其中还存在其他的发病机制。如：a.腺样体肥大。腺样体肥大与本病的关系密切。过去曾认为此乃因肥大的腺样体堵塞咽鼓管咽口所致。但最近的研究提示，腺样体的病因作用还与其作为致病菌的潜藏处（即慢性腺样体炎）容易引起本病的反复感染有关。b.慢性鼻窦炎。有调查发现，本病患者中的慢性鼻窦炎发病率较非本病患者高。以往仅将其归因于脓液堵塞咽鼓管咽口，及咽口周围的黏膜和淋巴组织因脓液的长期刺激而增生，导致咽口狭窄。新的研究还发现，此类患者鼻咽部sIgA活性较低，细菌得以在此繁殖亦为原因之一。c.鼻咽癌。鼻咽癌患者在放疗前后常并发本病。尤其在我国南方，成年人的分泌性中耳炎中，由鼻咽癌引起的比率相当高。其原因除癌肿的机械性压迫外，还与腭帆张肌、腭帆提

肌、咽鼓管软骨及管腔上皮遭肿瘤破坏或放射性损伤，以及咽口的瘢痕性狭窄等因素有关。

此外，鼻中隔偏曲，鼻咽部（特别是咽鼓管咽口周围）存在瘢痕、良性肿瘤，以及全身性疾病（如淀粉样瘤，甲状腺功能减退，结核性肉芽肿，以及艾滋病等所致的在鼻咽部病损等）也可为病因之一。

②非机械性阻塞：所谓非机械性阻塞即咽鼓管的功能性障碍，如：a.小儿的肌肉薄弱，软骨的弹性差，中耳容易产生负压；由于中耳负压的吸引，咽鼓管软骨段进一步向腔内下陷，管腔更为狭窄，甚者几近闭塞，如此形成了恶性循环。b.由于细菌蛋白溶解酶的破坏，咽鼓管内表面活性物质减少，提高了管腔内的表面张力，影响了管腔的正常开放。

（2）咽鼓管的清洁和防御功能障碍：咽鼓管由假复层柱状纤毛上皮覆盖，纤毛细胞与其上方的黏液毯共同组成"黏液纤毛输送系统"，借此不断地向鼻咽部排出病原体及分泌物。细菌的外毒素或先天性纤毛运动不良综合征（immotile cilia syndrome）可致纤毛运动瘫痪；若以往曾患中耳炎，由此而滞留于中耳及咽鼓管内的分泌物也可能影响纤毛的输送功能。此外，因管壁周围组织的弹性降低等原因所导致的咽鼓管关闭不全，也给病原体循此侵入中耳以可乘之机。

2. 感染

自1958年Senturia等人在40%分泌性中耳炎的中耳积液中检出了致病菌以来，各家对致病菌的检出率为22%~52%。常见的致病菌为流感嗜血杆菌（haemophilus influenzae）和肺炎链球菌（pneumo streptococcus），其次为β-溶血性链球菌（β-haemolytic streptococcus），金黄色葡萄球菌（staphylococcus aureus）和卡他布兰汉球菌（Branhamella）等。致病菌的内毒素在发病机制中，特别是在病变迁延为慢性的过程中具有一定的作用。此外，急性化脓性中耳炎治疗不彻底，滥用抗生素，以及致病菌毒力较弱等，也可能与本病的非化脓性特点有关。国内尚未见大批量中耳内液体的细菌学检验报道。

应用PCR等现代检测技术发现中耳分泌物中细菌DMA的检出率可高达80%。近年来，激光共聚焦显微镜检发现，本病的中耳分泌物中也存在细菌生物膜，此外，慢性分泌性中耳炎的中耳积液中可检出如流感病毒（influenza virus）、呼吸道合胞病毒（respiratory syncytial virus）、腺病毒（adenovirus）等病毒，因此病毒也可能是本病的主要致病微生物。而衣原体的感染也有个别报道。

3. 免疫反应

中耳具有独立的免疫防御系统，出生后随着年龄的增长而逐渐发育成熟。由于中耳积液中的细菌检出率较高、炎性介质的存在，并检测到细菌的特异性抗体和免疫复合物及补体等，提示慢性分泌性中耳炎可能是一种由抗体介导的免疫复合物疾病，即Ⅲ型变态反应，抗原可能存在于腺样体或鼻咽部淋巴组织内。但也有学者认为它是由T细胞介导的迟发性变态反应（Ⅳ型变态反应）。

Ⅰ型变态反应与本病的关系尚不十分清楚。虽然患过敏性鼻炎的患者中，本病的发病率较对照组高，但一般认为吸入性变应原通常不能通过咽鼓管进入鼓室。但是由变应性鼻炎引发的咽鼓管咽口黏膜水肿等病变，与本病也有间接的关系。

除以上三大学说外，还有神经能性炎症机制学说、胃-食管反流学说（gastroesophageal reflux）等。牙错位咬合、裂腭等亦易引起本病。被动吸烟，居住环境不良，哺乳位置不当，乳突气化不良，家族中有中耳炎患者等均属患病的危险因素。

二、病理

早期中耳黏膜水肿，毛细血管增生，通透性增加。继之黏膜增厚，上皮化生，鼓室前部低矮的假复层柱状纤毛上皮变为增厚的分泌性上皮；鼓室后部的单层扁平上皮变为假复层柱状上皮，杯状细胞增多。上皮下有病理性腺体样组织形成，固有层有圆形细胞浸润。恢复期中，腺体退化，分泌物减少，黏膜逐渐恢复正常。如病变未能得到控制，晚期可出现积液机化，或形成包裹性积液，伴有肉芽组织生成等，从而发展为粘连性中耳炎，亦可后遗胆固醇肉芽肿、鼓室硬化及胆脂瘤等。

中耳积液为漏出液、渗出液和黏液的混合液体，早期主要为浆液，然后逐渐转变为浆-黏液，黏液性浆液性液体稀薄，如水样，呈深浅不同的黄色。黏液性液体黏稠，大多呈灰白色。胶耳液体如胶冻状。上述各种液体中细胞成分不多，除脱落上皮细胞外，尚有淋巴细胞、吞噬细胞、多形核白细胞，个别可见嗜酸性粒细胞。此外，尚可检出免疫球蛋白（sIgA、IgG、IgA等）、前列腺素等炎性介质，氧化酶，水解酶，以及IL-1，IL-6，TNF-α，IFN-γ。

三、症状

1. 耳痛

起病时可有耳痛。小儿常在夜间发作，哭闹不已，次晨耳痛减轻，一般持续1～2天，耳痛即消失。成人耳痛大都很轻，或无明显耳痛。慢性者耳痛不明显。

2. 听力下降

急性分泌性中耳炎病前大多有感冒史，以后听力逐渐下降，伴自听增强。当头位变动，如前倾或偏向患侧等，此时因积液离开蜗窗，听力可暂时改善。慢性者起病隐匿，患者常说不清发病时间。

小儿大多表现为对别人的呼唤声不予理睬，看电视时要调大声量，学习时精神不集中，学习成绩下降等。如小儿的另一耳正常，也可长期不被家长察觉。

3. 耳内闭塞感

耳内闭塞感或闷胀感是成人患者的常见主诉之一，按捺耳屏后该症状可暂时减轻。

4. 耳鸣

部分患者有耳鸣，多为间歇性，如"噼啪"声，或低音调"轰轰"声。当头部运动，打呵欠或擤鼻时，耳内可出现气过水声，但若液体黏稠，或液体已完全充满鼓室，此症状缺如。

四、检查

1. 鼓膜

急性期，鼓膜松弛部充血，或全鼓膜轻度弥漫性充血。鼓膜内陷，表现为光锥缩短，变形或消失，锤骨柄向后上移位，锤骨短突明显向外突起。鼓室积液时，鼓膜失去正常光泽，呈淡黄、橙红或琥珀色，慢性者可呈灰蓝或乳白色，鼓膜紧张部有扩张的微血管。若液体不黏稠，且未充满鼓室，可透过鼓膜见到液气平面。此液面形如弧形的发丝，凹面向上，请患者头前俯、后仰时，此平面与地面平行的关系不变。有时尚可透过鼓膜见到气泡影，作咽鼓管吹张后气泡可增多、移位。积液甚多时，鼓膜向外隆凸，用Siegle耳镜检查时，可见鼓膜活动受限。

2. 听力测试

（1）音叉试验：Rinne test（-），Weber test偏向患侧。

（2）纯音听阈测试：示传导性听力损失。听力下降的程度不一，重者可达40 dB，轻者15～20 dB，甚至听阈无明显提高。听阈可随积液量的增减而波动。听力损失一般以低频为主，但由于中耳传音结构及两窗阻抗的变化，高频气导及骨导听力亦可下降。少数患者可出现感音神经性听力损失。原有感音神经性听损的患者合并本病时，可因短期内听力明显下降而就诊，此时听力曲线可变为混合性。

（3）声导抗测试：声导抗图对诊断有重要价值。平坦型（B型）是分泌性中耳炎的典型曲线，负压型（C型）示鼓室负压，咽鼓管功能不良，其中部分有积液，有研究认为，若峰压点不超过-200 daPa，镫骨肌反射（+），鼓室内可能无明显积液，而峰压点超过-200 daPa，镫骨肌反射（-），示可能存在积液，但医师对每位病例均应结合鼓膜象及检查结果综合判断。若患者听力由B型变为As型，示病情好转。

3. 颞骨CT

鼓室内有低密度影，乳突部分或全部气房内积液，有些气房内可见液气面。

4. 小儿可做X线头部侧位拍片

了解腺样体是否增生、肥大。

5. 成人做详细的鼻咽部检查

了解鼻咽部有无病变，特别注意排除鼻咽癌。

五、诊断

根据病史和临床表现，结合听力学检查结果，诊断一般不难。必要时可做颞骨 CT 扫描，或在无菌操作下做鼓膜穿刺术而确诊。但如积液甚为黏稠，也可能抽不出液体，但请该患者自做咽鼓管吹张时，可见黏稠液体从穿刺针眼被挤压出。

六、鉴别诊断

1. 鼻咽癌

因为本病可为鼻咽癌患者的首诊症状。故对成年患者，特别是一侧分泌性中耳炎，应警惕有鼻咽癌的可能。仔细做后鼻孔镜或电子鼻咽镜检查，血清中 EBV-VCA-IgA 的测定如为阳性，可在一定程度上作为鼻咽癌的诊断参考，而阴性者，却不能因此而否定诊断。

2. 脑脊液耳漏

颞骨骨折并脑脊液漏而鼓膜完整者，脑脊液聚集于鼓室内，可产生类似分泌性中耳炎的临床表现。根据头部外伤史，鼓室液体的实验室检查结果及颞骨 CT 或 X 线拍片可资鉴别。

3. 外淋巴瘘（漏）

为膜迷路与中耳腔的异常交通，不多见。多继发于镫骨手术后，或有气压损伤史。瘘孔好发于蜗窗及前庭窗，耳聋为感音神经性或混合性。

4. 胆固醇肉芽肿

亦称特发性血鼓室。病因不明，可为分泌性中耳炎晚期的并发症。中耳内有棕褐色液体，鼓室及乳突腔内有暗红色或棕褐色肉芽，内有含铁血黄素与胆固醇结晶溶解后形成的裂隙，伴有异物巨细胞反应。患者感听力下降，耳鸣，或有耳内流血。听力图示传导性或混合性听力损失。鼓膜呈蓝色或蓝黑色。鼓室导抗图为 B 型。颞骨 CT 片示鼓室及乳突内有软组织影，少数有骨质破坏。

5. 粘连性中耳炎

粘连性中耳炎是慢性分泌性中耳炎的后遗症。两病症状相似，但粘连性中耳炎的病程一般较长，咽鼓管吹张治疗无效或收效甚微；鼓膜紧张部与鼓室内壁及听骨链相互粘连，听力损失较重，声导抗图为"B"型、"C"型或"As"型。

七、预后

急性分泌性中耳炎预后一般良好。少数慢性分泌性中耳炎可后遗粘连性中耳炎、胆固醇肉芽肿、鼓室硬化、后天性原发性胆脂瘤等。

八、治疗

应采取综合治疗，包括清除中耳积液，控制感染，改善中耳通气、引流，以及治疗相关疾病等。

1. 非手术治疗

（1）控制感染：急性分泌性中耳炎可选用红霉素（erythromycin）、头孢呋辛（cefuroxine）、头孢唑肟（ceftizoxime）、头孢拉啶（cefradine）等口服或静滴。成人一般用 3~5 天，小儿可持续 1 周。

糖皮质激素：急性期可用糖皮质激素，如地塞米松（dexamethasone）或泼尼松（prednisone）等作短期治疗，一般用 3 天。

（2）改善咽鼓管通气引流：

①咽鼓管吹张（可采用捏鼻鼓气法，小儿用波氏球法，成人用导管法），并可经导管向咽鼓管咽口吹入泼尼松龙（prednisolone）1 mL，隔日 1 次，共 3~6 次。

②口服桃金娘油（Myrlol）胶囊，可以稀化黏液，增加咽鼓管黏膜中黏液纤毛输送系统的清除功能，有利于分泌物经咽鼓管排出。

③有鼻塞时，可用鼻腔减充血剂（如盐酸羟甲唑啉）喷鼻。

2. 手术治疗

（1）鼓膜穿刺术：鼓膜穿刺（auripuncture, tympanotomy），抽出积液，穿刺部位在鼓膜的前下方或正下方。必要时可重复穿刺。亦可于抽液后注入糖皮质激素、糜蛋白酶等药物。

（2）鼓膜切开术（myringotomy）：液体较黏稠，鼓膜穿刺时不能将其吸尽者；或经反复穿刺，积液在抽吸后又迅速生成、积聚时宜做鼓膜切开术。小儿与其在全麻下作鼓膜穿刺术，倒不如以鼓膜切开术取代之。

（3）鼓膜切开加置管术（myringotomy with grommet insertion）：凡病情迁延不愈，或反复发作的慢性分泌性中耳炎及胶耳等，可于鼓膜切开并将积液充分吸尽后，在切口处放置一通气管，以改善中耳的通气，有利液体的引流，促进咽鼓管功能的修复。通气管可选用纽扣式或Y形微管。通气管的留置时间长短不一，最长可达1~2年，一般不超过3年。咽鼓管功能恢复后，通气管大多可自行脱出。

（4）慢性分泌性中耳炎，特别在成年人，经上述各种治疗无效，又未查出明显相关疾病时，宜做颞骨CT扫描，如发现鼓室或乳突内有软组织影或粘连时，应做鼓室探查术（exploratory tympanotomy）或单纯乳突开放术（simple mastoidectomy），彻底清除病变组织后，根据不同情况进行鼓室成形术。

近年来有作者尝试做咽鼓管扩张术，治疗成人咽鼓管狭窄者，疗效有待长期观察。

3. 相关疾病的治疗

积极治疗鼻咽或鼻-鼻窦疾病，如鼻-鼻窦炎、变应性鼻炎等。可根据具体病情行腺样体切除术、鼻息肉摘除术、下鼻甲部分切除术、功能性鼻窦内镜手术、鼻中隔黏膜下矫正术等。其中，腺样体切除术在儿童分泌性中耳炎的治疗中应受到足够的重视。

第六节 急性中耳炎

急性中耳炎（acute otitis media）是中耳黏膜的急性普通炎性疾病，多数由细菌的急性感染引起。小儿多发。急性中耳炎可分为急性非化脓性中耳炎（acute non-suppurative otitismedia）和急性化脓性中耳炎（acute suppurative otitis media）两大类。其中急性非化脓性中耳炎又按其病因不同而分为急性分泌性中耳炎（acute otitis media with effusion）和气压损伤性中耳炎（barotraumatic otitis media）。气压损伤性中耳炎是因患者周围环境压力的急剧变化引起的中耳损伤，不在本节讨论之列。

儿童的急性和化脓性中耳炎、非化脓性中耳炎，两者在中耳积液的性质（脓性/非脓性）、临床表现、病程经过和治疗方法等方面虽然有所不同，但是它们中的绝大多数（80%以上）均与细菌的感染有关，而且其致病菌种也有不少是相同的；在疾病的早期，两者的临床表现有不少相似之处；而由于抗生素的早期和广泛应用，少数以化脓开始的中耳炎经过短期的抗生素治疗以后，也可以转变为分泌性中耳炎。故目前有不少学者建议，将两者不加区别地统称为急性中耳炎。

一、急性化脓性中耳炎

急性化脓性中耳炎（acute suppurative otitis media）是细菌感染引起的中耳黏膜的急性化脓性炎症。病变主要位于鼓室，中耳的其他各部，如乳突的黏膜也有较轻微的炎症。本病多见于儿童。临床上以耳痛，耳内流脓，鼓膜充血、穿孔为特点。由于抗生素的普遍应用，目前发病率已有所下降。

（一）病因

主要致病菌为肺炎链球菌、流感嗜血杆菌、乙型溶血性链球菌、葡萄球菌及铜绿假单胞菌（pseudomonas pyocyanea）等。中耳的原发性真菌感染较少见。致病菌可通过以下三条途径侵袭中耳，其中以咽鼓管途径最常见。

1. 咽鼓管途径

（1）急性上呼吸道感染期间，潜藏于腺样体沟裂内或鼻咽其他部位的致病菌乘虚循此途径侵入鼓室。特别是小儿的咽鼓管具有短、平、宽和咽口的位置较低等特点，鼻咽部的病原体更易侵入中耳。

（2）在不洁的水中游泳或跳水，病原体进入鼻腔或鼻咽部，通过擤鼻或咽鼓管吹张，将其吹入鼓室。

（3）急性上呼吸道传染病时（如猩红热、麻疹、白喉、百日咳、流感等），一方面原发病的病原体可经咽鼓管侵袭中耳，迅速破坏中耳及其周围组织，导致急性坏死性中耳炎；另一方面也可以经该途径发生继发性细菌感染。小儿的全身及中耳局部的全疫功能较差，容易感染各种上呼吸道传染病，因此本病的发病率较成人高。

（4）婴幼儿哺乳位置不当，卧位吮乳时乳汁易经咽鼓管反流入中耳。此乃因婴幼儿的咽鼓管较成年人短，管腔较宽且趋于水平位之故。

2. 外耳道 - 鼓膜途径

鼓膜原有穿孔时，致病菌可直接经穿孔侵入中耳。鼓膜穿刺或切开术中因器械消毒不严或操作不当，亦可导致中耳感染。

3. 血行感染

极少见。

（二）病理

早期鼓室黏膜充血、水肿，血管扩张，红细胞、多形核白细胞等从毛细血管渗出，聚集于鼓室，并渐变成脓性。脓液增多后鼓膜因受压而缺血，并出现血栓性静脉炎，终致局部溃破，穿孔，脓液外泄。炎症得到控制后，鼓膜穿孔可自行修复，或遗留永久性穿孔。急性坏死性中耳炎可迁延为慢性。

（三）临床表现

本病全身及局部症状较重，可有畏寒、发热，小儿常伴呕吐、腹泻等。耳痛剧烈，且持续时间较长。听力下降并可伴有耳鸣。一旦鼓膜发生穿孔，耳内脓液外泄，前述症状可得到缓解。详见表4-1。

表4-1 鼓膜穿孔前后之症状比较

	穿孔前	穿孔后
全身症状	畏寒，发热，急倦，食欲减退，小儿前述症状较重，常伴呕吐、腹泻	明显减轻或消失
耳痛	耳深部痛（搏动性，刺痛），吞咽及咳嗽时加重，可向同侧头部或牙放射；耳痛逐渐加重后可致烦躁不安，夜不成眠。小儿表现为搔耳、摇头，哭闹不安	顿感减轻
听力减退	耳闷，听力下降	逐渐减轻
耳鸣	可有	若穿孔前有，则逐渐消失
耳溢液	无	有，初为血水样，以后变为黏液脓性

（四）检查

1. 耳周检查

乳突尖及鼓窦区有轻微压痛。小儿乳突区皮肤可出现轻度红肿。

2. 耳镜检查

早期鼓膜松弛部充血，紧张部周边及锤骨柄区可见扩张的、呈放射状的血管。随着病情进一步发展，整个鼓膜弥漫性充血、肿胀，向外膨出，其正常标志不易辨识。鼓膜穿孔大多位于紧张部。穿孔前，局部先出现一小黄点。穿孔初始，电耳镜下所见穿孔处为一闪烁搏动之亮点，分泌物从该处涌出，待穿孔稍扩大后，方能清晰察见其边界。如穿孔甚小而不易窥清时，可用Siegle耳镜向外耳道内加压，其后即能显现穿孔之轮廓。婴幼儿的鼓膜较厚，富于弹性，不易发生穿孔，应警惕之。坏死性中耳炎可发生多个穿孔，并迅速融合，形成大穿孔。

3. 听力检查

呈传导性听力损失。

4. 血液分析

白细胞总数增多，多形核白细胞比率增加。穿孔后血象渐趋正常。

（五）预后

预后一般良好。治疗不彻底者，可转变为分泌性中耳炎，或遗留鼓膜穿孔、隐性乳突炎等。

(六）治疗

控制感染和通畅引流为本病的治疗原则。

1. 一般治疗

（1）及早应用足量抗生素或其他抗菌药物控制感染，务求彻底治愈。鼓膜穿孔后，可取脓液做细菌培养及药敏试验，并参照结果调整用药。

（2）减充血剂喷鼻，以利恢复咽鼓管功能。

（3）注意休息，饮食宜清淡而易消化，便结者疏通大便。对全身症状较重者注意给予支持疗法。小儿呕吐、腹泻时应注意补液，并注意纠正电解质紊乱。

2. 局部治疗

（1）鼓膜穿孔前：

①2%苯酚甘油滴耳，可消炎止痛。然因该药遇脓液或血水后可释放苯酚，故鼓膜穿孔后应立即停止使用，以免腐蚀鼓室黏膜及鼓膜。

②鼓膜切开术（tympanotomy）。当出现以下情况时，应做鼓膜切开术：全身及局部症状较重，鼓膜膨出明显，经上述治疗后效果不明显；鼓膜虽已穿孔，但穿孔太小，分泌物引流不畅；疑有并发症可能，但尚无须立即行乳突开放术者（操作方法见相关章节）。

（2）鼓膜穿孔后：

①先用3%过氧化氢溶液或硼酸水彻底清洗外耳道脓液，然后拭干。

②滴入滴耳剂。滴耳剂应以无耳毒性之抗生素溶液为主，如0.3%氧氟沙星滴耳剂（ofloxacin otic solution, tarivid otic solution），利福平滴耳剂（rifampicin otic solution）等。

③当脓液已减少，炎症逐渐消退时，可用甘油或酒精制剂滴耳，如3%硼酸甘油、3%硼酸酒精等。

④炎症完全消退后，穿孔大都可以自行愈合。流脓已停止而鼓膜穿孔长期不愈合者，可行鼓室成形术。

二、急性乳突炎

急性乳突炎（acute mastoiditis）是乳突气房黏-骨膜、特别是乳突骨质的急性化脓性炎症，属急性化脓性中耳炎的并发症。就解剖关系而言，乳突是中耳的一部分，乳突炎应纳入中耳炎的范畴。但在临床上，急性化脓性中耳炎和急性乳突炎两者的主要病变部位，病理变化，以及临床表现，预后和治疗方法等都不尽相同；而且鼓室还有狭义的中耳之称，故在中耳疾病的分类中，将两者列为互相联系而又相对独立的两个疾病实体。

急性乳突炎主要发生于气化型乳突。儿童比较多见。2~3岁以下的婴幼儿因乳突尚未发育，炎症仅发生于鼓窦，故称为鼓窦炎。

（一）病因

1. 患者抵抗力差

如急性上呼吸道传染病（麻疹，猩红热等）或全身慢性病（糖尿病、慢性肾炎等）患者。

2. 致病菌毒力强、耐药，对常用抗生素不敏感

如肺炎球菌Ⅲ型（type Ⅲ pneumococcus），乙型溶血性链球菌（β-haemolytic streptococcus）等。

3. 中耳脓液引流不畅

如鼓膜穿孔太小或穿孔被脓液、异物等堵塞等。

（二）病理

急性化脓性中耳炎时，若以鼓室为中心的化脓性炎症得不到控制而进一步向鼓窦和乳突发展、蔓延，乳突气房的黏-骨膜充血、肿胀、坏死、脱落，骨质发生脱钙，房隔破溃，气房内积脓。此时，如鼓窦入口被肿胀的黏膜或肉芽等所堵塞，气房内的脓液不能循鼓窦—鼓室经鼓膜穿孔和（或）咽鼓管向外通畅引流，房隔遭到广泛破坏，乳突融合为一个或数个大的空腔，腔内有大量脓液蓄积，称"急性融合性乳突炎"（acute coalescent mastoiditis）。若致病菌为溶血性链球菌或流感嗜血杆菌、乳突内充满血性渗出物者，称"出血性乳突炎"（haemorrhagic mastoiditis）。在松质型或混合型乳突，因乳突骨质内含骨

髓，此时可表现为乳突骨髓炎。由于抗生素的广泛应用，某些急性乳突炎的全身和局部症状非常轻微，在未发生并发症以前常不易被发现，称"隐性乳突炎"（masked mastoiditis）。

急性乳突炎如继续发展，乳突骨壁穿破，可引起各种颅内、外并发症。

（三）临床表现

（1）在急性化脓性中耳炎的恢复期中，在疾病的第3～4周，各种症状不继续减轻，反而加重时，应考虑有急性乳突炎的可能。如鼓膜穿孔后：①耳痛不减轻，或一度减轻后又逐日加重；②听力不提高反而下降；③耳流脓不渐减少却渐增加（脓液引流受阻时可突然减少）；④全身症状加重，体温再度升高。

儿童的全身症状比成年人更重，如：①体温可达40℃以上，速脉，嗜睡，甚至惊厥。②通常有恶心、呕吐、腹泻等消化道症状。③由于小儿的岩鳞缝尚未闭合，且中耳黏膜与硬脑膜之间有丰富的血管及淋巴管联系，故中耳的急性化脓性炎症可影响邻近的硬脑膜而出现脑膜刺激征，但此时的脑脊液无典型的化脓性改变，称之为假性脑膜炎。④病情严重者可引起包括化脓性脑膜炎在内的颅内并发症（intracranial complications）。

（2）乳突皮肤肿胀、潮红，耳郭后沟可消失。鼓窦区及乳突尖区有明显压痛。

（3）骨性外耳道后上壁红肿、塌陷。鼓膜充血，松弛部可膨出；鼓膜穿孔一般较小，穿孔处有脓液搏动。

（4）颞骨CT扫描可见乳突含气量减少，房隔破坏，有时可见液气面。

（5）白细胞增多，多形核白细胞增加。

（四）鉴别诊断

应注意和外耳道疖，隐性乳突炎鉴别。

（1）和外耳道疖的鉴别见表4-2。

表4-2 急性乳突炎与外耳道疖的鉴别要点

	急性乳突炎	外耳道疖
病史	有急性化脓性中耳炎病史	可有挖耳等外伤史
体温	一般均有发热，重者可高达40℃	一般正常，可有低热
耳痛	耳深部痛，常伴同侧头痛	耳部疼痛，咀嚼或张口时加重
压痛	乳突尖及鼓窦区有压痛	耳郭有牵引痛，耳屏有压痛，乳突无压痛
听力	传导性听力损失	听力正常，或仅有轻度传导性听力损失
外耳道	正常	红、肿、触痛明显，疖肿破溃后或可有肉芽
耳流脓鼓膜	黏液脓，量多充血，穿孔	纯脓，量较少完整
颞骨CT	乳突含气量减少，房隔可能有破坏，可见液气面	正常，外耳道有软组织阴影，鼓室及乳突正常

（2）隐性乳突炎 隐性乳突炎（masked mastoiditis）是指乳突内存在不可逆的炎性病损、而患者无明显症状、鼓膜可完整的乳突炎。大多因急性化脓性中耳炎症状不典型，或治疗不充分引起较多见于2岁以上的儿童。可引起严重的颅内、外并发症。

其临床症状不明显。多数患者在急性化脓性中耳炎"治愈"后有后述表现：①患者有轻度的不适感，如耳内不适，轻微头痛，食欲不佳，或有低热；②听力不提高；③鼓膜可完整，或有增厚，松弛部充血或全鼓膜轻度充血；外耳道后上骨壁充血；④乳突可有轻压痛；⑤颞骨CT片上可见乳突气房模糊，房隔轮廓不清，重者房隔破坏。本病诊断一旦成立，应行单纯乳突开放术。

（五）治疗

早期，全身及局部治疗同急性化脓性中耳炎，尤应参照细菌学检查结果及早应用大剂量适宜的抗生素，静脉给药；并注意改善局部引流，如鼓膜切开，清除穿孔处的堵塞物，忌用粉剂吹入耳内等。感染未能得到控制，或出现可疑并发症时，应立即作单纯乳突开放术（simple mastoidectomy）。

三、单纯乳突开放术

单纯乳突开放术（simple mastoidectomy）是通过磨/凿开鼓窦及乳突，清除鼓窦、鼓窦入口及乳突气房、甚至上鼓室内的病变组织，使中耳脓液得到充分引流，用于治疗以急性化脓性炎症为主的中耳疾患，防止并发症。由于本术式不触动鼓室及外耳道的正常解剖结构，故能保存或提高患者的听力。近年来，通过抗生素对中耳炎症的有效控制，单纯作本术者已渐减少。

适应证：

（1）急性融合性乳突炎，乳突蓄脓，已出现并发症，或有并发症可疑时，应急诊手术。

（2）隐性乳突炎。

（3）手术方法：耳后切口。小儿乳突尚处于发育阶段，面神经穿过茎乳孔的位置比较表浅，故切口不宜过低，以免损伤面神经。开放鼓窦及乳突，清除全部残留气房及病变组织，上鼓室如有肉芽或坏死组织，亦应仔细剔除，但应注意尽量不损伤砧骨等听骨链，鼓室黏膜等结构予以保留；然后以生理盐水冲洗术腔，碘仿纱条填塞之。注意纱条末端应置于切口下端之外方，以便引流及日后抽取。然后缝合切口。

第七节　慢性化脓性中耳炎

一、慢性化脓性中耳炎

慢性化脓性中耳炎（chronic suppurative otitis media）是中耳黏膜、骨膜或深达骨质的慢性化脓性炎症。病变不仅位于鼓室，还常侵犯鼓窦，乳突和咽鼓管。本病很常见。临床上以耳内长期间断或持续性流脓、鼓膜穿孔、伴有或不伴有听力下降为特点；在一定条件下，可以引起颅内、外并发症。

（一）病因

（1）急性化脓性中耳炎未获恰当而彻底的治疗，病程迁延长达8周以上；或急性坏死性中耳炎，病变深达骨质者。

（2）鼻、咽部存在腺样体肥大、慢性扁桃体炎、慢性化脓性鼻窦炎等疾病，易致中耳炎反复发作，经久不愈。

（3）全身或局部抵抗力下降，如营养不良、慢性贫血、糖尿病等。婴幼儿免疫功能低下，患急性中耳炎时较易演变为慢性。

（二）致病菌

常见致病菌为金黄色葡萄球菌、铜绿假单胞菌，以及变形杆菌（Proteus）、克雷白杆菌（Klebsiella）等。病程较长者，常出现两种以上细菌的混合感染，且菌种常有变化。由于细菌生物膜的存在，抗生素的治疗常难收效。需氧菌与无芽孢厌氧菌的混合感染也正在受到关注。目前发现，个别病例在原有细菌感染的基础上，可出现以真菌为主的混合感染。

（三）病理

本病的主要病理变化为黏膜充血、增厚，有圆形细胞浸润；杯状细胞及腺体分泌活跃。病变可主要位于鼓室，亦可侵犯中耳的其他部位。如黏膜上皮遭破坏，炎症侵入其下方的骨质，如听小骨、鼓室内壁、鼓沟、鼓窦、乳突，甚至面神经骨管，可发生慢性骨炎（osteitis）或骨疡（erosion），局部有肉芽或息肉生成，少数有硬化灶或组织粘连并存。鼓膜边缘性穿孔或炎症持久不愈的大穿孔，黏膜破坏后可发生鳞状上皮化生或继发胆脂瘤。

（四）症状

1. 耳溢液

耳溢液为间断性，或长期持续，当上呼吸道感染或经外耳道再感染时，耳溢液发作或增多。分泌物为黏液脓，或稀薄或黏稠，有肉芽或息肉者，分泌物中偶可混有血液；分泌物之量多少不等。

2. 听力下降

听力损失程度不等，轻者可不自觉，待听力损失严重时方觉听力下降。

3. 耳鸣

部分患者可出现耳鸣。

（五）检查

1. 鼓膜穿孔

穿孔位于鼓膜紧张部，大小不等，可分为中央性和边缘性两种：若穿孔的四周均有残余鼓膜环绕，无论其位于鼓膜的中央或周边，皆称中央性穿孔；如穿孔的边缘有部分或全部已达鼓沟，该处无残余鼓膜，则名为边缘性穿孔。从穿孔处可见鼓室内壁黏膜充血、肿胀，或增厚、高低不平，或有肉芽、息肉，大的肉芽或息肉可循穿孔伸展于外耳道，穿孔被遮盖而不可见。外耳道、鼓室内或肉芽周围有脓性分泌物。

2. 听力检查

纯音听力测试示传导性或混合性听力损失，程度轻重不一。少数可为重度感音性听力损失。

3. 颞骨高分辨率 CT 扫描

炎症主要局限于鼓室黏膜者，乳突多为气化型，充气良好。若有骨疡，黏膜增厚或肉芽生长等病损时，则气房模糊，内有软组织影。此时乳突多为板障型或硬化型。

（六）诊断

根据病史及检查结果，诊断不难。应与以下疾病鉴别：

1. 慢性鼓膜炎

耳内长期或间断流脓，鼓膜上有颗粒状肉芽，但无穿孔，颞骨 CT 示鼓室及乳突均正常。

2. 中耳癌

好发于中年以上的患者。大多有患耳长期流脓史，近期耳内出血，伴耳痛，可有张口困难。检查时可见鼓室内有新生物，有接触性出血。早期即可出现面瘫，晚期可有第 VI、IX、X、XI、XII 脑神经受损表现。颞骨 CT 示骨质破坏。新生物活检可确诊。

3. 结核性中耳炎

起病隐匿，耳内脓液稀薄，听力损害明显，早期发生面瘫。鼓膜大穿孔，有苍白肉芽。颞骨 CT 示鼓室及乳突常有骨质破坏区及死骨。肺部或其他部位有结核病灶。肉芽病检可确诊。近期发现，本病的临床表现不典型，多在术后的病检结果中得到确诊。

（七）治疗

治疗原则为控制感染，通畅引流，清除病灶，恢复听力，消除病因。

1. 药物治疗

①引流通畅者，以局部用药为主，炎症急性发作时，宜全身应用抗生素。②有条件者，用药前先取脓液作细菌培养及药敏试验，以指导用药。

（1）局部用药种类：①抗生素溶液，如 0.3% 氧氟沙星滴耳液（ofloxacin otic solution），利福平滴耳液（rifampicin otic solution），0.25% 氯霉素滴耳液（chloramphenicol otic solution）等。用于鼓室黏膜充血、水肿，分泌物较多时。②酒精或甘油制剂，如 3%~4% 硼酸甘油（boric glycerin），3%~4% 硼酸酒精（boric alcohol），2.5%~5% 氯霉素甘油（chloramphenicol glycerin）等。适用于脓液少，鼓室潮湿时。

（2）局部用药注意事项：①用药前用 3% 过氧化氢溶液或生理盐水彻底清洗外耳道及鼓室的脓液，并用棉签拭干，或吸引器吸尽，然后方可滴药；②忌用氨基糖苷类抗生素制剂（如新霉素、庆大霉素等）滴耳，以免耳中毒；③脓液多或穿孔小者，忌用粉剂，否则影响引流，甚至导致并发症；④忌用腐蚀剂，如酚甘油。

2. 手术治疗

（1）中耳有肉芽或息肉，或耳镜下虽未见明显肉芽或息肉，但鼓室黏膜明显肥厚，经正规药物治疗无效，CT 示乳突内有软组织影，病变已侵及骨质时，应作乳突开放 + 鼓室成形术。

（2）中耳炎症已完全吸收，遗留鼓膜紧张部中央性穿孔者，可行鼓室成形术。

二、中耳胆脂瘤

中耳胆脂瘤（cholesteatoma）是一种位于中耳内的囊性结构，而非真性肿瘤。胆脂瘤可继发于慢性化脓性中耳炎，慢性化脓性中耳炎也常常继发于胆脂瘤的细菌感染，故本病又可称为"胆脂瘤伴慢性（化脓性）中耳炎"（chronic otitis media with cholesteatoma）。由于胆脂瘤可破坏周围骨质，出现严重的颅内、外并发症，应该重视。

颞骨内的胆脂瘤可分为先天性和后天性两种。先天性胆脂瘤（congenital cholesteatoma）系胚胎期外胚层组织遗留或迷走于颅骨中发展而成，在颞骨可见于岩尖、鼓室或乳突。后天性胆脂瘤（acquired cholesteatoma）又分为原发性和继发性两种：后天性原发性胆脂瘤（primary acquired cholesteatoma）无化脓性中耳炎病史，胆脂瘤合并细菌感染后中耳可出现化脓性炎症；继发性胆脂瘤（secondary cholesteatoma）则继发于慢性化脓性中耳炎或慢性分泌性中耳炎。

（一）发病机制

后天性胆脂瘤形成的确切机制尚不清楚，主要的学说有：

1. 袋状内陷学说

由于咽鼓管通气功能不良，中耳内长期处于负压状态；或咽鼓管功能虽然正常，而中耳长期受到慢性炎症的刺激，位于中、上鼓室间的鼓室隔处的黏膜、黏膜皱襞、韧带等组织出现肿胀、增厚，甚至发生粘连，鼓前峡和鼓后峡因此而全部或部分闭锁，上鼓室、鼓窦及乳突腔与中、下鼓室、咽鼓管之间因而形成两个互不相通，或不完全相通的系统。受上鼓室长期高负压的影响，鼓膜松弛部向鼓室内陷入，该处逐渐形成内陷囊袋（pocket retraction）。因囊袋的内壁系由鼓膜的表皮层组成，此表层上皮及角化物质可不断脱落；加之外耳道上皮因慢性炎症的影响而丧失其自洁能力，囊内角化物及上皮屑不能排出，随着这些上皮屑在囊内堆积数量的增加，囊腔的体积也渐扩大，最终形成胆脂瘤。即后天性原发性胆脂瘤。这种胆脂瘤早期大多沿锤骨头、颈，砧骨之外侧发展。

2. 上皮移行学说

具有鼓膜边缘性穿孔或大穿孔的慢性化脓性中耳炎，其外耳道及鼓膜的上皮沿边缘性穿孔的骨面向鼓室内移行生长，并逐渐伸达鼓室窦、鼓窦及乳突区，其脱落上皮及角化物质堆积于该处而不能自洁，逐渐聚集成团，形成继发性胆脂瘤。

3. 鳞状上皮化生学说

该学说认为，中耳黏膜的上皮细胞受到炎症刺激后，可化生为角化性鳞状上皮，继而发生胆脂瘤。

4. 基底细胞增殖学说

该学说认为，鼓膜松弛部的上皮细胞能通过增殖而形成上皮小柱，后者破坏基底膜后伸入上皮下组织，在此基础上形成胆脂瘤，为原发性胆脂瘤。

（二）病理

胆脂瘤是一种囊性结构，而非真性肿瘤。囊的内壁为复层鳞状上皮，囊内充满脱落的鳞状上皮和角化物质。无论原发性或继发性胆脂瘤，均可破坏周围的骨质，并向四周不断膨胀、扩大。这种骨质遭破坏的确切机制尚不清楚，早期有机械压迫学说，以后有酶（蛋白酶，胶原酶，酸性磷酸酶等）学说，或认为与前列腺素、肿瘤坏死因子、淋巴因子等有关。此外，胆脂瘤还经常合并骨炎，伴有肉芽生长或胆固醇肉芽肿等。

（三）症状

1. 耳溢液

继发性胆脂瘤有耳内长期流脓，脓量多少不等，由于腐败菌的继发感染，脓液常有特殊的恶臭。后天原发性胆脂瘤早期无耳内流脓，待合并感染时方有耳溢液。

2. 听力下降

原发性上鼓室内的早期局限性胆脂瘤可无任何症状，不引起明显的听力下降。如听骨链遭破坏，则可因听力下降而首诊。继发性胆脂瘤一般均有较重的传导性或混合性听力损失。由于胆脂瘤可作为缺损听骨间的传音桥梁，所以即使听骨已有部分破坏，听力损失也可不甚明显。

3. 耳鸣

可有高音调或低音调耳鸣。早期多不出现耳鸣。

（四）检查

1. 耳镜检查

鼓膜松弛部穿孔或紧张部后上方边缘性穿孔，或鼓膜大穿孔，从穿孔处可见鼓室内有灰白色鳞片状或豆渣样无定形物质，奇臭。穿孔处可伴有肉芽组织。早期原发性胆脂瘤，松弛部可见明显的内陷袋，或穿孔可被一层痂皮覆盖，初学者不识，不除痂深究，常致漏诊。大的胆脂瘤可致上鼓室外侧骨壁或外耳道后上骨壁破坏，或可见外耳道后上壁塌陷。

2. 纯音测听

听力损失可轻可重，可为传导性或混合性，少数为感音性聋。

3. 颞骨高分辨率CT扫描

示上鼓室、鼓窦或乳突有骨质破坏区，其边缘浓密，整齐（图4-1）。

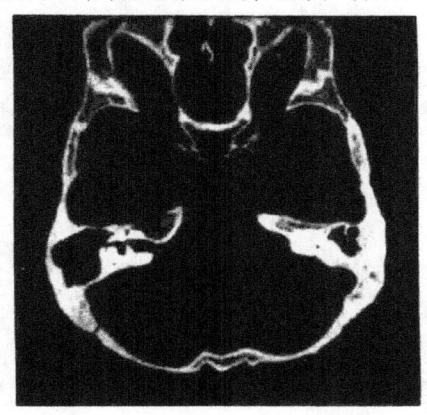

图4-1　颞骨CT示右胆脂瘤型中耳炎并水平半规管瘘

（五）鉴别诊断

应与不伴胆脂瘤的慢性化脓性中耳炎鉴别（表4-3）。

（六）治疗

应及早手术。

手术治疗的目的：①彻底清除病变组织，预防并发症。对乳突和上、中、下、后鼓室，咽鼓管内的胆脂瘤、肉芽及病变骨质等，应完全、彻底地加以清除。②重建传音结构。在彻底清除病变组织的基础上，应尽可能地保留与传音结构有关的健康组织，如听小骨、残余鼓膜、咽鼓管黏膜、鼓室黏膜，乃至完整的外耳道及鼓沟等，并在此基础上同期或次期重建传音结构。③求得一干耳。

表4-3　慢性化脓性中耳炎与中耳胆脂瘤鉴别诊断表

	慢性化脓性中耳炎	伴肉芽或息肉的慢性化脓性中耳炎	胆脂瘤伴慢性（化脓性）中耳炎
耳内流脓	多为间歇性	持续性	持续性；如穿孔被痂皮所堵则表现为间歇性，原发性者早期不流脓
分泌物性质	黏液脓，无臭	脓性或黏液脓性，间混血丝，或出血，臭	脓性或黏液脓性，可含"豆渣样物"，奇臭
鼓膜及鼓室	紧张部中央性穿孔	紧张部大穿孔或边缘性穿孔，鼓室内有肉芽或息肉	松弛部穿孔或紧张部后上边缘性穿孔，少数为大穿孔，鼓室内有灰白色鳞片状或无定形物质，亦可伴有肉芽
听力	一般为轻度传导性听力损失	听力损失较重，为传导性，或为混合性	听力损失可轻可重，为传导性或混合性
颞骨CT	正常	鼓室、鼓窦或乳突内有软组织影或骨质破坏	骨质破坏，边缘浓密，整齐
并发症	一般无	可有	常有

三、耳显微外科简介及化脓性中耳炎的手术治疗

（一）耳显微外科简介

由于耳部解剖结构精细、复杂、深邃，凭借这些特殊的结构，维系着重要的生理功能，故在第二次世界大战前，耳科手术的开展一直受到很大的限制。20世纪40年代初期，随着第一台手术显微镜的问世，耳科医师即将其应用于耳科手术中，从而开创了显微外科的先河，奠定了显微外科学的基础。同时，也由于手术显微镜的应用，使得位置深、结构精细的耳部解剖及病变情况能够充分地纳入术者的视野和精确的操作范围之中，耳科手术由此得到了迅速的发展，手术范围得到极大的扩展，聋耳复聪有了可能。如今，耳显微外科技术不仅应用于中耳的病灶清除术、鼓室成形术，而且还遍及其他的传导性聋、眩晕、面神经，以及颅底外科和人工耳蜗植入等精细度要求极高的手术中。近年来，由于耳内镜在手术中的运用，更有利于隐蔽部位病灶的观察和清除。

耳显微外科的必备设置包括耳科手术显微镜及耳科电钻，并有相应的耳显微手术器械，有条件时包括耳内镜。手术显微镜应具备以下基本条件：①焦距≥20 cm，耳科用手术显微镜之焦距为22.5～25 cm；②物象可放大6～40倍；③术者和助手的视线需与照明光轴重合良好；④无论放大倍数和投射方向如何，物象始终清晰明亮；⑤机械构件性能良好，操作方便。耳科电钻基本可分为气动钻和电动钻两种。气动钻的转速可超过20 000 rpm。除动力系统外，电钻手柄和钻头有各种型号，供使用时选择。电钻一般均附有注水及吸水装置。手术者必须熟悉颞骨的详细解剖结构，具有双目手术显微镜下三维空间的定位能力，以及在显微镜下的狭小视野内熟练的操作技能等。

（二）化脓性中耳炎的手术治疗

化脓性中耳炎的手术基本可分为两类，即以清除中耳病灶为目的的乳突手术和以重建中耳传音结构为目的的鼓室成形术。这两类手术可以相互结合，在一期或分期手术中并用，也可单独施行，例如，若中耳炎病变广泛，中耳传音结构已不能重建，或即使可能重建，但因患者合并重度感音神经性聋，术后也无望提高听力，则仅作乳突根治术。如乳突无病变，则完成鼓室成形术即可。如在彻底清除中耳病灶的基础上有条件重建传音结构时，则可两者并施。

1. 以清除中耳病灶为目的的各种乳突手术（mastoidectomy）。如上鼓室切开术、单纯乳突开放术、改良乳突根治术、乳突根治术等。

（1）上鼓室切开术：上鼓室切开术（atticotomy）是磨开上鼓室外侧骨壁，必要时包括部分鼓窦外侧壁，暴露全部上鼓室及所含听小骨结构，如锤骨头、砧骨体、锤砧关节等，如有必要，可开放面隐窝，显露砧镫关节及前庭窗。清除病灶，重建听骨链，并用软骨或骨片重建上鼓室外侧壁。本术适用于原发性上鼓室微小胆脂瘤而乳突正常者。对鼓室硬化、外伤性听骨链中断及锥曲段面神经损伤等亦是可选择的进路。

（2）乳突根治术：乳突根治术（radical mastoidectomy）是通过开放鼓窦及乳突，切除外耳道后上骨壁，彻底清除中耳各部的病变组织，使鼓室、鼓窦、乳突腔形成一个向外耳道永久开放的共同腔隙的手术。其适应证为：①合并全聋或接近全聋的中耳胆脂瘤，保守治疗无效的伴肉芽或息肉的慢性化脓性中耳炎。②上述两种疾病和结核性中耳炎，因病变广泛已无条件作鼓室成形术者。③慢性中耳炎引起颅内并发症者。④局限于中耳的早期恶性肿瘤和面神经瘤等良性肿瘤。

（3）改良乳突根治术：改良乳突根治术（modified radical mastoidectomy）是一种经过改良的乳突根治术，术中既要彻底清除中耳各部的所有病灶，切除外耳道后上骨壁，使乳突腔、鼓窦向外耳道开放；同时又保留中耳的传声结构，并在此基础上做鼓室成形术。其适应证为：具备鼓室成形术条件的中耳胆脂瘤及伴肉芽或息肉的慢性化脓性中耳炎。

2. 以重建中耳传音结构为目的的鼓室成形术（tympanoplasty）。鼓室成形术包括鼓膜成形术和听骨链重建术：

（1）鼓膜成形术：鼓膜成形术（myringoplasty）又称鼓膜修补术。该术式通过组织移植技术修复穿孔，达到恢复鼓膜的完整性，并提高听力的目的。是各种鼓室成形术的基本手术。修补鼓膜的材料很多，

归纳起来属于来自自体和同种异体的中胚层组织，常用的有筋膜（多采用颞肌筋膜）、软骨膜、骨膜等。修补方法有内置法、夹层法、外置法等。

（2）听骨链重建术：听骨链重建术（ossicular reconstruction）是恢复鼓膜和外淋巴液之间的稳定连接，达到恢复或改善中耳传声系统功能的手术。在鼓膜完整且两窗功能正常的条件下，听骨链中断在中频区造成的听力损失可达约 60 dB，由此可知听骨链重建术的重要性。听骨链的修复材料包括自体和同种异体骨（常用的有听小骨、乳突骨皮质等），以及异质材料如金属丝［金属（目前常用钛质）听小骨、多孔高分子聚乙烯或生物陶瓷听骨赝复物等］。听骨赝复物可分为全听骨赝复物（total ossicular replacement prosthesis，TORP）和部分听骨赝复物（partial ossicular replacement prosthesis，PORP）。术中根据听小骨的不同缺损情况进行重建，PORP 用于部分听骨缺损，而镫骨完好且活动者；TORP 用于听骨全部缺失，而镫骨足板完好并活动者。应用自体或异体骨进行重建时，可在术中视不同情况，对赝复骨研磨加工后应用之。

对每一位化脓性中耳炎患者手术方法的选择，均应根据其病变性质、病损范围、并发症的有无、乳突气化情况、咽鼓管功能状况、患耳及对侧耳的听力水平，以及患者对手术的耐受能力和术者的操作技能等综合考虑来决定。

第五章 外耳及鼻前庭炎症性疾病

第一节 鼻疖

鼻疖是指鼻前庭或鼻尖部毛囊、皮脂腺或汗腺的局限性急性化脓性炎症。一般性疖肿预后良好。发生于鼻部的疖肿，因解剖及组织结构的特殊性（如外鼻静脉汇入颅内海绵窦，其静脉无静脉瓣等），可能引起较严重的并发症，临床上必须引起高度的重视。

一、病因

（1）致病菌主要为金黄色或白色葡萄球菌。

（2）鼻疖的主要诱因为挖鼻、拔鼻毛等不良习惯，使局部抵抗力下降，细菌乘机侵入。鼻腔或鼻窦发生化脓性炎症，脓液的反复刺激，使局部皮肤受伤，诱发感染。此外一些全身性疾病如糖尿病，使身体抵抗力降低，受细菌的感染易患鼻疖。

（3）疖肿在发生感染后，毛囊、皮脂腺或汗腺周围常形成炎性的保护圈，如炎性保护圈被破坏，病菌向周围侵犯，可发生蜂窝织炎或静脉炎等较严重的并发症。

二、临床表现

病变早期局部胀痛或因张力大而疼痛剧烈，多为波动性。严重时合并有头痛、畏寒、发热及全身不适等全身症状。局部主要为红、肿、热、痛等炎症的表现。早期可见鼻尖部或一侧鼻前庭红肿，有丘状隆起，周围组织发硬及红肿，丘状隆起的中心随病变进展出现脓点。1 周内，脓点自行溃破，脓液排出，疼痛减轻，可自行愈合。伴有全身疾病者，可多个发病，部分伴有颌下或颏下淋巴结肿大及压痛。发病后挤压，引起炎症向周围扩散，局部疼痛及红肿加重，可出现全身症状与严重的并发症。

三、诊断与鉴别诊断

根据症状和体征，较易诊断。但应与以下疾病进行鉴别诊断。

1. 鼻前庭炎

由鼻的分泌物持续刺激引起，感觉鼻干痒及疼痛。鼻前庭局部皮肤弥漫性红肿、糜烂、结痂，常两侧同时发生。

2. 鼻部丹毒

症状为鼻的剧痛，局部弥漫性红肿，病变的界线明显。常累及上唇与面部，全身症状较重，伴高热。

3. 鼻前庭皲裂

多并发于感冒，触及鼻尖部时，皲裂部位有剧痛，见局部皮肤有裂痕，周围红，易出血或盖有结痂。

4. 鼻前庭脓疱疮

常两侧同时发生的小脓包。

四、并发症

1. 鼻翼或鼻尖部软骨膜炎

炎症扩散，侵及鼻的软骨膜，使鼻尖部或鼻梁红肿，剧烈疼痛，伴较重的全身症状。

2. 上唇及面部蜂窝织炎

不适当地挤压疖肿，使炎症扩散，引起蜂窝织炎，表现为上唇或面颊部红肿、压痛明显。此时炎症易向上引起海绵窦炎症，应引起重视。

3. 眼蜂窝织炎

表现为眼球突出及疼痛等。

4. 海绵窦血栓性静脉炎

为鼻疖最严重的颅内并发症。因挤压使疖肿感染扩散，经内眦及眼上下静脉而入海绵窦，临床上表现为寒战、高热、剧烈头痛、同侧眼睑及结膜水肿、眼球突出或固定，甚至视盘水肿及失明等。眼底检查发现眼底静脉扩张和视盘水肿等。如延误治疗，1～2d 内有发展至对侧的可能，严重者危及生命。

五、治疗

疖肿未成熟时，可用各种抗生素软膏、1% 氧化氨基汞软膏或 10% 鱼石脂软膏局部涂抹，同时配合全身使用抗生素。局部还可应用热敷、超短波、红外线或激光照射等物理治疗以促使炎症消散。当脓点出现或疖肿已成熟时，切忌挤压或切开，可在无菌操作下用小探针蘸少许苯酚或 15% 硝酸银腐蚀脓头，促使其破溃排脓。亦可在碘酊消毒后，用刀尖挑破脓点表面，将脓栓吸出，切不可扩大切开周围部分。疖肿破溃后，应保持局部清洁，促进伤口的引流及愈合。合并海绵窦血栓性静脉炎者，应给予足量、敏感的抗生素。及时请眼科和神经科等相关科室医生协助治疗。

本病通过有效的预防，完全可以避免发生。应戒除挖鼻及拔鼻毛等不良习惯，及时治疗鼻腔和鼻窦相关疾病，避免有害物质的持续刺激，努力控制糖尿病等全身疾病；禁止挤压"危险三角区"的疖肿，以预防鼻疖及其严重并发症的发生。

第二节 鼻前庭炎

鼻前庭炎（nasal vestibulitis）系鼻前庭皮肤的弥漫性炎症，多因鼻腔其他部位的炎性分泌物或外界环境污染物的刺激，或者患者常用手指挖鼻孔，导致鼻前庭皮肤的细菌感染。临床上分为急性与慢性两种。

一、诊断

（一）病史采集要点

（1）鼻腔前端轻度灼热、疼痛，多为双侧，可经久不愈，反复发作。

（2）常有手指挖鼻习惯。

（3）老年患者多有糖尿病病史。

（二）体格检查要点

1. 局部检查

（1）鼻前庭检查：局部皮肤红肿、触痛、糜烂、结痂、皲裂，鼻毛可出现脱落。

（2）鼻腔检查可发现变应性鼻炎，急、慢性鼻-鼻窦炎等体征。

2. 全身检查

排除患者是否有糖尿病等慢性消耗性疾病或免疫缺陷病。

（三）诊断要点

1. 病史

鼻腔前端双侧轻度灼热、疼痛，有挖鼻习惯，老年患者常有糖尿病病史。

2. 临床表现

鼻前庭皮肤红肿、触痛、糜烂、结痂、皲裂，甚至鼻毛脱落而稀少。

（四）临床类型

根据病史的长短，可分为下列类型：

（1）急性：鼻前庭疼痛，局部皮肤红肿、触痛，严重者可见皮肤糜烂，覆有痂皮，甚者累及上唇皮肤。

（2）慢性：鼻前庭皮肤干燥、发痒、灼热、触痛，甚者局部皮肤增厚、结痂、皲裂，鼻毛因此脱落而稀少。

（五）鉴别诊断要点

1. 鼻疖

鼻前庭或鼻尖部的皮脂腺或毛囊急性化脓性炎症，单侧鼻腔或鼻尖局限性红肿，中心常有鼻毛，随着炎症进展而出现脓点。颌下或颏下淋巴结肿大、压痛。

2. 鼻部丹毒

系乙型溶血性链球菌感染所致的皮下组织急性炎症，鼻部弥漫性红肿，但界限明显。常累及面部及上唇，全身症状严重，剧痛，高热。

二、治疗

（一）治疗原则

力戒挖鼻不良习惯，切忌挤压鼻前端。

（二）治疗方案

（1）急性时，使用生理盐水或硼酸液清洗患处，然后涂以硼酸软膏或抗生素软膏。亦可激光理疗。

（2）慢性时，积极诊治局部或全身原发性疾病。局部处理同上。顽固者，可外涂类固醇激素软膏。

三、预后

一般预后良好，无明显并发症。

第三节 酒渣鼻

酒渣鼻为中老年人外鼻常见的慢性皮肤损害，以鼻尖及鼻翼处皮肤红斑和毛细血管扩张为表现，并有丘疹、脓疱。女性居多。

一、病因

发病原因不明，可能由于一些因素致面部血管运动神经失调，血管长期扩张所致。其诱因有嗜酒、浓茶及喜食辛辣刺激性食物；胃肠功能紊乱、便秘；内分泌紊乱，月经不调；精神紧张，情绪不稳定；毛囊蠕形螨寄生；鼻腔疾病等。

二、临床表现

好发于中老年，病情重者多为男性，病变以鼻尖及鼻翼为主，亦侵及面颊部，对称分布，常合并脂溢性皮炎。病程缓慢，无自觉症状，按病程进展可分为3期，各期间无明显界限。

第1期（红斑期）：鼻及面颊部皮肤潮红，有红色斑片，因饮酒、吃刺激性食物、温度刺激或情绪波动而加重，时轻时重，反复发作，日久皮脂腺开口扩大，分泌物增加，红斑加深持久不退。

第2期（丘疹脓疱期）：皮肤潮红持久不退，在红斑的基础上，出现成批、大小不等的红色丘疹，部分形成脓疱。皮肤毛细血管逐渐扩张，呈细丝状或树枝状，反复出现。

第3期（鼻赘期）：病变加重，毛细血管扩张显著，皮肤粗糙、增厚，毛囊及皮脂腺增大，结缔组织增生，使外鼻皮肤形成大小不等的结节或瘤样隆起，部分呈分叶状肿大，外观类似肿瘤，称鼻赘。

三、诊断与鉴别诊断

根据 3 期的典型临床表现，诊断并不难。应与痤疮相鉴别，痤疮一般发生于青春期，病变多在面部的外侧，挤压有皮脂溢出，无弥漫性充血及毛细血管扩张，青春期后多能自愈。

四、治疗

（1）去除病因：积极寻找及去除可能的致病诱因及病因，避免易使面部血管扩张的因素，如热水浴、长时间受冷或日晒等；调理胃肠功能，禁酒及刺激性食物，调整内分泌功能；避免各种含碘的药物与食物。

（2）局部治疗：主要是控制充血、消炎、去脂、杀灭螨虫。查出有毛囊蠕形螨虫者，可服用甲硝唑 0.2 g，每日 3 次，2 周后改为每日 2 次，共 4 周。病变初期可用白色洗剂（升华硫黄 10 g，硫酸锌 4 g，硫酸钾 10 g，玫瑰水加到 100 mL）或酒渣鼻洗剂（氧化锌 15 g，硫酸锌 4 g，甘油 2 g，3% 醋酸铝液 15 mL，樟脑水加到 120 mL）。

丘疹、脓疱可用酒渣鼻软膏（间苯二酚 5 g，樟脑 5 g，鱼石脂 5 g，升华硫黄 10 g，软皂 20 g，氧化锌软膏加到 100 g），亦可用 5% 硫黄洗剂。每次用药前先用温水洗净患处，涂药后用手按摩，使其渗入皮肤，早晚各 1 次。

（3）全身治疗：丘疹、脓疱、结节及红斑性病变可口服四环素，每日 0.5 ~ 1.0 g，分次口服。1 个月后，减至每日 0.25 ~ 0.5 g，疗程 3 ~ 6 个月。其他如红霉素、土霉素、氨苄西林等也可应用。B 族维生素可用于辅助治疗。

（4）丘疹毛细血管显著扩张者，可用电刀、激光或外用腐蚀剂（如三氯醋酸），切断毛细血管。如已形成皮赘，可用酒渣鼻划破手术治疗，亦可用 CO_2 激光行鼻赘切除术，对较大者，术后行游离皮片移植。

第六章　鼻腔炎性疾病

第一节　鼻息肉

一、概述

鼻息肉是鼻-鼻窦黏膜慢性炎症性疾病，以极度水肿的鼻黏膜在中鼻道形成息肉为临床特征。发病率占总人数的1%~4%，但在支气管哮喘、阿司匹林耐受不良、变应性真菌性鼻窦炎及囊性纤维化患者中，发病率在15%以上。发病多在中年以上，男性多于女性。息肉多源自窦口鼻道复合体和嗅裂。

二、临床表现及诊断

1. 症状

持续性鼻塞，嗅觉减退；鼻腔分泌物增多；影响鼻窦引流，可引起鼻窦炎；阻塞咽鼓管咽口可出现耳鸣、耳闷和听力下降；后鼻孔息肉常表现为单侧进行性鼻塞，呼气时经鼻呼气困难。

2. 鼻腔检查

鼻腔内可见一个或多个表面光滑，灰白色、淡黄色或淡红色的半透明如荔枝肉状肿物，触及柔软，一般不易出血，但出血坏死性息肉则触及易出血；多次手术复发者基地宽，不易移动；息肉小者需收缩鼻腔后可见，息肉大者可突至前鼻孔，向后突至后鼻孔及鼻咽部；后鼻孔息肉可见蒂茎自中鼻道向后伸展，位于后鼻孔或鼻咽部。巨大鼻息肉可致外鼻变形，鼻背变宽，形成"蛙鼻"。

3. 影像学检查

鼻窦CT扫描，了解病变程度和范围，包括鼻腔的结构。

4. 本病应与下列疾病相鉴别

鼻腔内翻性乳头状瘤、鼻咽纤维血管瘤、鼻腔恶性肿瘤、鼻内脑膜-脑膨出。

三、治疗

鼻息肉的治疗主张综合治疗，包括药物治疗和手术治疗。值得注意的是，鼻息肉的复发多数是因缺乏有效的、规范的和系统的药物治疗。

1. 药物治疗

（1）糖皮质激素：目前除手术之外，糖皮质激素是治疗鼻息肉最有效的药物之一，术前应用可使鼻息肉体积缩小，鼻塞改善，术后应用可防止或延缓鼻息肉复发。

①鼻用糖皮质激素：鼻用糖皮质激素具有较强的局部抗炎作用，可减少鼻息肉组织中淋巴细胞数目，抑制细胞因子的合成，亦可减少鼻息肉组织中嗜酸粒细胞的数目和活化状态。鼻息肉术后鼻内局部使用激素时间通常为3~6个月。

②全身用糖皮质激素：短期全身使用糖皮质激素可减小和控制鼻息肉的生长。术前在鼻用激素的基础上，配合口服激素3~5d，可以明显减小鼻息肉。对伴有哮喘患者或有明显变应性因素者，给予激素口服可减少支气管高反应性，缓解症状。

（2）黏液稀化剂：慢性鼻窦炎鼻息肉患者，尤其是由前期手术史者，鼻腔鼻窦黏液纤毛清除功能遭破坏，导致炎症的恶性循环。

黏液稀化剂的作用包括：①碱化黏液，降低黏液的黏滞度；②β拟交感效应，增强纤毛活性，调节分泌；③恢复黏液毯的构成比例。对维护和促进恢复黏液纤毛清除系统功能有重要意义。如桃金娘科树叶提取物（如标准桃金娘油 0.3 g 口服，每日 2 次，疗程 3 ~ 6 个月），鼻息肉术后使用一般应持续 3 ~ 6 个月，最好根据鼻腔分泌物的多少和黏膜状况，确定使用时间。

（3）鼻用减充血剂：建议使用盐酸羟甲唑啉喷鼻，如果连续使用应限制在 7 d 以内。

（4）其他药物：如白细胞三烯受体拮抗剂、抗组胺药（如氯雷他定片 10 mg 空腹，每日 1 次，口服 5 ~ 7 d）等，可以起到抗变态反应和抗炎的作用。

2. 手术治疗

（1）手术时机：规范化药物治疗 6 ~ 8 周以上仍无效时。治疗无效的判断标准包括：①症状无明显缓解，或者患者自觉症状缓解不满意要求手术；②鼻内镜检查鼻黏膜炎症未得到有效控制，或与此有关的分泌物无明显减少；③鼻窦影像学检查提示病灶仍较广泛或窦口引流不畅等。

（2）术前处理：①术前检查鼻窦 CT，变应性因素评估及与手术有关的检查，如心电图、胸片、血常规、凝血功能、术前标志物、肝功肾功等；②术前用药，如同前述规范药物治疗方案，最好于术前 2 周开始；③术前对患者症状评估，知情同意及沟通；④手术前修剪鼻毛，术前 30 min 使用止血药、镇静药物；⑤麻醉方式选择应依据病情的严重程度及结合患者要求，选择局麻或全麻；⑥手术器械应选择合适正确的手术器械对手术效果起一定作用。

（3）手术方法：主要有圈套法和电动切吸法。

①圈套法：鼻腔在丁卡因＋肾上腺素表面麻醉下，用鼻镜或鼻内窥镜，明视下，了解息肉大小、范围，以及根蒂位置，和周围组织有无粘连，用鼻圈套器伸入鼻腔，沿鼻中隔平面插至息肉下部，转动钢丝圈套住息肉，并将圈套器顶端向息肉的蒂部推进，逐渐收紧钢丝圈，但又不能紧到切除息肉程度，然后用力向下急速拉出，使息肉连同根蒂一并摘除。可用丁卡因＋肾上腺素棉片压迫止血，稍待片刻后取出，再将深部息肉同法切除。若有残留根蒂可用鼻息肉钳挟住后，旋转拉下，拉出息肉时，有时筛房被开放，鼻窦内有息肉应将息肉、息肉样变的黏膜切除，鼻窦内无息肉，有脓，应扩大窦口，吸净脓液，清除病变黏膜。术后鼻腔填塞。

②电动切吸法：鼻内窥镜直视下，手术中借助电动切割器将息肉或息肉样变的黏膜组织切吸干净。术后鼻腔填塞。

（4）术后处理：①术后注意避免用力擤鼻，避免剧烈活动，清淡温凉饮食；②应用抗生素 1 周，预防感染（如青霉素钠粉针 800 万 U，静脉滴注，每日 1 次）；③术后全身使用糖皮质激素，抽出鼻腔填塞物后局部使用糖皮质激素 3 个月以上；④酌情使用抗组胺药物（如氯雷他定片 10 mg 空腹口服，每日 1 次）；⑤术后黏液稀化剂口服（如标准桃金娘油 0.3 g 口服，每日 2 次，疗程 3 ~ 6 个月）；⑥鼻腔局部使用油剂，软化结痂，有利于结痂排出；⑦局部鼻用减充血剂；⑧鼻腔冲洗对术腔清洁和保持湿润起重要作用，通常持续 3 个月左右；⑨鼻窦内窥镜复查半年。

（5）手术并发症及其处理。

①出血：术中损伤筛前动脉、筛后动脉、蝶腭动脉或其分支如鼻腔后外侧动脉等，处理：因鼻部血管损伤引起的出血可经鼻腔填塞或双极电凝止血；保守治疗出血不止者，可考虑行经上颌窦做蝶腭动脉结扎术。

②鼻腔粘连：鼻腔粘连常因术后换药不及时或清理不当，特别是中鼻甲与鼻腔外侧壁粘连，可以阻塞上颌窦和额窦开口，导致炎症经久不愈或复发。多数的鼻腔粘连不会引起临床症状，如随访中发现粘连可在局麻下分离。

鼻息肉的基本病理改变是鼻腔鼻窦黏膜的慢性炎症反应，外科手术并不能改变黏膜的这种状态，只能除去息肉解除鼻塞，易再复发。临床观察大约 1/5 鼻窦炎鼻息肉术后复发病例与变应性鼻炎有关。单纯鼻息肉的术后复发率通常为 15% ~ 20%，而有变态反应素质的鼻息肉患者术后复发率可上升至

40% ~ 70%。

第二节 急性鼻炎

急性鼻炎是鼻腔黏膜急性病毒感染性炎症，多称为"伤风"或"感冒"，但与流行性感冒有别。故又称为普通感冒。常延及鼻窦或咽部，传染性强，多发于秋冬行季气候变换之际。

一、概述

1. 致病原因

此病先系病毒所致，后继发细菌感染，亦有认为少数病例由支原体引起。在流行季节中，鼻病毒在秋季和春季最为流行，而冠状病毒常见于冬季。至于继发感染的细菌，常见者为溶血性或非溶血性链球菌、肺炎双球菌、葡萄球菌、流行性感冒杆菌及卡他球菌。这些细菌常无害寄生于人体的鼻腔或鼻咽部，当受到病毒感染后，局部防御力减弱，同时全身抵抗力亦减退，使这些病菌易侵入黏膜而引起病变。

2. 常见诱因

（1）身体过劳，烟酒过度，以及营养不良或患有全身疾病，常致身体抵抗力减弱而患此病。

（2）受凉受湿后，皮肤及呼吸道黏膜局部缺血，如时间过久，局部抵抗力减弱，于是病毒、细菌乘机侵入而发病。

（3）鼻部疾病如鼻中隔偏曲、慢性鼻咽炎、慢性鼻窦炎、鼻息肉等，均为急性鼻炎诱因。

（4）患腺样体或扁桃体炎者。

另外，鼻部因职业关系常受刺激，如磨粉、制皮、烟厂工人易患此病；受化学药品如碘、溴、氯、氨等刺激。或在战争时遭受过毒气袭击，亦可发生类似急性鼻炎的症状，一次伤风之后，有短暂免疫期，一般仅1个月左右，故易得病者，常在1年之中有数次感冒。

二、临床表现

此病为一种单纯炎症变化，当病变开始时，因黏膜血管痉挛，局部缺血，腺体分泌减少继而发生反射性神经兴奋作用，很快使黏膜中血管和淋巴管扩张，腺体及杯状细胞扩大，黏膜水肿，分泌物增多而稀薄似水，黏膜中有单核细胞及多形核白细胞浸润。此后，白细胞浸润加重，大量渗出黏膜表面，上皮细胞和纤毛坏死脱落，鼻分泌物渐成黏液脓性或脓性，若无并发症，炎症逐渐恢复，水肿消除，血管已不扩张，表皮细胞增殖，在2周内即恢复至正常状态。

三、症状

1. 潜伏期

一般于感染后1~3 d有鼻腔内不适感、全身不适及食欲减退等。

2. 初期

开始有鼻内和鼻咽部瘙痒及干燥感，频发喷嚏，并有畏寒、头胀、食欲减退和全身乏力等。鼻腔检查可见黏膜潮红，但较干燥。

3. 中期

初期持续2周后，出现鼻塞，流出多量水样鼻涕，常伴有咽部疼痛、发热；热因人而异，一般在37~38℃，小儿多有高热达39℃以上者。同时头重头痛，头皮部有痛觉过敏及四肢酸软等。此期持续1~2 d。鼻腔检查可见黏膜高度红肿，鼻道分泌物较多，为黏脓性。

4. 晚期

鼻塞更重，甚至完全用口呼吸，鼻涕变为黏液脓性或纯脓性。如鼻窦受累，则头痛剧烈，鼻涕量亦多。若侵及咽鼓管，则有耳鸣及听力减退等症。炎症常易向下蔓延，致有咽喉疼痛及咳嗽。此时检查可见下鼻甲红肿如前，但鼻道内有多量脓涕。此期持续3~5 d，若无并发症，鼻塞减退，鼻涕减少，逐渐恢复正常。但一般易并发鼻窦炎及咽、喉及气管等部位化脓性炎症，使流脓涕、咳嗽及咳痰等拖延日久。

5. 免疫期

一般在炎症消退后可有1个月左右的免疫期，之后免疫力迅速消失。

四、诊断

根据患者病史及鼻部检查，不难确定诊断，但应注意是否为其他传染病的前驱症状。此病应与急性鼻窦炎、鼻部白喉及变态反应性鼻炎相鉴别。

1. 急性鼻窦炎

多位于一侧，白细胞增多，局部疼痛和压痛，前鼻孔镜检有典型发现。

2. 变态反应性鼻炎

有变态反应发作史，无发热，鼻黏膜肿胀苍白，分泌物清水样，其中嗜酸性粒细胞增多。

3. 鼻白喉

具有类似症状，但鼻腔内常流血液，且有假膜形成，不难鉴别。

五、治疗

以支持和对症治疗为主，同时注意预防并发症。

（一）全身治疗

（1）休息、保暖，发热患者需卧床休息，进高热量的饮食，多饮水，使大小便通畅，以排出毒素。

（2）发汗疗法：①生姜、红糖、葱白煎汤热服。②解热镇痛药复方阿司匹林1~2片，每日3次，阿司匹林0.3~0.5g，每日3次或克感敏1~2片，每日3次等。

（3）中西合成药：板蓝根冲剂、吗啉胍等。

（4）合并细菌感染或有并发症可疑时，应用磺胺类及抗生素药物。

（二）局部治疗

（1）对鼻塞者可用1%麻黄碱液滴鼻或喷雾，使黏膜消肿，以利引流。对儿童用药须使用低浓度（0.5%）。

（2）针刺迎香、上星、神庭、合谷穴。

（3）急性鼻炎中期，应提倡正确的擤鼻法，切忌用力擤鼻，否则可引起中耳炎或鼻窦炎。

六、预防

患急性鼻炎后，可以产生短期免疫力，1个月左右后可以再发病，应特别注意预防。预防原则为增强抵抗力、避免传染和加强治疗等几方面。

1. 增强机体抵抗力

经常锻炼身体，提倡冷水洗脸、冷水浴、日光浴，注意劳逸结合与调节饮食，节制烟酒。由于致病病毒种类繁多，而且相互间无交叉免疫，故目前尚无理想的疫苗用于接种。在小儿要供以足够的维生素A、维生素C等，在流行期间，可采用丙种球蛋白或胎盘球蛋白或流感疫苗，有增强抵抗力及一定的预防感冒之效。

2. 避免传染

患者要卧床休息，可以减少互相传染。应养成打喷嚏及咳嗽时用手帕盖住口鼻的习惯。患者外出时要戴口罩，尽量不去公共场所。流行期间公共场所要适当消毒等。

3. 加强治疗

积极治疗上呼吸道病灶性疾病，如鼻中隔偏曲、慢性鼻窦炎等。

第三节　慢性鼻炎

慢性鼻炎是鼻黏膜和黏膜下层的慢性炎症。临床表现以黏膜肿胀、分泌物增多、无明确致病微生物感染、病程持续4周以上或反复发作为特征，是耳鼻咽喉科的常见病、多发病，也可为全身疾病的局部表现。按照现代观点，慢性炎症反应是体液和细胞介导的免疫机制的表达，依其病理和功能紊乱程度，可分为慢性单纯性鼻炎和慢性肥厚性鼻炎，二者病因相同，且后者多由前者发展而来，病理组织学上没有绝对的界限，常有过渡型存在。

一、概述

（一）病因

慢性鼻炎病因不明，常与下列因素有关。

1. 全身因素

（1）慢性鼻炎常为些全身疾病的局部表现。如贫血、结核、糖尿病、风湿病，以及慢性心、肝、肾疾病等，均可引起鼻黏膜长期瘀血或反射性充血。

（2）营养不良：维生素A、维生素C缺乏，烟酒过度等，可使鼻黏膜血管舒缩功能发生障碍或黏膜肥厚，腺体萎缩。

（3）内分泌失调：如甲状腺功能低下可引起鼻黏膜黏液性水肿；月经前期和妊娠期鼻黏膜可发生充血、肿胀，少数可引起鼻黏膜肥厚。同等的条件下，青年女性慢性鼻炎的发病率高于男性，考虑可能与机体内性激素水平尤其是雌激素水平增高有关。

2. 局部因素

（1）急性鼻炎的反复发作或治疗不彻底，演变为慢性鼻炎。

（2）鼻腔或鼻窦慢性炎症可使鼻黏膜长期受到脓性分泌物的刺激，促使慢性鼻炎发生。

（3）慢性扁桃体炎及增殖体肥大，邻近感染病灶的影响。

（4）鼻中隔偏曲或棘突时，鼻腔狭窄妨碍鼻腔通气引流，以致易反复发生炎症。

（5）局部应用药物：长期滴用血管收缩剂，引起黏膜舒缩功能障碍，血管扩张，黏膜肿胀。丁卡因、利多卡因等局部麻药，可损害鼻黏膜纤毛的传输功能。

3. 职业及环境因素

由于职业或生活环境中长期接触各种粉尘如煤、岩石、水泥、面粉、石灰等，各种化学物质及刺激性气体如二氧化硫、甲醛及酒精等，均可引起慢性鼻炎。环境温度和湿度的急剧变化也可导致本病。

4. 其他

（1）免疫功能异常：慢性鼻炎患者存在着局部免疫功能异常，鼻塞可妨碍局部抗体的产生，从而减弱上呼吸道抗感染的能力。此外，全身免疫功能低下，鼻炎容易反复发作。

（2）不良习惯：烟酒嗜好容易损伤黏膜的纤毛功能。

（3）过敏因素：与儿童慢性鼻炎关系密切，随年龄增长，过敏因素对慢性鼻炎的影响逐渐降低。

（二）病理

慢性单纯性鼻炎鼻黏膜深层动脉和静脉，特别是下鼻甲的海绵状血窦呈慢性扩张，通透性增加，血管和腺体周围有以淋巴细胞和浆细胞为主的炎细胞浸润，黏液腺功能活跃，分泌增加。而慢性肥厚性鼻炎，早期表现为黏膜固有层动、静脉扩张，静脉和淋巴管周围淋巴细胞和浆细胞浸润。静脉和淋巴管回流障碍，静脉通透性增加，黏膜固有层水肿；晚期发展为黏膜、黏膜下层，甚至骨膜和骨的局限性或弥漫性纤维组织增生、肥厚，下鼻甲最明显，其前、后端和下缘可呈结节状、桑葚状或分叶状肥厚，或发生息肉样变，中鼻甲前端和鼻中隔黏膜也可发生。二者病因基本相似，病理学上并无明确的界限，且常有过渡型存在，后者常由前者发展、转化而来，但二者临床表现不同，治疗上也有区别。

鼻黏膜的肿胀程度和黏液分泌受自主神经的影响，交感神经系统通过调节容量血管的阻力而调节鼻黏膜的血流，副交感神经系统通过调节毛细血管而调节鼻黏膜的血容量。交感神经兴奋时，鼻黏膜血管阻力增加，进入鼻黏膜的血流减少，导致鼻黏膜收缩，鼻腔脉管系统的交感神经兴奋性部分受颈动脉、主动脉化学感受器感受CO_2的压力影响。副交感神经兴奋导致毛细血管扩张，鼻黏膜充血、肿胀，翼管神经由源自岩浅大神经的副交感神经和源自岩深神经的交感神经构成，分布于鼻腔鼻窦的黏膜，支配鼻腔鼻窦黏膜的血液供应，影响鼻黏膜的收缩和舒张。

鼻腔感受鼻腔气流的敏感受体主要位于双侧下鼻甲，这些受体对温度敏感，故临床上有时用薄荷醇治疗鼻塞，这也是下鼻甲切除术后鼻阻力与患者的自觉症状不相符合的原因所在。此外，下鼻甲前部也是组成鼻瓣区的重要结构，鼻瓣区是鼻腔最狭窄的区域，占鼻阻力的50%，下鼻甲前端的处理对鼻塞的改善具有重要作用。

二、临床表现

1. 鼻塞

鼻塞是慢性鼻炎的主要症状。单纯性鼻炎引起的鼻塞呈间歇性和交替性，平卧时较重，侧卧时下侧较重。平卧时鼻黏膜肿胀似与颈内静脉压力有关，斜坡位与水平位呈20°时，静脉压几乎等于0，<20°时静脉压相应增加，静脉压增加对健康的鼻黏膜无太大影响，但患有鼻炎者则可引起明显的鼻塞症状。侧卧时下侧的鼻腔与同侧邻近的肩臂的自主神经系统有反射性联系。安静时鼻塞加重，劳动时减轻，是因为劳动时交感神经兴奋，鼻黏膜收缩所致。此外，慢性鼻炎患者鼻黏膜较正常鼻黏膜敏感，轻微的刺激使可引起明显的反应而出现鼻塞症状。肥厚性鼻炎的主要症状也为鼻塞，但程度较重，呈持续性，轻重不一，单侧阻塞或两侧阻塞均可发生。鼻黏膜肥厚、增生，呈暗红色，表面不平。呈结节状或桑葚样，有时鼻甲骨也肥大、增生，舒缩度较小，故两侧交替性鼻塞并不常见，严重时，患者张口呼吸，严重影响患者的睡眠。

2. 嗅觉障碍

慢性鼻炎对嗅觉的影响较小，鼻黏膜肿胀严重阻塞嗅裂时或中下鼻甲肿大使鼻腔呼吸气流减少可以引起呼吸性嗅觉减退或缺失；若长期阻塞嗅区，嗅区黏膜挤压致嗅区黏膜上皮退化或合并嗅神经炎时，则成为感觉性嗅觉减退或缺失。

3. 鼻涕

单纯性鼻炎鼻涕相对较多，多为黏液性，继发感染时可为黏脓性或脓性。肥厚性鼻炎鼻涕相对较少，为黏液性或黏脓性。

4. 头痛

鼻黏膜肿胀堵塞窦口可以引起负压性头痛；鼻黏膜发炎时鼻黏膜的痛阈降低，如挤压鼻黏膜常可引起反射性头痛。此外，若中鼻甲肥大挤压鼻中隔，由于接触处的后方吸气时负压较高，使其黏膜水肿及形成瘀斑，这些局部改变对于敏感的人则可引起血管扩张性头痛。

5. 闭塞性鼻音

慢性鼻炎由于鼻黏膜弥漫性肿胀，鼻腔的有效横截面积明显减少，患者发音时呈现闭塞性鼻音。

6. 其他

（1）影响鼻窦的引流功能，继发鼻窦炎。慢性鼻炎时鼻黏膜弥漫性肿胀，特别是中下鼻甲肥大对鼻窦的通气引流功能具有重要影响。中鼻甲是窦口鼻道复合体中重要的组成部分，首先中鼻甲位于鼻腔的正中位、窦口鼻道复合体的前部，像一个天然屏障保护着中鼻道及各个窦口，鼻腔呼吸的气流首先冲击中鼻甲；此外，中鼻甲存在丰富的腺体，是鼻腔分泌型抗体的主要来源，因此中鼻甲病变影响窦口的通气引流，继发鼻窦炎。此外，下鼻甲肥大不仅影响鼻腔的通气，而且可以造成中鼻道的狭窄，影响鼻窦的通气引流，继发鼻窦炎。

（2）继发周围炎症：鼻涕流向鼻咽部可继发咽喉炎；若鼻涕从前鼻孔流出，可造成鼻前庭炎。若下鼻甲前端肥大明显可阻塞鼻额管，造成溢泪及泪囊炎；若后端肥大明显；突向鼻咽部影响咽鼓管咽口，可造成中耳炎。

7. 检查

慢性单纯性鼻炎双侧下鼻甲肿胀，呈暗红色，表面光滑、湿润，探针触诊下鼻甲黏膜柔软而富有弹性，轻压时有凹陷，探针移去后立即恢复；鼻黏膜对血管收缩剂敏感，滴用后下鼻甲肿胀即消退；鼻底、下鼻道或总鼻道内有黏稠的黏液性鼻涕聚集，总鼻道内常有黏液丝牵挂。而慢性肥厚性鼻炎鼻黏膜增生、肥厚，呈暗红色和淡紫红色，下鼻甲肿大，阻塞鼻腔，黏膜肥厚，表面不平，呈结节状或桑葚状，触诊有硬实感，不易出现凹陷，或虽有凹陷，但不立即恢复，黏膜对1%麻黄碱棉片收缩反应差。

三、诊断与鉴别诊断

依据症状、鼻镜检查及鼻黏膜对麻黄碱等药物的反应，诊断并不困难，但应注意与结构性鼻炎伴慢性鼻炎者相鉴别。鼻内镜检查及鼻窦CT能全面了解鼻腔鼻窦的结构及有无解剖变异和鼻窦炎。全面衡量结构、功能与症状的关系，正确判断病因及病变的部位，治疗才能取得较好的效果。

慢性单纯性鼻炎和慢性肥厚性鼻炎鉴别要点见表6-1。

表6-1 慢性单纯性鼻炎和慢性肥厚性鼻炎鉴别要点

	慢性单纯性鼻炎	慢性肥厚性鼻炎
鼻塞	间歇性（冬季、夜间、静坐时明显，夏季、白天、运动时减轻或消失），两侧交替性	持续性
鼻涕	略多，黏液性	多，黏液性或黏脓性，不易擤出
味觉减退	不明显	可有
闭塞性鼻音	无	有
头痛、头昏	可有	常有
咽干、耳塞闭感	无	可有
前鼻孔镜所见	下鼻甲黏膜肿胀，表面光滑，暗红色	下鼻甲黏膜肥厚，暗红色，表面光滑或不平，或呈结节状、桑葚状或分叶状，鼻甲骨可肥大
下鼻甲探针触诊	柔软，有弹性，轻压时有凹陷，探针移去后立即恢复	有硬实感，轻压时无凹陷，或虽有凹陷，但不立即恢复
对1%~2%麻黄碱的反应	黏膜收缩明显，下鼻甲缩小	黏膜不收缩或轻微收缩，下鼻甲大小无明显改变
治疗	非手术治疗	一般宜手术治疗

四、治疗

慢性鼻炎的治疗应以根除病因、改善鼻腔通气功能为原则。首先应该积极消除全身与局部可能致病的因素，改善工作生活环境条件，矫正鼻腔畸形，避免长期应用血管收缩剂。其次是加强局部治疗，抗感染，消除鼻黏膜肿胀，使鼻腔和鼻窦恢复通气及引流，尽量恢复纤毛和浆液黏液腺的功能。慢性鼻炎并发感染的，可用适合的抗生素溶液滴鼻。为了消除鼻黏膜肿胀，使鼻腔及鼻窦恢复通气和引流，可用血管收缩剂如麻黄碱滴鼻液滴鼻，但儿童尽量不用，即使应用不宜>1周，防止多用、滥用血管收缩剂。采取正确的擤鼻涕方法清除鼻腔过多的分泌物，有助于鼻黏膜生理功能的恢复，避免继发中耳炎。慢性单纯性鼻炎的组织病理改变属可逆性，局部治疗应避免损害鼻黏膜的生理功能。肥厚性鼻炎同单纯性鼻炎的治疗一样首先消除或控制其致病因素，然后才考虑局部治疗，但局部治疗的目的随各阶段的病理改变而异，在鼻黏膜肥厚、但无明显增生的阶段，宜力求恢复鼻黏膜的正常生理功能，如已有明显增生，则应以减轻鼻部症状和恢复肺功能为主。局部治疗的方法如下。

（一）局部保守治疗

适合于慢性单纯性鼻炎及慢性肥厚性鼻炎局部应用血管收缩剂尚能缩小者。

1. 单纯性鼻炎

以促进局部黏膜恢复为主，可利用0.25%~0.5%普鲁卡因在迎香穴和鼻通穴做封闭，或做鼻匠或双侧下鼻甲前端黏膜下注射，给以温和的刺激，改善局部血液循环，每次 1 ~ 1.5 mL，隔日 1 次，5 次为 1 疗程。此外，可以配合三磷腺苷、复方丹参、654-2、转移因子、干扰素、类固醇皮质激素等进一步加强局部的防御能力，以利于黏膜的恢复，但应防止视网膜中央动脉栓塞。预防措施：不提倡以乳剂或油剂做下鼻甲注射。下鼻甲注射前应常规做鼻甲黏膜收缩，乳剂或油剂中可加入 1 : 1 的 50% 葡萄糖液稀释，注射过程中应边注边退。避开下鼻甲近内侧面与上面交界处进针。高新生在表面麻醉下用冻干脾转移因子粉剂 1 mL 加生理盐水 2 mL 溶解后于每侧下鼻甲内注射 1 mL，每周 1 次，4 次为 1 疗程，总有效率 97.8%，其机制为转移因子是一种新的免疫调节与促进剂，可增强人体的细胞免疫功能，提高人体的防御能力，从而使鼻黏膜逐渐恢复其正常的生理功能。王立平利用三磷腺苷下鼻甲注射治疗慢性单纯性鼻炎 280 例也取得了 93.2% 的良好效果。陈仁物等对下鼻甲注射针头进行了研制和临床应用，具有患者痛苦小、药液分布均匀、见效快、明显缩短疗程、提高疗效等优点。其具体方法：将 5 号球后针头的尖端四面制成筛孔状的一种专用针头，分为 Ⅰ、Ⅱ、Ⅲ 3 种型号。①Ⅰ号：2 个孔，孔距 4 mm，适合下鼻甲肥大局限和青年患者。②Ⅱ号：3 个孔，孔距 5 mm，适合下鼻甲前端肥大者。③Ⅲ号：4 个孔，孔距 5 mm，适合弥漫性下鼻甲肥大及下鼻甲手术的麻醉。

2. 慢性肥厚性鼻炎

以促进黏膜瘢痕化，从而改善鼻塞症状为主，可行下鼻甲硬化剂注射。常用的硬化剂有 80% 甘油、5% 苯酚甘油、5% 鱼肝油酸钠、50% 葡萄糖、消痔灵、磺胺嘧啶钠等。周全明等报告消痔灵治疗慢性鼻炎 300 例，治愈 291 例，有效 9 例。其方法：消痔灵注射液 1 mL 加 1% 利多卡因 1 mL 混合后行下鼻甲注射，每侧 0.5 ~ 1 mL，7 ~ 10 d 1 次，3 次为 1 疗程，间隔 2 周后可行下一疗程。刘来生等利用磺胺嘧啶钠下鼻甲注射治疗慢性肥厚性鼻炎也取得了良好的效果，其机制为局部产生化学性反应，引起下鼻甲肥厚的黏膜组织萎缩从而改善鼻塞症状。

近年来，随着激光、微波、电离子治疗仪的普及，这方面治疗慢性肥厚性鼻炎的报道愈来愈多。已形成相当成熟的经验。Nd-YAG 激光是利用瞬间高热效应使肥厚的黏膜凝固或气化，造成下鼻甲回缩而改善鼻腔通气，不仅可以直接凝固、气化肥厚的黏膜，而且可以插入黏膜下进行照射，效果可靠但是由于 Nd-YAG 激光水吸收性较低，破坏深度不易控制，而且该激光辐射能 30% ~ 40% 被反向散射，术中可造成周围正常黏膜较大面积的损伤，此外导光纤维前端易被污染，容易折断在黏膜下，术后反应重。微波不仅可以表面凝固黏膜，而且可以将探头直接插入黏膜下，利用微波的生物热效应而凝固黏膜下组织，具有可保持黏膜的完整性、不影响鼻黏膜的生理功能、恢复快、无痂皮形成等优点，另外无探头折断在黏膜下之忧，是治疗慢性肥厚性鼻炎较为理想的方法。电离子治疗仪利用其良好的切割性可以对重度慢性肥厚性鼻炎的肥厚黏膜进行切割而达到改善鼻腔通气的效果，而且术中不易出血，术后反应也轻；术中利用短火火焰凝固、汽化、切割组织，长火火焰凝固止血，但术中应充分收敛鼻黏膜，以防止伤及正常的鼻中隔黏膜。射频利用发射频率 100 ~ 300 kHz、波长 0.3 km 的低频电磁波作用于病变的组织细胞，致组织细胞内外离子和细胞中的极性分子强烈运动而产生特殊的内生热效应，温度可达 65 ~ 80℃，使组织蛋白变形、凝固，病变区出现无菌性炎症反应，血管内皮细胞肿胀，血栓形成而阻塞血管，组织血供减少，黏膜逐渐纤维化而萎缩从而达到治疗增生性病变的目的，并且具有无散射热效应、无火花、不损伤正常组织、深浅容易控制的优点。辛朝风利用射频治疗慢性肥厚性鼻炎 56 例取得了良好的治疗效果，认为慢性鼻炎的病理基础是鼻甲黏膜下组织增生伴血管扩张，是射频治疗的最好适应证。国外学者认为射频是在黏膜下形成热损伤而不破坏表面黏膜，可以避免术后出血、结痂、出现恶臭味、疼痛、嗅觉减退和鼻腔粘连的缺点，是治疗鼻甲肥大的一种安全而有效的方法。

（二）手术治疗

鼻腔结构复杂。鼻腔每一结构对鼻腔正常生理功能的维持都具有一定作用。正常人中鼻腔的每一结构都完全正常也是很少的。鼻部症状的产生原因是多方面的，或某一结构的形态或结构异常，或几种结构均明显异常，或几种结构轻度异常的协同作用。其中对于多结构的轻度异常和某一结构的形态异常（如下鼻甲过度内展，其本身并不肥大）等情况难以诊断，这种情况常笼统地被称为"结构性鼻炎"。临床上，我们也时常遇到有些人鼻腔某些结构明显异常，但却没有自觉症状；相反，无明显结构异常者，有时也会有明显的自觉症状。因此，在慢性鼻炎的手术治疗中，应仔细检查，全面衡量，解除引起症状的病因，方可获得满意的治疗效果。

1. 中鼻甲手术

中鼻甲手术包括传统的常规手术（中鼻甲部分切除术及中鼻甲全切除术）和中鼻甲成形术。传统的中鼻甲切除术虽然能解除鼻塞症状，但中鼻甲功能受损，并失去了再次手术的解剖标志，同时常规中鼻甲手术后中鼻甲周围的正常黏膜可以出现代偿性增生，导致症状的复发，同时也说明中鼻甲在保持鼻腔的生理功能方面具有重要的作用。目前常用的中鼻甲成形术则在解除症状的同时又避免了传统常规中鼻甲手术所造成的缺陷。

2. 下鼻甲手术

下鼻甲手术包括传统的下鼻甲部分切除术、下鼻甲黏骨膜下切除术、下鼻甲骨折外移术和下鼻甲成形术。最近许多学者对传统的下鼻甲手术进行了改进，并且利用先进的手术器械，对慢性鼻炎的治疗取得了良好的临床效果。下鼻甲黏膜血供丰富。术中极易出血。采用翼腭管注射法可以减少出血，又提高麻醉效果。下鼻甲的大小与鼻腔的阻力关系密切，尤其是下鼻甲的前端，故行下鼻甲手术时应正确估计切除的范围，以便获得满意的临床效果。

近年来，国外有学者报道仅做下鼻甲黏骨膜下分离，破坏黏膜下的血管网，肥厚的下鼻甲黏膜呈瘢痕化收缩，而达到改善鼻塞的效果。此方法仅适用于病变程度较轻者。由于引起鼻塞的因素很多，单一手段治疗效果较差，采用阶梯疗法综合治疗方可取得满意的效果，但也不能作为固定模式，可根据具体情况灵活掌握，可考虑优先采用操作简便、患者痛苦小、费用低、疗效好的方法。只有这样才能正确地选择合适的术式，从而达到满意的效果，避免多次手术。总之，慢性鼻炎的手术趋向应以解除患者的症状、创伤小、能保持鼻甲的生理功能为目的。此外，由于慢性鼻炎的病因解除后，肥大的下鼻甲可以转归，故尽量减少下鼻甲手术，特别是防止下鼻甲切除过多造成空鼻综合征。

第四节　变应性鼻炎

变应性鼻炎是发生在鼻黏膜的变态反应性疾病，以鼻痒、喷嚏、鼻分泌亢进、鼻黏膜肿胀等为其主要特点。分为常年性和季节性，后者又称"花粉症"。变应性鼻炎的发病与遗传及环境密切相关。

一、概述

（一）病因

常年性变应性鼻炎的变应原和季节性变应性鼻炎的变应原不同，引起常年性变应性鼻炎的变应原主要为吸入物，临床上常见的主要的变应原有屋尘、螨、昆虫、羽毛、上皮、花粉、真菌等，其次是食物和药物。临床上引起花粉症者大多属于风媒花粉（靠风力传播的花粉）。

（二）发病机制

本病发病机制属 IgE 介导的 I 型变态反应。

当特应性个体吸入变应原后，变应原刺激机体产生特异性 IgE 抗体结合在鼻黏膜浅层和表面的肥大细胞、嗜碱性粒细胞的细胞膜上，此时鼻黏膜便处于致敏状态。当相同变应原再次吸入鼻腔时，即与介质细胞表面的 IgE "桥连"，导致以组胺为主的多种介质释放，这些介质引起毛细血管扩张，血管通透性增加，平滑肌收缩和腺体分泌增多等病理变化，机体处于发敏状态，临床上则表现为喷嚏、清涕、鼻塞、鼻痒等症状。上述病理改变在缓解期可恢复正常，如多次反复发作，导致黏膜肥厚及息肉样变。

二、临床表现

1. 喷嚏

每日数次阵发性发作，每次 >3 个，甚至连续十几个或数十个。多在晨起或夜晚或接触过敏源后立即发作。

2. 鼻涕

大量清水样鼻涕，有时可不自觉地从鼻孔滴下。

3. 鼻塞

轻重程度不一，季节性变应性鼻炎由于鼻黏膜水肿明显，鼻塞常很重。

4. 鼻痒

季节性鼻炎尚有眼痒和结膜充血。

5. 嗅觉减退

由于鼻黏膜水肿引起，但多为暂时性。

三、检查

鼻镜所见，常年性者，鼻黏膜可为苍白、充血或浅蓝色。季节性者，鼻黏膜常呈明显水肿。如合并感染，则黏膜暗红，分泌物呈黏脓性或脓性。

四、诊断

1. 常年性变应性鼻炎

根据其常年发病的特点及临床检查所见。但需与其他类型的非变应原性的常年性鼻炎相鉴别。

2. 季节性变应性鼻炎

发病具有典型的地区性和季节性，就某一地区的某一患者而言，其每年发病的时间相对固定。

五、鉴别诊断

常年性变应性鼻炎需与其他类型的非变应原性的常年性鼻炎相鉴别，见表6-2。

表6-2　不同类型常年性鼻炎的鉴别要点

鉴别要点	常年性变应性鼻炎	嗜酸性粒细胞增多性非变应性鼻炎	血管运动性鼻炎
病因	Ⅰ型变态反应	不清楚	血管反应性增多
鼻痒和喷嚏	+++	++++	+
鼻分泌物量	+++	++++	+
鼻涕倒流	+-	+-	++
鼻黏膜充血	-	-	++
鼻黏膜苍白	++	++	-
鼻黏膜水肿	+++	+++	+-
鼻分泌物嗜酸性粒细胞	+	+	-
特异性皮肤试验	阳性	阴性	阴性
特异性IgE	升高	正常	正常
个人及家庭病史	+	-	-
治疗	糖皮质激素、抗组胺药	糖皮质激素	减充血剂

六、并发症

主要有变应性鼻窦炎、支气管哮喘和分泌性中耳炎。

七、治疗

（一）非特异性治疗

1. 糖皮质激素

具有抗炎抗过敏作用。临床上分全身和局部用药2种，局部为鼻喷雾剂，是糖皮质激素的主要给药途径。局部不良反应主要是鼻出血和鼻黏膜萎缩。因此不论全身或局部用药都要掌握好剂量和适应证。

2. 抗组胺药

实为 H_1 受体拮抗剂，可以迅速缓解鼻痒、喷嚏和鼻分泌亢进。传统的抗组胺药如氯苯那敏等，其中不良反应主要是嗜睡与困倦。新型的抗组胺药如阿司咪唑、氯雷他定等，抗 H_1 受体的作用明显增强，但临床使用要掌握适应证，权衡利弊，防止心脏并发症的发生。

（二）特异性治疗

（1）避免与变应原接触。

（2）免疫疗法：主要用于治疗吸入变应原所致的Ⅰ型变态反应。

（三）手术治疗

（1）合并鼻中隔偏曲，变应性鼻窦炎鼻息肉者可考虑手术治疗。

（2）选择性神经切断术包括翼管神经切断、筛前神经切断等，是用于部分患者，不应作为首选治疗。

（3）可行下鼻甲冷冻、激光、射频、微波等可降低鼻黏膜敏感性。

第五节 血管运动性鼻炎

一、概述

血管运动性鼻炎是神经内分泌对鼻黏膜血管、腺体功能调节失衡而引起的一种高反应性鼻病。该病以青壮年居多，无性别差异。其发病机制一般认为与自主神经功能失调有关。

二、临床表现及诊断

1. 临床类型

（1）鼻溢型：大量清水样鼻涕为主要特征，多伴有发作性喷嚏。鼻内发痒，常无结膜受累、眼痒等症状。

（2）鼻塞型：鼻塞为主要症状，多为间歇性。

2. 鼻镜检查

鼻黏膜暗红色或浅蓝色或苍白色；有时一侧暗红一侧苍白水肿。鼻甲肿大者对1%麻黄碱反应良好，病程长或反复使用血管收缩剂者，则对1%麻黄碱反应差。

3. 诊断与鉴别

几乎每个人都会有偶然的鼻部症状，区分正常鼻和患病鼻有时比较困难。这需要接诊医师仔细询问病史，细心检查，认真分析诱发因素，鼻部症状每天累计超过1h，病程长达一个月以上者，在排除下列疾病后，可考虑为血管运动性鼻炎。

（1）变应性鼻炎：症状同于鼻溢型血管运动性鼻炎，但变应原皮肤试验阳性，鼻分泌物中有大量嗜酸性粒细胞和嗜碱性细胞。

（2）高反应性鼻炎：病因不明，可能与鼻黏膜感觉神经C类纤维功能亢进有关。鼻黏膜高度敏感，温度、触觉、味觉的变化均可作为诱因，临床症状以发作性喷嚏为主，发作突然，消失亦快，各项检查一般无典型发现。

（3）非变应性鼻炎伴嗜酸性粒细胞增多综合征：鼻分泌物中有大量嗜酸性粒细胞，但无其他变态反应依据，也无明显诱因使症状发作，发病机制不清。

（4）急性鼻炎和慢性鼻炎：鼻分泌物常为黏液性或黏脓性，鼻分泌物中多为嗜中性粒细胞。

（5）阿司匹林不耐受三联症：鼻分泌物中可有大量嗜酸性粒细胞，患者有对水杨酸制剂或其他解热镇痛药过敏史和哮喘史，鼻内常有鼻息肉。

三、治疗

本病诱发因素多，发病机制复杂，治疗多采用综合治疗。

1. 避免或祛除诱发因素

改善工作环境和条件，稳定情绪，避免过度疲劳与紧张。对患者实施心理治疗或暗示性语言，有时也会收到明显效果。有内分泌因素引起者，可视情况请内分泌科医师协助治疗。

2. 药物治疗

（1）鼻减充血剂：鼻塞为主要症状者可选用。需注意药物性鼻炎的发生，可采取间断性或交替性给药。

（2）抗组胺药：不少非免疫性因素可引起肥大细胞释放组胺，故抗组胺药（如氯雷他定片 10 mg 空腹口服，每日 1 次）对不少病例有较好疗效，对鼻痒和喷嚏症状明显者，可首选。

（3）抗胆碱药：适用于以鼻溢为主要症状者。

（4）糖皮质激素：通过减少细胞因子和趋化因子的释放而产生强烈的抗炎作用，故对血管运动性鼻炎的一些喷嚏症状明显、水样鼻涕较多且黏膜水肿明显的病例，有显著疗效。

3. 手术治疗

（1）手术时机：①经保守治疗 1 年以上症状不能控制且有加重趋势；②鼻内结构解剖异常影响通气或引流；③鼻黏膜增生性改变或有较大息肉。

（2）手术方式：

①解剖结构异常的矫正：能加重血管运动性鼻炎症状的鼻内结构解剖异常有鼻中隔偏曲和鼻内孔狭小。上述结构早期矫正可明显减轻症状，甚至可以治愈。

②鼻黏膜增生或有较大息肉组织的切除：引起鼻塞的增生肥厚鼻甲或息肉组织，均应及时切除。

③降低鼻内神经兴奋性：切断副交感神经纤维对鼻腔的支配，降低其兴奋性。具体手术有：a. 岩浅大神经切断术，手术需要开颅，一般患者不易接受。b. 翼管神经切断术，该手术可使喷嚏、水样鼻涕得到控制，但对鼻塞的改善较差，术后常并发眼干不适等，且远期疗效不肯定。翼管神经切断术，有经上颌窦进路、经腭进路、经鼻进路等传统的手术方法，应用于治疗血管运动性鼻炎和变应性鼻炎已取得了一定的效果。近年来由于鼻内窥镜技术的发展，提供了良好的视野和视角，增加了经鼻进路找到翼管外口和翼管神经的准确性。c. 筛前神经切断术，鼻黏膜表面麻醉，中鼻甲前端水平切口，暴露前筛区。打开筛漏斗进入前、中筛泡，向上清除筛房并于前颅底处寻找筛前神经进入鼻腔的骨管，切断筛前神经，关闭术腔。鼻腔填塞，术后给足量抗生素，2 d 后抽除鼻内纱条。但术后复发率高。

第七章 鼻窦炎性疾病

第一节 急性鼻窦炎

急性鼻窦炎（acute thinosinusitis）多继发于急性鼻炎。局部症状为鼻塞、脓涕、嗅觉下降、头痛、头沉重感，以及局部叩痛或压痛；全身症状亦明显，包括发热及全身不适。病理改变主要是鼻窦黏膜的急性炎症，严重者可累及骨质。由于鼻窦与眼眶及颅底相邻，故当病情严重而出现并发症时常累及眼部及颅内。急性鼻窦炎的治疗原则是积极抗感染，促进通气引流，预防并发症。

一、急性上颌窦炎

（一）诊断

1. 病史采集要点

（1）起病情况：起病急，通常继发于上呼吸道感染或急性鼻炎，原症状加重。

（2）局部症状。

①鼻塞：多为患侧持续性鼻塞，若两侧同时罹患，则为双侧持续性鼻塞。系鼻黏膜炎性肿胀和分泌物积蓄所致。

②脓涕：鼻腔内大量脓性或黏脓性鼻涕，难以擤尽，脓涕中可带有少许血液。厌氧菌或大肠杆菌感染者脓涕恶臭。脓涕可流至咽部或喉部，刺激局部黏膜引起发痒、恶心、咳嗽和咳痰。

③鼻出血：一般表现为少量出血、涕带血丝，大量出血少见。

④嗅觉障碍：因鼻塞而出现嗅觉减退或嗅觉丧失；牙源性上颌窦炎可出现主观恶嗅觉。嗅觉随着炎症的消退而逐渐恢复。

⑤头痛和局部疼痛：为本病最常见症状。上颌区疼痛是急性上颌窦炎的早期常见症状，多在上颌窦前壁，有时可向上延至眼球，并影响额窦区。有时向下扩展，引起上牙槽痛，咀嚼时感到病侧的磨牙较痛。有时病侧疼痛很不明显，只诉上颌窦区有沉重感或发胀感。此外有头部钝痛或偏头痛，甚至有广泛性头痛。疼痛或头痛多在下午出现，或以下午较重，常在傍晚时缓解，此与上颌窦的引流和通气有很大关系。

（3）全身症状：可出现畏寒、发热、食欲减退、便秘、全身不适等。儿童可发生呕吐、腹泻、咳嗽等消化道和呼吸道症状。

2. 体格检查要点

（1）局部红肿：患者面颊眶下部红肿，但较少见。

（2）压痛和叩痛：典型病例扪诊上颌窦区有压痛，叩诊该区疼痛明显。如叩击尖牙、前磨牙和磨牙，也可出现疼痛。

（3）鼻腔所见：患侧中鼻甲和下鼻甲黏膜充血水肿，有时在中鼻道可以看到脓性分泌物。若用鼻咽镜检查，可见中鼻甲和下鼻甲后端充血及水肿，后鼻孔边缘和鼻咽部有分泌物附着，患侧鼻底常有分泌物积聚。

3. 影像学及实验室检查

（1）X线摄片检查：鼻颏位摄片可见患侧上颌窦广泛性模糊，黏膜水肿，有时显液平面。

（2）CT检查：诊断更直接、方便，可见上颌窦黏膜水肿增厚，窦腔可见分泌物，窦口鼻道复合体黏膜水肿、模糊；如为牙源性上颌窦炎，骨窗可见上颌窦底黏膜增厚，其下方有残牙根伴周围骨质吸收。

（3）实验室检查：多数病例有白细胞升高、血沉加快。鼻分泌物涂片检查出现中性粒细胞和纤毛柱状上皮细胞。

4. 诊断要点

急性起病，继发于上呼吸道感染或急性鼻窦炎之后，出现鼻塞、脓涕、头痛，以及嗅觉下降；伴有发热、畏寒及全身不适症状；头痛多在上颌区，具有上午轻、下午重的特点；体查：患侧上颌窦前壁压痛、患侧中鼻甲和下鼻甲黏膜充血水肿，有时在中鼻道可以看到脓液；X线摄片及CT检查可见上颌窦黏膜水肿增厚，窦腔可见分泌物。

5. 鉴别诊断

（1）急性牙源性感染：仅有患牙叩击痛，而没有鼻腔症状及体征；鼻窦X线检查未见异常。

（2）眶下神经痛：多为全日性烧灼样疼痛，压迫神经疼痛减轻；鼻腔检查、鼻窦X线检查均为阴性。

（3）三叉神经痛：可发生于上颌支分布区，痛如刀割或针刺，非常激烈，突发突止；但鼻部检查阴性。

（4）眼部疾病：如角膜炎、睫状体炎，可引起与上颌窦炎相似的症状，但有眼部阳性体征可做鉴别。

（二）治疗

1. 治疗原则

以非手术治疗为主，并尽快消除病因，促进鼻窦的通气引流，控制感染以防止发生并发症或转成慢性鼻窦炎。

2. 治疗方案

（1）全身治疗。

①一般治疗：与治疗急性鼻炎相同，如注意休息、多饮水或进高营养流质饮食；对症处理，如头痛或局部疼痛激烈时，可使用镇痛剂等。

②抗感染治疗：因多为球菌、杆菌或厌氧菌感染，故宜首选并足量使用青霉素类抗生素或头孢类抗生素。最好能在用药前或用药期间行细菌培养及药敏实验，以便正确选用有效抗生素，这对防止发生并发症或转成慢性鼻窦炎至关重要。

③适当使用抗组胺药如马来酸氯苯、氯雷他定等，以及黏液促排剂。

（2）局部治疗。

①鼻部用药：与治疗急性鼻炎基本相同，为促进鼻窦的通气引流，可适当使用血管收缩剂，如1%麻黄素溶液滴鼻。

②上颌窦穿刺：急性鼻源性上颌窦炎无并发症者，在全身症状消退局部炎症基本控制，化脓已趋局限化时，可行上颌窦穿刺冲洗法，亦可于冲洗后向窦内注射抗生素或类固醇激素。

③物理治疗：超声雾化、蒸气吸入、红外线照射、超短波电疗、电透热法和局部热敷等物理疗法，对改善局部血液循环，促进炎症消退或减轻症状均有帮助。

④手术疗法：急性期多不宜手术，仅在鼻窦炎症向外扩散而导致毗邻器官发生严重并发症时，才不得已而施之，但必须严格掌握适应证。

（三）病程观察及处理

治疗过程除了观察局部症状和体征是否改善之外，尚要注意体温和血液白细胞是否逐渐恢复正常。病程康复缓慢，要注意是否出现并发症或患者免疫力低下，必要时做鼻窦分泌物细菌培养及药敏试验，以便挑选合适抗生素。

（四）预后

一般轻症者，只要解剖上没有异常，黏膜、纤毛、鼻窦开口均正常，2周之内即可愈合，不需特殊治疗。如处理不当，则有转为亚急性上颌窦炎的可能。

二、急性额窦炎

临床所见的急性额窦炎，常与其他鼻窦炎同时存在，如筛窦炎或上颌窦炎。经治疗后，急性额窦炎可以痊愈，由急性转为慢性额窦炎者较少见。

急性额窦炎的常见致病菌为链球菌、葡萄球菌或肺炎球菌，也可为杆菌或真菌感染。

（一）诊断

1. 病史采集要点

（1）详细询问病史，起病是否继发于上呼吸道感染或急性鼻炎之后。对全身因素也不应忽视。局部症状包括头痛、鼻塞、脓涕及嗅觉下降，其中头痛症状明显且具有特征性。

（2）头痛的特征性表现：前额部局限性头痛周期性发作，病变初起一般呈额部隐痛，继而加重，局限在前额和眼眶内上角，头痛往往是规律性发作，即头痛常于早晨起床后不久，逐渐加重，中午最烈，直到午后或黄昏逐渐减轻，夜间完全消散。倘炎症未消，每天将以同样规律周而复始地持续10天左右。

（3）除了鼻部症状外，患侧可出现眼痛、流泪、畏光。

2. 体格检查要点

（1）前鼻镜检查可见鼻黏膜充血，鼻甲红肿，以中鼻甲前端明显，中鼻道有黏脓或脓性分泌物存留。

（2）患侧前额部可见皮肤发红、肿胀，压痛，尤以眉弓内下区的额窦底部为明显。

3. 影像学检查及实验室检查

（1）血常规检查：细菌急性感染的表现：血白细胞升高，以中性粒细胞为主。

（2）CT检查：患侧额窦内黏膜增厚、窦腔积液。

4. 诊断要点

（1）继发于急性上呼吸道感染之后，出现头痛、鼻塞、脓涕及嗅觉下降等症状。

（2）前额部局限性头痛周期性发作，头痛常于早晨起床后不久，逐渐加重，中午最烈，直到午后或黄昏逐渐减轻，夜间完全消散。前额部相应部位可见皮肤发红、肿胀、压痛，尤以眉弓内下区的额窦底部为明显。

（3）CT检查显示额窦黏膜水肿或窦腔积液。

5. 鉴别诊断

（1）急性鼻炎：以鼻塞、水样涕或黏液样涕为主要症状，头痛相对较轻，头痛没有明显规律性；体征表现为下鼻甲黏膜急性充血肿胀，中鼻道无引流。

（2）眶上神经痛：无明显上呼吸道感染诱因，出现眶上周围闪电样牵拉性头痛，常伴有三叉神经其他分支的反射性疼痛；鼻腔检查无急性炎症表现。

（二）治疗

1. 治疗原则

抗炎消肿，促进引流，注意预防并发症（额骨骨髓炎、眶内蜂窝织炎或脓肿、颅内感染等）。少数病历由于急性阻塞引流或者出现并发症时，则需行手术治疗。

2. 治疗方案

（1）全身治疗与"急性上颌窦炎"相同。

（2）局部保守治疗：鼻内用药及局部理疗基本与"急性上颌窦炎"相同，目的是减轻鼻内黏膜的充血肿胀，促进额窦引流畅通，促进炎症渗出物的吸收。

（3）手术治疗：当保守治疗无效或出现并发症时应采用手术治疗。

①额窦钻孔术：系在额窦底部钻一小孔，经此置入硅胶管或硬塑料管于窦腔内，便于引流或冲洗。

②经鼻内镜额窦开放术：适应证：急性额窦炎反复发作，各种保守治疗效果欠佳；鼻窦CT检查提示额窦口骨性狭窄、额周气房过大妨碍额窦引流或软组织阻塞窦口。在应用足量有效抗生素的基础上进行手术。手术通常需要切除部分钩突，开放筛泡，继而开放鼻丘气房及其他额周气房，使额窦在中鼻道前端形成宽敞的引流通道。

（三）病程观察及处理

治疗过程除了观察局部症状和体征是否改善之外，尚要注意体温和血液白细胞是否逐渐恢复正常。如出现并发症，应在感染适当控制下及早手术治疗。

（四）预后

如无并发症出现，一般预后良好。

三、急性筛窦炎

（一）诊断

1. 病史采集

与重感冒相似，筛窦炎所致的头痛一般不典型，位于鼻根深部或额部，头痛轻重不等，轻者仅有鼻根部闷痛感，眶内发胀，重者可至不能忍受。前筛房病变有流泪、畏光等症，后筛房感染较重者，则多有嗅觉减退、头顶部疼痛。

2. 体格检查

鼻黏膜普遍充血肿胀，中鼻甲、中鼻道与筛泡高度充血肿胀，中鼻道有黏脓。后鼻镜可见中鼻道及蝶筛隐窝处黏膜充血水肿，鼻咽或咽后壁有黏脓附着。眼球压痛，小儿在泪囊窝处有较明显的压痛，眼睑或有水肿。

3. 影像学检查

CT检查：筛窦黏膜水肿增厚，气房轮廓模糊。

4. 诊断要点

（1）当感冒的病期过久，症状不见减轻时，应想到筛窦已受感染。

（2）鼻腔检查：特别留意中鼻道及嗅沟情况，如黏膜充血水肿或有脓性分泌物，可确诊为鼻窦炎。

（3）鼻窦CT检查：筛窦气房混浊、积液，黏膜水肿增厚是其特征。

5. 鉴别诊断要点

急性鼻炎：以鼻塞、水样涕或黏液样涕为主要症状，头痛相对较轻，头痛没有明显规律性；体征表现为下鼻甲黏膜急性充血肿胀，中鼻道无引流。

（二）治疗

1. 治疗原则

抗炎消肿，促进引流，预防并发症。

2. 治疗方案

（1）一般治疗：在感冒的后阶段，应用抗菌药物，可收到对筛窦炎及其并发症的预防和治疗的效果。治疗方法与"急性上颌窦炎"的全身治疗及局部药物应用、理疗相同。

（2）手术治疗：如有并发症（如眶内脓肿）发生，应及时切开引流。

（三）病程观察及处理

同"急性上颌窦炎"。

（四）预后

一般预后良好。

四、急性蝶窦炎

（一）诊断

1. 病史采集

急性蝶窦炎常与急性筛窦炎伴发，其临床症状也与急性筛窦炎相似，缺乏特异性。但当炎症明显时，急性蝶窦炎的头痛有一定特征性，可出现颅底或眼球深部钝痛，而急性蓄脓期的头痛常发生在后枕部、头顶、额、颞、颅内或乳突深部，后者多因蝶腭神经节反射至耳神经节所致。因蝶窦邻近三叉神经，反射区较广，故疼痛也可位于颈项部及球后。当炎症严重，波及海绵窦时，可出现视力减退或眼球运动障碍。头痛的规律为晨起轻，午后重，采集病史的时候要注意部位，以及与眼球的关系。

2. 体格检查要点

（1）鼻镜检查：嗅裂后部或可看到脓液或息肉。

（2）鼻内镜检查：是诊断、观察蝶窦炎确切可靠的方法。常可见蝶窦口或蝶筛隐窝有脓液和黏膜水肿等炎性病变。

（3）CT检查：蝶窦黏膜增厚、窦腔混浊，或伴有蝶筛隐窝黏膜水肿。

3. 诊断要点

（1）当感冒的病期过久，症状不见减轻时，应想到蝶窦已受感染。或当已有急性筛窦炎的时候，应该考虑到合并蝶窦感染的可能。而急性鼻窦炎合并眼球深部钝痛或出现眶尖综合征时，急性蝶窦炎的可能性很大。

（2）鼻内镜检查：常可见蝶窦口或蝶筛隐窝有脓液和黏膜水肿等炎性病变。

（3）CT检查：蝶窦黏膜增厚、窦腔混浊，或伴有蝶筛隐窝黏膜水肿。

单根据临床症状常不能确诊。鼻内镜检查及CT检查均为确定诊断的重要根据。

（二）治疗

1. 治疗原则

抗炎消肿，促进引流，预防并发症。多数病例通过保守治疗能够获得痊愈。当感染比较严重，特别是出现并发症时，应及早手术治疗。

2. 治疗方案

（1）保守治疗：全身用药及局部用药与"急性上颌窦炎"相同。

（2）手术治疗：当保守治疗效果欠佳时，应采用手术治疗。手术方式：目前大多采用经鼻内镜蝶窦开放术，进路有两种：①经蝶筛隐窝蝶窦开放术；②经筛窦蝶窦开放术。

（三）病程观察及处理

部分病例因为蝶窦肿瘤或囊肿合并感染而出现急性蝶窦炎临床表现，这类病例应及早通过鼻内镜手术明确诊断及做肿瘤或囊肿的相应处理。临床上，当急性蝶窦炎经积极抗感染治疗头痛无改善，或CT表现蝶窦骨质破坏或骨质吸收时，应考虑蝶窦炎症仅为继发性病变，需及早处理原发性病变，以免保守治疗耽误病情，出现严重后果。

（四）预后

在出现并发症之前，急性蝶窦炎保守治疗或手术治疗均能取得满意效果。

第二节　慢性鼻窦炎

鼻炎是鼻科临床上最常见的疾病之一，因其常与鼻窦炎同时存在，故现在又称为鼻-鼻窦炎。按照病程可将鼻-鼻窦炎分为2种类型：①急性鼻窦炎病程12周以内；②慢性鼻窦炎成人病程持续12周以上。按照发生的位置分为单鼻窦炎、多鼻窦炎、全鼻窦炎。按照是否伴有鼻息肉，将慢性鼻窦炎分成伴有鼻息肉的慢性鼻窦炎和不伴鼻息肉的慢性鼻窦炎两类。

慢性鼻窦炎（chronic thinosinusitis，CRS）是由多种因素单独或交叉长期作用下所引起的鼻窦和/或鼻腔黏膜的慢性炎症性疾病。一般认为主要的致病因素包括呼吸道感染、呼吸道变态反应、呼吸道黏膜纤毛系统疾病及其他因素造成的黏膜炎症，也有认为鼻腔解剖结构异常、外伤等引起相应的黏膜改变与CRS的发生有一定的相关性。

一、病史采集

症状持续12周以上，病情可反复、稳定、加重，也可缓解，但不会完全消失。

1. 全身症状

轻重不等，多不明显或很轻，可有精神不振、头痛头昏、易倦、精神抑郁、记忆力减退、注意力不集中等现象。

2. 局部症状

（1）鼻塞：是慢性鼻窦炎的主要症状之一，但不及急性鼻窦炎者明显。多是由于黏膜肿胀，鼻甲肿大，鼻内分泌物过多和/或伴有息肉形成阻塞通气所致。擤除分泌物后可暂时缓解症状。

（2）流脓涕：是慢性鼻窦炎的另一主要症状。来自前组鼻窦的分泌物多可从前鼻孔擤出；后组鼻窦产生的分泌物多向后流，从后鼻孔流入鼻咽部，主述"涕倒流"或"痰多"。慢性鼻窦炎者分泌物较黏稠，色黄或灰白色，可呈团块状，偶有腥臭味。牙源性上颌窦炎时，脓涕多带腐臭味。

（3）嗅觉障碍：常表现为嗅觉减退或嗅觉缺失，多为暂时性，但嗅区黏膜长期炎性变，部分患者可导致退行性变，造成永久性失嗅。嗅觉障碍的主要原因是嗅区黏膜炎性变，或形成息肉，或脓性分泌物蓄积于嗅裂等。

（4）头痛：一般情况下慢性鼻窦炎者此症状并不明显，仅有局部钝痛及闷胀感，疼痛时间及部位多较固定。主要是因细菌毒素吸收所致的脓毒性头痛，或因窦口阻塞、窦内空气被吸收而引起的真空性头痛。慢性鼻窦炎头痛常有下列特点：①多有时间性或固定部位，多为白天重、夜间轻，且常为一侧，如为双侧者必有一侧较重；前组鼻窦炎者多在前额部痛，后组鼻窦炎者多在枕部痛；②休息、滴鼻药、蒸气吸入或引流改善、鼻腔通气后头痛减轻；咳嗽、低头位或用力时因头部静脉压升高而使头痛加重；吸烟、饮酒和情绪激动时头痛亦加重。

（5）视觉障碍：是本病的眶内并发症之一，病变多存在于筛窦或蝶窦，炎症累及眶内、眶尖及管段视神经时症状较明显。主要表现为视力减退或失明（球后视神经炎所致），也有表现其他视功能障碍如眼球移位、复视和眶尖综合征等。孤立性蝶窦炎，特别是蝶窦真菌感染导致视力损伤的机会最多。

二、体格检查

1. 前鼻镜检查

（1）可见鼻黏膜充血、肿胀或肥厚，钩突肥大，泡状中甲，中鼻甲反向弯曲，鼻中隔高位重度弯曲压迫中鼻甲；

（2）中鼻道或者嗅裂有黏膜息肉样变性或者鼻阻塞；

（3）中鼻道或者嗅裂可见分泌物积聚，色黄或白色，黏性、黏脓性或脓性，量不等。若中鼻道见脓性分泌物，多提示为前组鼻窦炎，后组鼻窦炎脓液多位于嗅裂，或积蓄于鼻腔后段、流入鼻咽部。若怀疑鼻窦炎但检查未见鼻道有分泌物者，可用1%麻黄素收缩鼻黏膜并做体位引流后，重复上述检查，可助诊断。

2. 鼻内镜检查

除可清楚准确判断上述各种病变及其部位，还可发现经前鼻镜不能窥视的其他病变，如窦口及其附近区域的微小病变和上鼻道、蝶窦口的病变。

3. 口腔和咽部检查

牙源性上颌窦炎者同侧上列第2双尖牙或第1、第2磨牙可能存在病变，后组鼻窦炎者咽后壁可见脓液或干痂附着。

三、辅助检查要点

1. X线平片

可见窦腔形态变化及窦内黏膜不同程度的增厚、窦腔密度增高，或息肉影，如窦内积聚脓性分泌物，则可见液平面。但由于其伪影过多，现多不提倡使用。

2. CT检查

是诊断鼻窦炎最直接和准确的方法之一，可以显示病变鼻窦的位置、范围、解剖学致病因素、鼻腔鼻窦黏膜病变程度。

3. MRI检查

虽能准确地观察鼻窦内软组织占位性病变的范围、程度及与周围肌肉、血管等组织的解剖关系，但不能准确显示解剖学骨性标志和变异，因此在鼻窦炎诊断和指导手术治疗中应用价值不大，临床上仅仅用于鉴别是否伴有鼻腔和鼻窦肿瘤时使用。

4. 根据欧洲鼻－鼻窦炎及鼻息肉诊疗指南（Eurpean Position Paper on Rhinosinusitis and Nasal Polyps，EP3OS），慢性鼻窦炎的诊断为：

（1）出现鼻塞、流涕、嗅觉下降或者消失、头面部疼痛或者沉重感等两个或者两个以上症状，其中必须有鼻塞或者脓涕之一，症状持续时间≥12周。

（2）常规鼻科检查及鼻内镜下的变化：

①中鼻道可见黏膜息肉样变性或者鼻息肉。

②中鼻道可见黏性、黏脓性、脓性分泌物。

③中鼻甲黏膜充血、水肿或肿胀导致堵塞。

（3）CT检查：窦口鼻道复合体和/或鼻窦内的黏膜改变或者积液。

5. 诊断要点

（1）详细询问病史：包括病程时间、起病缓急、病情特征和发病频率等。

（2）临床表现：多数患者出现典型症状为鼻塞、流脓涕、头痛或局部痛，伴或不伴一定程度的嗅觉障碍。须了解症状持续时间，鼻塞的性质及程度，脓涕的多少、颜色、有无异味，头痛部位，疼痛时间等。

（3）辅助检查：鼻科常规检查（包括前、后鼻镜检查）、体位引流、鼻内镜检查、CT检查等均可提供诊断依据。

6. 临床类型

Ⅰ型：不伴鼻息肉的慢性鼻窦炎。

Ⅱ型：伴有鼻息肉的慢性鼻窦炎。

7. 鉴别诊断

（1）急性鼻炎及鼻窦炎：病程较慢性鼻窦炎短，头痛、鼻塞等症状更明显、严重，并常伴有其他上呼吸道急性感染症状及体征，如四肢酸痛、周身不适、发热、咽痛、扁桃体肿大、咽后壁充血及大量滤泡等。

（2）慢性鼻炎：鼻腔内的分泌物较慢性鼻窦炎少，以黏液性分泌物为主，且中鼻道未见黏液、脓性分泌物，未见中鼻道黏膜水肿和息肉样变性。

（3）变应性鼻炎：常有明显的过敏病史和/或家族史，以鼻痒、阵发性喷嚏、水样分泌物等症状为主，鼻黏膜水肿、苍白，中鼻道一般无分泌物和黏膜水肿。但若需确诊，还应进一步行变态反应相关的检查，如变应原皮肤试验、特异性IgE测定等。

（4）真菌性鼻－鼻窦炎：可出现于长期使用抗生素、糖皮质激素、免疫抑制剂或接受放疗等患者，或出现于患有慢性消耗性疾病如糖尿病及其他可致机体免疫力下降的疾病的患者，也可见于正常人。鼻窦CT大多表现为单窦发病，窦壁骨质增生，窦内密度不均匀钙化斑。组织病理学，真菌培养等可以鉴别。

四、治疗

1. 治疗原则

（1）控制感染和变态反应因素导致的鼻腔鼻窦黏膜炎症。

（2）改善鼻腔鼻窦的通气、引流。

（3）病变轻者，不伴有解剖畸形者，可采用药物治疗（包括全身和局部药物治疗）；如果药物治疗无效，或者伴有导致窦口鼻道复合体和嗅裂阻塞的明显的解剖异常，以及鼻道息肉，则应采用综合治疗的手段，包括内科和外科措施。

2. 治疗方案

（1）全身用药。

①抗生素：对于明确感染性病因，或合并有感染因素的慢性鼻窦炎，应使用足量、足疗程的抗生素；

选用抗生素，最好的原则是依据鼻内分泌物细菌培养和药敏试验结果而定，而在未得到确切的检验依据前，可选用针对化脓性球菌或杆菌有效的抗生素，如头孢类、抗耐药的青霉素或喹诺酮类药物，也可适当加用抗厌氧菌类药物。最终根据鼻腔分泌物量、色泽来确定疗程。一般认为在脓性分泌物消退后再用药一周较为合适，慢性鼻窦炎的抗生素使用疗程不超过 3 周。

EP3OS2007 认为，长期、低剂量口服大环内酯抗生素，在治疗对于手术和药物治疗不敏感的患者，症状缓解率在 60% ~ 80%。CPOS（中国慢性鼻窦炎诊断和治疗指南 2009）把这一治疗方法推荐为一线治疗方法，其主要理论依据是通过对 NFkB、1L-1、6、8 等细胞因子的干扰，达到抗炎目的，而非抗感染。推荐剂量为正常剂量的 1/2，使用时间为 12W 以上，需要注意药物的副作用，主要为肝功能、肠道菌群紊乱。

②口服糖皮质激素：不作为常规用药，可辅助控制鼻腔鼻窦黏膜炎症，其主要作用抗炎、抗水肿，如必须使用应充分了解禁忌证，如精神性疾患、胃溃疡、活动性肺结核、青光眼等，应根据病情及时调整其用量，一般使用方法为 0.5 mg/（kg·d），清晨空腹一次性口服，推荐使用短效糖皮质激素，如泼尼松，使用期限一般不超过 14 d，防止并发症。

③黏液稀释及改善黏膜纤毛活性药：常规辅助用药，可稀释脓性分泌物，同时恢复黏膜纤毛的活性，有利于分泌物的排出和鼻腔黏膜环境的改善。

④抗组胺类药物：对于合并变应性因素者可适当加用该药，以减轻鼻腔黏膜的水肿程度。

⑤中药制剂：虽缺乏严格、高级别的循证医学依据，可考虑使用。

（2）局部用药。

①局部糖皮质激素：是目前治疗慢性鼻窦炎最重要的一线用药。局部糖皮质激素具有强大的抗炎、抗水肿效应，无论病因是感染性还是变态反应性，病变程度及范围大小，是否伴有鼻息肉，术前还是术后，局部糖皮质激素都可作为主要用药；常规应用糖皮质激素喷雾治疗，以控制鼻－鼻窦黏膜的炎症及水肿，最终达到改善鼻腔通气和引流的目的。局部激素与抗生素联合使用可缩短病程和延长再发时间。使用时间在 3 个月以上，FESS 术后使用时间在鼻窦黏膜上皮化后，或者患者症状消失后继续使用 1 ~ 2 个月。

对于局部激素的选择，要注意药物的受体亲和力、生物利用度、局部副作用等。一般说来，目前在国内使用的糠酸莫米松、布地奈德、丙酸氟替卡松等喷鼻剂，就目前的文献资料显示，长期使用均比较安全、有效，局部和全身副作用较小。

②减充血剂的应用：长期使用鼻腔减充血剂会对黏膜纤毛系统的形态与功能造成破坏，尤其是盐酸萘甲唑啉、麻黄碱类药物。因此应根据不同的病情酌情使用，应选择低浓度、副作用少的减充血剂，如盐酸羟甲唑啉。慢性鼻窦炎的鼻腔鼻窦黏膜及黏膜下组织以组织间质水肿、增生为主，而非单纯血管扩张所致，减充血剂作用不大，除伴有急性感染发作、鼻塞症状非常明显时，一般很少使用。慢性鼻窦炎手术治疗后，由于鼻腔、鼻窦引流通气问题已经解决，可不再使用减充血剂。

③生理盐水冲洗：是当代非常流行的治疗和鼻腔保健护理方法。有两种冲洗方法：a. 用 35 ~ 40 ℃ 无菌温生理盐水经特制的器皿，直接进行鼻腔冲洗。可以达到清洗鼻腔、改善黏膜环境的目的。也有文献资料显示，使用 2.8% 高渗盐水冲洗鼻腔可减轻黏膜水肿。b. 用特制的导管伸入窦口冲洗，适用于上颌窦、额窦及蝶窦的一般炎症。冲洗时使导管经窦口进入窦腔，用微温的无菌生理盐水冲洗，以清除窦内积脓。但此种方法操作较难、盲目，且容易损伤窦口黏膜，故现已很少使用。

（3）局部治疗。

①上颌窦穿刺冲洗：在急性上颌窦炎无并发症、全身症状消退、局部炎症基本控制且化脓性病变已局限化时，可行上颌窦穿刺冲洗法。根据症状确定冲洗次数，一般每周 1 ~ 2 次，冲洗至再无脓液冲出；每次用温无菌生理盐水冲洗后，可向窦内适当注入抗生素，或抗厌氧菌类药，达到局部消炎的效果，目前并不推荐使用上颌窦冲洗术治疗 CRS。

②鼻窦置换治疗：目的是促进鼻窦引流，并将药物通过负压置换入窦腔内，起到排脓抗炎的作用。可用于慢性额窦炎、筛窦炎和全鼻窦炎者，鼻窦急性炎症者或慢性鼻窦炎急性发作时，或单一鼻窦炎者，

应禁用此法,主要是防止炎症扩散到正常鼻窦,而且病窦黏膜充血,易诱发菌血症。由于该方法疗效缺乏循证医学依据,EP3OS2007不推荐使用局部抗生素,这一治疗方法值得商榷。

③鼻内镜下吸引:在鼻内镜的直视下,能更清楚地观察到脓性分泌物的来源、色泽及黏稠度等,用吸管吸除鼻道内的分泌物,观察窦口是否有阻塞、黏膜是否水肿及窦内黏膜的病变程度。特别适合FESS术后鼻窦处理。

(4)外科手术:手术原则通过解除鼻腔鼻窦解剖学异常造成的机械性阻塞、切除不可逆的病变、恢复鼻腔、鼻窦的通气和引流,尽可能保留可以恢复正常的黏膜和鼻腔、鼻窦正常结构为原则。

①手术指征:a.影响窦口鼻道复合体和嗅裂引流的解剖学异常,如重度的高位鼻中隔偏曲,泡状中鼻甲,中鼻甲反向弯曲,钩突和筛泡的肥大、筛漏斗区域的畸形等。b.影响OMC区和嗅裂的通气与引流的鼻息肉。c.怀疑CRS导致的眶、颅并发症。d.修正炎症性组织增生,如钩突、筛泡、中鼻甲的息肉样变。对于以上这些机械性阻塞,外科手段是最有效的方法。e.开放鼻窦,应在规范的药物治疗无效后选择鼻窦手术。

②术前准备:术前10~14 d开始应用针对所感染细菌的抗生素,常规应用局部激素喷鼻。当有严重的鼻息肉和Samter三联征时,需口服糖皮质激素类药物。鼻分泌物稠厚时使用黏液促排剂,还可酌情使用减充血剂和/或抗组胺药物。

③手术方式:A.传统的鼻窦手术:包括经典的Caldwell-Luc(柯陆式)手术(上颌窦根治术)、Lima手术(经上颌窦鼻内筛窦切除术)、经鼻内筛窦手术、经鼻额窦手术等。这类手术普遍存在视野狭窄、照明不清、一定程度的盲目操作,以及病变切除不彻底、创伤较大或面部留有瘢痕等缺点。B.经鼻内镜鼻窦手术:也称功能性内镜鼻窦手术(functional endoscopic sinus surgery,FESS),在鼻内镜和电视监视下,纠正鼻腔解剖学异常、清除不可逆的病变,尽可能地保留鼻-鼻窦的黏膜,重建鼻腔鼻窦通气引流(尤其是窦口鼻道复合体区域的通畅与引流),为鼻腔鼻窦黏膜炎症的良性转归创造生理性局部环境,最终达到鼻-鼻窦黏膜形态与自身功能的恢复。FESS手术创伤小,视角开阔、术野清晰、操作精确。这种手术已经成为慢性鼻窦炎外科治疗的主体手术方式。根据不同部位的疾病种类,鼻内镜手术有多种术式,但总体上是由两种基本术式发展而来。

a. 从前向后法:由奥地利学者Messerklinger首先提出,故又常称为Messerklinger术式,是较为常用的术式。基本手术方式为:

切除钩突:向内侧推开中鼻甲,暴露钩突;以剥离子或镰状刀沿着鼻腔外侧壁上颌线的走向切开钩突,并向内侧方向分离,对头端和尾端残余的相连,可用中鼻甲剪刀剪断,取出钩突,暴露上颌窦口。切除钩突时,器械方向不可过度向外、向后,以免损伤纸样板。

开放前组筛窦:取筛窦钳咬除筛泡及其周围的气房,暴露中鼻甲基板。为防止正常黏膜(尤其是纸样板处)被撕脱,可用切钳切除病变组织,亦可先剔除骨质,然后用切割钻处理病变黏膜。

开放后组筛窦:使用刮匙或咬钳从中鼻甲基板的内下方开放基板和后组筛窦,直至蝶窦前壁。开放后组筛窦时,应遵循近中线原则,即靠近中鼻甲从前向后进行,以免伤及视神经管。

开放蝶窦:使用刮匙或咬钳从最后筛窦气房的蝶筛隔板进入蝶窦,也可从蝶筛隐窝处蝶窦自然开口进入。蝶窦自然口位于蝶窦前壁距后鼻孔上缘10~12 mm近中线处,比较恒定的解剖参考标志是上鼻甲。在蝶筛隐窝狭窄、寻找窦口困难时,切除上鼻甲后下2/3,有助于暴露开口。为有效恢复术后鼻窦引流的生理功能,应注意保护窦口下缘黏膜的完整性,可以向内、上、外方向扩大窦口。

开放上颌窦:正常情况下,上颌窦自然口位于筛漏斗的后下部,钩突下部的后方,一般在45°鼻内镜下均可以较好暴露窦口;可以使用弯头探针在筛泡前下方沿着钩突缘向下方滑行。若上颌窦自然口开放良好,窦内无明显病变,则不必破坏其自然引流结构。若上颌窦自然口阻塞,可以向后囟或前囟开放窦口,直径达1~2 cm。为有效恢复术后鼻窦引流的生理功能,应注意保护窦口后下缘黏膜的完整性。

开放额窦:额窦手术是鼻内镜手术的热点与难点。目前,额窦手术方式以经鼻内镜下切除额窦口气房、建立宽敞的额窦引流通道,保留正常解剖结构的术式为主流。国内外许多专家根据各自的理论,建立了各具特色的手术方式:

Ⅰ．Draf 建立的经鼻内镜额窦开放手术分型。Draf 根据患者病变累及的范围和严重程度，提出 Draf 分型的手术方式。May 年提出与 Draf 相对应的鼻内镜下额窦开放术（nasofrontal approaches，NFA）的分型（表 7-1）。

表 7-1　Draf 额窦手术分型方法

Draf 分型		手术范围
Ⅰ		清理额窦口下方的阻塞性病变，去除阻塞额窦引流通道的前筛气房，手术不涉及额窦口
Ⅱ	Ⅱa	去除涉及额窦的筛气房，切除中鼻甲和纸样板之间的额窦底壁
	Ⅱb	切除鼻中隔纸样板之间额窦底壁，在额窦和额隐窝之间建立广泛的引流通道
Ⅲ		双侧Ⅰ型额窦手术，切除鼻中隔上部、额窦底壁和额窦中隔下部，称为改良的 Lothrop 手术

Ⅱ．Wormald PJ 术式：以鼻丘气房为中心的经鼻内镜额窦开放术（图 7-1）。其理论依据为鼻丘气房的上壁为额窦的底壁，鼻丘气房的后壁构成了额隐窝的前壁；只要在术中打开鼻丘气房的顶壁和后壁，即可开放额窦底壁。其基本手术方式为：在中鼻甲和鼻腔外侧壁之间"腋窝"之外侧处做一蒂部在内上方的皮瓣，向内上方翻起，暴露"腋窝"下方骨质，用咬骨钳去除鼻丘气房的前壁，进入鼻丘气房，再将鼻丘气房上壁和后壁去除，即开放额窦底壁和额隐窝前壁。

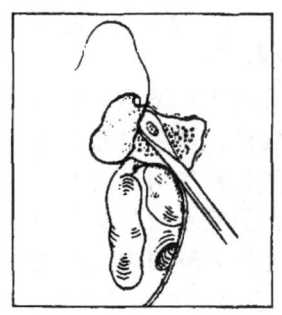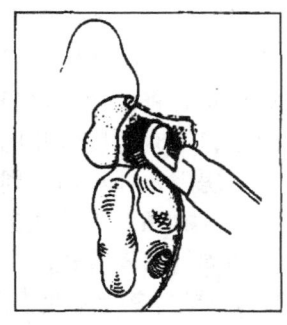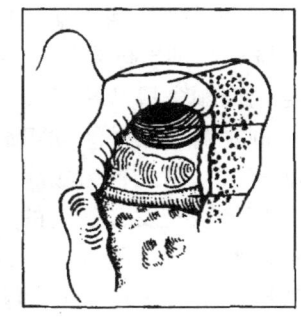

图 7-1　鼻丘气房为中心的经鼻内镜额窦开放术

Ⅲ．Friedman M 术式：以钩突上部为中心的经鼻内镜额窦开放术（图 7-2）。其理论依据为钩突的上端附着主要有三种方式：附着在颅底、中鼻甲和纸样板，钩突上端不同附着方式导致额窦不同的开口形式：附着在纸样板（包括鼻丘气房），则额窦开口在钩突与中鼻甲之间；附着在前颅底和中鼻甲，则额窦开口在钩突与纸样板之间，术中可根据钩突上端附着的方式寻找额窦的引流开口。其基本的手术方式：在冠状位鼻窦 CT 上判定钩突附着，手术中定位钩突上端的附着，在钩突上端的外侧或内侧来追溯寻找额窦开口。

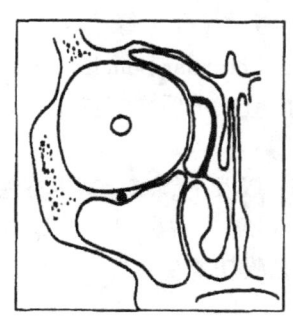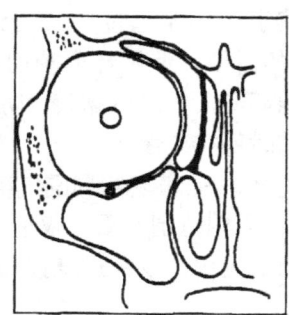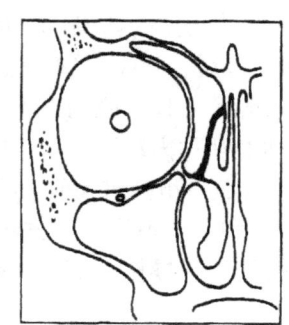

图 7-2　钩突上端分别附着在纸样板、颅底和中鼻甲

Ⅳ．Stammberger 剥蛋壳技术：其理论依据为额窦结构就像一个高脚杯，上部为额漏斗，中间狭窄为额窦口，下部为额隐窝，慢性额窦炎的主要成因是额隐窝被发育过度的气房（如鼻丘气房、终末隐窝、

筛泡气房和筛泡上气房）阻塞，就好像在高脚杯内放了一个鸡蛋一样，导致额窦引流和通气不畅，使得额窦炎经久不愈。其基本手术方式：用各种特殊手术器械，如环形咬切钳（circular Punch）、杯状钳（giraffe neck forceps）、额窦刮匙等，切除这些阻塞额窦口和额隐窝的类似蛋壳样的气房骨壁，保留周围正常的解剖结构和黏膜，称为"剥蛋壳技术"（uncappingthe egg technique）。

Ⅴ. 改良 Lothrop 术式：适合额窦再次手术、额窦内翻性乳头状瘤、额窦脑脊液鼻漏、顽固性额窦炎等。其基本手术方式是在额窦和鼻腔之间形成一个广泛引流通道，具体步骤如下：切除鼻中隔前端上部；去除双侧额窦底壁；切除额窦间隔；切除部分额嘴（frontalbeak）。

Ⅵ. 鼻窦球囊扩张术的基本原理和手术步骤：鼻窦球囊扩张术的基本原理是：在鼻内镜照明直视下，将可承受一定压力的未充盈气囊置于待开放的窦口，给予一定的压力使之膨胀，从而对窦口结构施压、扩张，无弹性的骨性结构骨折、破坏，有弹性回缩力的黏膜组织受压、塑型。

手术主要步骤：根据病情、个体差异选择局麻或全麻，鼻内镜直视下，将与引导管手柄连接的球囊引导管头端位于目标鼻窦口（开放额窦时应置于额隐窝处）。将球囊扩张管沿着引导管缓慢推送，当到达球囊扩张管尾端的第一条标记线时停止推送。再将导丝穿入球囊扩张管，沿着扩张管一直向前推送直到出现阻力再推送 3～4 cm，早期使用 C 臂 X 光透视观察导丝位置，改良后打开导丝相连照明系统，根据导丝头端光源直接判定导丝位置。当证实导丝位于目标鼻窦时，将球囊扩张管沿引导管缓缓推入，确定其头端球囊的近中部处位于目标窦口，再将充水加压系统连接于扩张管尾端的接口上，加压膨胀球囊（目前一般采用 10 个大气压，最大压力应不超过 14 个大气压），维持 10 s 后，回缩球囊，目标鼻窦开放完毕，若需要冲洗，则抽出球囊扩张导管及导丝，换冲水导管冲洗即可。

Ⅶ. 史剑波等根据额窦口和额隐窝的病理状态将慢性额窦炎分成三种类型。第一种为额隐窝的软组织阻塞：额窦口和额隐窝仅被肿胀软组织阻塞，没有过度气化的气房，术中只需去除上述病变组织，而不处理额隐窝和额窦口；第二种为额隐窝的气房阻塞：额窦口周围各种气房过度发育，导致额隐窝狭窄和阻塞，术中充分切除这些发育过度的气房，开放额窦引流通道，但手术只限于额隐窝区域，不涉及额窦口；第三种为额隐窝的骨性阻塞：为各种额周气房发育过度向上侵入额窦内，或额嘴过度向后发育，导致额窦自然口狭窄。用额钻向前扩大额窦口，切除额窦底壁，保证额窦口大于 7 mm；也可采用切除鼻中隔前端上部，切除额窦底壁和额窦中隔骨质，使两侧额窦形成一个宽敞的共同引流通道。

总之，额窦开放术成功的关键是确认并彻底清除额隐窝和额窦口的气房，重建良好的额窦引流通道，尽可能保留额窦口的黏膜。对于额窦不同的病理状态，应采用不同的手术方式，其原则是：选择由简至繁、由创伤小至创伤大、由鼻内径路至鼻外径路的方法，进行有的放矢的治疗。当然，如果以上术式能够在先进的影像导航系统下完成，将会更加微创、安全。

b. 从后向前法：由德国学者 Wigand 首先提出，故又称为 Wigand 术式。该术式适合于既往手术造成鼻腔鼻窦结构缺失、解剖标志欠清、仅仅局限于后筛和蝶窦的患者。

使用中鼻甲剪刀剪除中鼻甲后、下 1/3，沿着上鼻甲（或者最上鼻甲）与鼻中隔之间，在蝶筛隐窝处寻找蝶窦自然开口。蝶窦自然口距离前鼻孔一般不超过 7 cm，距离后鼻孔上缘 1～1.5 cm，与鼻底的夹角约 30°。找到开口后，根据暴露病变的需要，使用环形咬切钳（circular punch）或者蝶窦咬骨钳，向不同方向开放扩大蝶窦开口，原则上不能环形损伤窦口黏膜，防止造成术后窦口狭窄。术者心中要明确：蝶窦外侧壁有视神经和颈内动脉走行，随时保持警惕。

自后向前逐一开放后组筛窦和前组筛窦气房、额隐窝周围气房，以及上颌窦，基本方法同从前向后法。

c. 激光、射频和微波等物理学方法的适用范围有限，仅适合少部分中鼻甲、下鼻甲肥大的病例，建议使用时在鼻内镜下进行操作，不可大面积应用，以免过度损伤黏膜功能。

五、术后观察及处理

1. 一般处理

（1）术后搬动患者时避免剧烈改变体位，导致体位性降压；还应及时补充血容量，护理患者直至清醒，反应灵敏，通气良好，给予氧气吸入。

（2）出血少者，术腔仅填塞少许可溶性的止血物，如吸收性明胶海绵、Rhino鼻腔填塞条等。出血多的可轻压膨胀海绵，24～48h取出。术后口服抗生素5～8d，也可于术腔内置抗生素，适时、适量应用糖皮质激素鼻内气雾剂以减轻术腔炎症及黏膜水肿，防止复发。鼻腔及鼻窦手术后2天内要做创面处理，去除创面的黏液结痂，术后第5～7天开始给予冲洗鼻腔，冲洗液可用温生理盐水或具有抗炎成分的中药制剂。术后7～14d行鼻内镜清理术腔，主要是保持造窦口的通畅，及时将窦口周围的血痂、分泌物去除，保证其引流通畅。

2. 并发症的观察及处理

（1）并发症分类与发生率：鼻内镜外科技术操作区域邻近眼眶、颅底等重要结构，解剖毗邻关系复杂，如操作不当，容易出现并发症。按照严重程度分类，可分为轻微并发症和严重并发症；按照部位分类，可分为颅内并发症、眼部并发症、鼻部并发症和血管并发症等。关于鼻内镜手术并发症的发生率，国内外文献报道差异较大，国外为0～24%，国内为0～16%，这其中存在一个对并发症的定义和分类问题。

（2）并发症发生的相关因素：鼻内镜手术并发症发生的相关因素主要有5个方面：

①术者经验：研究数据表明，并发症发生率的高低在不同技术水平的术者间存在较大差异。有学者按照时间顺序，将2 000例鼻内镜手术并发症的发生时间分3个阶段，结果显示前、中、后三个阶段并发症的发生率差异明显，分别为19%、12.5%、5.9%。这种现象被称之为"学习曲线"。尽管有学者对此存有异议，但是术者经验，尤其是在各种不利情况下对解剖标志的正确判断能力，在并发症的影响因素中起着重要作用。

②解剖结构：先天或后天的许多因素使鼻腔鼻窦的解剖结构发生明显改变，如Onodi气房伴有筛窦、蝶窦骨壁变薄，前期手术使鼻窦骨质增厚、中鼻甲残缺等，可造成解剖标志消失、毗邻关系发生改变，术者易出现判断失误，导致并发症发生。

③术中出血：术前鼻窦黏膜炎症没有经过规范治疗，基础疾病如高血压、出血性疾病没有得到有效控制，长期服用阿司匹林，手术操作粗糙等造成术中创面剧烈出血，术野不清，解剖标志难以辨认，盲目进行操作，增大并发症的发生率。

④麻醉方式：许多学者认为，局部麻醉较全身麻醉发生并发症的概率要低，这是由于局麻手术往往出血较少，术野的清晰度较高。此外，局麻手术时，术中可以通过患者的疼痛反应判断手术的部位和深度，避免操作不当；而全麻手术时，必须等患者麻醉苏醒后才有机会发现并发症的可能体征。但这并不意味着全身麻醉手术风险一定更大，全身麻醉有专业麻醉医师相助，术者可以更加从容处理病变，不为患者的自身感受所纷扰。

⑤右侧手术：尽管有文献统计认为右侧鼻腔手术并发症的发生率，尤其是严重并发症，明显高于左侧，提示这可能与大部分术者左侧操作更加顺畅自然相关，但我们的经验并不赞同这一理论。

（3）并发症预防处理：全面掌握鼻腔鼻窦的解剖知识、系统进行鼻内镜鼻窦手术的训练是预防并发症发生的关键环节。一旦发生手术并发症，应采取正确的处理方法与补救措施。

①颅内并发症：系前颅底骨质和（或）硬脑膜破损所致，常发生在筛凹、筛板和额突等处。颅内并发症包括颅内血肿、颅内感染、气脑、脑脊液鼻漏、脑膜膨出和脑实质损伤等。颅内出血和血肿的处理应根据血肿的大小、形成的速度、位置、临床症状，从简单地使用止血药物、脱水剂、激素、局部止血、术腔引流到选择介入治疗、开颅血肿清理等；若发生颅内感染、气脑等，应采取积极的抗感染治疗；发生脑脊液鼻漏、脑膜膨出等损伤，应采取脑脊液鼻漏修补及颅底缺失修补术。

②眼部并发症：系损伤纸样板、眶尖和视神经管、泪道等处骨壁，导致筛前和筛后动脉出血，内直肌、视神经和鼻泪管损伤，临床表现为眶周青紫（俗称"熊猫眼"）、眼睑肿胀、眼球运动障碍、复视、视力障碍和溢泪等。a. 视神经损害的原因包括：手术直接在蝶窦和后组筛窦外侧壁进行，直接钳夹和骨质压迫损伤了视神经；手术中误将视神经隆突当成后筛，用吸引管头挤压时造成局部骨折外移，压迫视神经，造成视力急剧下降；也有将前组筛窦外侧的纸样板当成了中鼻甲基板，手术进入到眶内，将眶脂肪当成鼻息肉进行切割，损伤眶内段视神经。手术造成眶内严重出血，血肿压迫视神经，造成视力间接损害。手术造成的眶尖综合征、神经反射、术中使用丁卡因和肾上腺素，造成眼部缺血性损害，由于手

术刺激导致视网膜中央动脉栓塞等。b.眼球运动障碍的原因包括：直接损伤，多为眼球运动障碍的最主要原因。内直肌与纸样板邻近，两者之间仅隔以薄层眶筋膜、少量脂肪和眼球筋膜（Tenoni囊）。在鼻内镜手术中，当手术钳，尤其是鼻息肉切割器进入到眶内时，非常容易引起内直肌损伤，引起眼球运动障碍，表现为眼球运动时疼痛、复视、眼球外斜、向内侧运动障碍；其他如上斜肌和下直肌受损的机会相对较少。眼外肌周围的眶内损伤导致的局限性无菌性炎症和眶内纤维化（脂肪粘连综合征）也会导致一定程度的眼球运动障碍。支配眼外肌的血管和神经的损害导致眼球活动障碍，但这种情况比较少见。眶内广泛出血导致的眶尖综合征，在眶尖部血肿直接压迫了支配眼肌的眶上裂内的神经和血管。眼球运动障碍的处理比较困难，早期全身应用类固醇激素可减轻损伤附近可能发生的粘连和瘢痕。肌肉的挫伤、神经和血管的损伤导致的眼肌运动障碍可观察保守治疗3个月。如果病情无好转，可以考虑眼外肌矫正术，但手术时机目前尚无定论，我们不建议早期进行眼肌探查，因为部分眼肌功能障碍可能在积极的药物治疗后恢复，同时，早期损伤后局部出血，组织标志不清，肌肉处于肿胀状态，不适合手术，一般认为在3~6个月以后。手术方式包括内直肌后移、筋膜连接眼球和内直肌残端以修复缺损的内直肌，但恢复情况并不乐观，尽管可以减轻复视的程度，但眼球运动通常只能部分恢复。对于眶尖综合征导致的眼球运动障碍，应尽早进行眶尖减压术来达到改善眼球运动的目的，如果早期干预，通常预后比较好，但完全恢复需3~6个月。c.临床上泪道损伤的发生率为0.3%~1.7%，常见原因包括：下鼻道开窗：鼻泪管的下鼻道开口位于下鼻道顶端，距离前鼻孔约25 mm，下鼻道开窗时位置过于向后、上，容易损伤鼻泪管开口。扩大上颌窦口：上颌窦自然口前缘距离鼻泪管后缘的距离为5~10 mm，扩大时用反咬钳过分向前、下开放，可以损伤鼻泪管。切除钩突：钩突中部附着在泪骨上，如果用咬骨钳过度咬除钩突中部附着部位骨质，尤其是泪囊内侧壁骨质菲薄时，可能损伤泪囊。但幸运的是，有70%~80%的泪囊和鼻泪管损害的患者术后并不出现溢泪等临床症状，如果术中发现这一情况，可适当扩大泪囊内侧壁，术后定期进行泪道冲洗。如果出现溢泪和慢性泪囊炎，经鼻内镜泪囊鼻腔造孔术是解决这一并发症最重要的一条途径。d.眶纸板和轻度眶筋膜的损伤不必特殊处理，术后注意用足量的抗生素，禁止擤鼻涕，1周内不要行鼻腔冲洗，术后早期可以采用冷敷。严重眶纸样板损伤会导致眶内出血，当动脉受到损伤时，出血迅速，导致眶内血肿，称为眶内急性出血，症状出现严重、迅速，表现为眼球疼痛、眶周青紫、视力急剧下降、眼球突出、眶内压迅速增高，眼球运动障碍等。而牵拉、切割眶脂肪、眼肌和静脉系统的损伤，导致的眶内出血可能会轻微得多，称为慢性出血，一般都有自限倾向。临床对于眶内出血普遍的处理方式包括：抽出鼻腔填塞材料、静脉应用止血药物、甘露醇和利尿药等减轻眶内压、类固醇激素减轻眶内组织水肿。如果这些处理仍然不能减轻症状，文献认为：无论是动脉性还是静脉性眶内出血，当眼内压超过40 mmHg，并出现视力下降时，立刻行外科紧急处理，包括外眦切开术、眶减压尤其是眶尖减压术，甚至视神经减压手术。预防或成功救治视力丧失要求迅速识别患者的临床症状，包括眼部疼痛、眼球突出、眼球坚硬度（眼压）增高、眶周水肿、视敏度下降和眼球活动障碍，一旦出现上述症状，需要急症处理。但如果术后视力下降不明显，临床判断创伤比较轻微，而且无急性进展的趋势（如局限性眶内出血、眼压轻度升高、眼球轻前凸），可在严密监控下进行药物治疗24~48 h，再视疗效进行相应处理。

③术腔粘连：闭锁术中切除中鼻甲基板下缘、中鼻甲根部骨折、中鼻甲骨质被切除等，是造成中鼻甲漂移的主要原因，导致中鼻甲与鼻腔外侧壁粘连。上颌窦、额窦或蝶窦窦口闭锁的主要原因是开放各鼻窦时，窦口黏膜环形损伤所致，保证黏膜的完整性，勿过度处理囊泡和水肿黏膜，以免妨碍黏膜创伤修复的生理过程，导致瘢痕愈合。

④大出血：引起鼻窦手术出血的原因分成两大类：术中损伤大的血管如筛前动脉、筛后动脉、蝶腭动脉，甚至颈内动脉或海绵窦。一旦出现上述血管损伤，先采用含肾上腺素或者生理盐水的棉片、纱条或吸收性明胶海绵压迫局部止血，并用双极电凝止血。若损伤颈内动脉，上述方法往往难以奏效，应立即行颈内动脉介入栓塞或颈总动脉结扎术，但有可能引起患者死亡或者偏瘫。

六、疗效判断及处理

鼻内镜手术疗效判定标准。

治愈：症状消失，内镜检查窦口开放良好，窦腔黏膜上皮化，无脓性分泌物。

好转：症状明显改善，内镜检查见窦腔黏膜部分区域水肿、肥厚或肉芽组织形成，有少量脓性分泌物。

无效：症状无改善，内镜检查见术腔粘连，窦口狭窄或闭锁，息肉形成，有脓性分泌物。

应保证近期随访不少于6个月，远期随访1年以上。

七、出院随访

（1）出院时带药，目前多数带3个月量的小剂量大环内酯类抗生素、鼻用类固醇、黏液促排剂和某些中成药；

（2）术后1月内1~2周行鼻内镜复查，此后1年内每月定期内镜检查；

（3）定期门诊复查与取药；

（4）出院应当注意定期鼻腔冲洗，戒烟、戒酒，遵从医嘱用药，生活规律。

第八章　鼻部其他疾病

第一节　外鼻软组织损伤

一、概述

鼻软组织损伤包括外鼻挫伤和裂伤2种。外鼻挫伤是指由打击或撞击所引起的皮下软组织损伤，多见于重物的碰撞、外力钝器的打击；裂伤又分为切割伤、撕裂伤、刺伤等。由锐利的刀刃、玻璃片等所引起损伤往往伤缘整齐，多呈直线，常称切割伤。由重物或钝器撞击或打击所致的软组织裂开一般伤缘不整齐，伤口很不规则，邻近组织损伤也较重，常称撕裂伤。刺伤多由尖细的木竹器、刀尖等刺入软组织所致，伤口细小，但可能较深。鼻部刺伤较少，伤口多与鼻腔、鼻窦等相通形成贯通伤。还有一种由高速度异物如弹片、金属碎屑进入组织所致的伤口，有进口而无出口，异物常存留于组织中，称为非贯通伤，但由于外鼻软组织体积较小，因而极少见。

二、临床表现及诊断

外鼻挫伤表现为鼻部软组织肿胀、皮下瘀血等，可伴有鼻骨及面骨骨折，诊断容易，通过病史询问及常规查体即可明确。

对于鼻部裂伤的诊断，则需对受伤过程和伤口情况做较为详尽的收集，包括视诊、触诊、窥镜检查、X射线拍片及CT检查等，查明鼻外伤属于哪一种，伤口污染情况如何，有无组织内异物存留，有无周围骨质骨折等，尤其需要了解邻近器官及全身损伤情况，以便分清轻重缓急，适当处理。

三、治疗

1. 单纯挫伤

早期可用冷敷或湿敷，以控制血肿与水肿的形成与发展；受伤24 h以后者可改用热敷，或局部理疗以促使肿胀和瘀血消退。这种损伤如不伴有其他部位的开放性伤口，可进行止痛等对症处理，一般不需要使用抗生素。

2. 切割伤

应早期予以缝合处理，预后往往良好。

3. 撕裂伤、贯通伤等开放性伤口

因鼻部血管丰富，常以局部出血为主要症状，严重者可致休克，故应早期通过局部压迫、钳夹、缝扎、鼻腔填塞等方法进行止血，如条件允许，伤口止血可与清创、缝合过程一并进行。同时，破伤风抗毒素应列为常规使用。

第二节　鼻骨骨折

一、概述

外鼻突出于面部中央，容易遭受撞击而发生鼻骨骨折。鼻骨上部厚而窄，较坚固。下端宽而薄，又缺乏支撑，故骨折多累及鼻骨下部。严重者常伴有鼻中隔骨折、软骨脱位、面部明显畸形、眶壁骨折等，如鼻根内眦部受伤使鼻骨、筛骨、眶壁骨折，则出现所谓"鼻额筛眶复合体骨折"。

二、临床表现及诊断

1. 病史及症状体征

①鼻骨骨折多为闭合性骨折，伤者有明显的面部遭受打击或撞击病史。②局部疼痛及触痛，伴有鼻阻、鼻腔出血，出血可多可少，但量往往不多。③可见鼻根部软组织肿胀和皮下瘀血，以及鼻梁偏斜，骨折侧鼻背塌陷，有时可感知骨擦音。如肿胀明显可掩盖外鼻畸形。擤鼻后可出现伤侧下眼睑、颜面部皮下气肿。鼻腔可见黏膜肿胀，如有鼻中隔受累见中隔偏离中线，前缘突向一侧鼻腔。若有中隔血肿，中隔黏膜向一侧或两侧膨隆。若鼻中隔血肿继发感染，则引起鼻中隔脓肿，导致软骨坏死，鞍鼻畸形。

2. 检查

鼻骨侧位 X 射线检查，大部分可发现鼻骨下端骨折线。如高度怀疑骨折而 X 射线未能发现鼻骨骨折线者，应行鼻骨 CT 扫描并三维重建，加以甄别。

三、治疗

1. 一般治疗

鼻外有伤口者与一般外科处理相同。视情况考虑注射破伤风抗毒素和抗生素，伴有鼻出血者，宜先行止血处理。

2. 专科治疗

（1）外观无畸形的无错位性鼻骨骨折无须复位，需复位者应尽量在伤后 3 h 内行骨折复位，赶在组织肿胀发生之前不仅可使复位准确，且有利于早期愈合。若肿胀明显，可暂缓进行复位，待 5~7 d 肿胀消退后再复位，但不宜超过 10 d，以免发生错位愈合，增加处理困难。方法：先以鼻腔收敛剂如 1% 麻黄碱收缩鼻腔黏膜，1% 丁卡因鼻黏膜表面麻醉 2~3 次。用复位器伸入鼻骨下塌处，置于鼻骨之下将其抬起，此时常可听到鼻骨复位时的"咔嚓"声。复位器伸入鼻腔勿超过两侧内眦连线，以免损伤筛板。有鼻中隔软骨脱位也应同步复位：将复位器的两叶伸入两侧鼻腔，置于中隔偏曲处的下方，挟住鼻中隔垂直向上移动，即可使脱位的中隔复位。复位后鼻腔须行填塞，以便起到支撑和止血的作用。填塞物如为一般凡士林纱条，在鼻腔滞留时间一般不超过 48 h。

（2）疑有鼻中隔血肿可穿刺抽吸确诊，鼻中隔血肿内的血块很难自行吸收，须早期手术切开清除，以免发生脓肿及软骨坏死。沿鼻中隔前缘做"L"形切口，切口要足够大，并放置橡皮引流片，以利彻底引流，必要时反复术腔冲洗或负压吸引。术后鼻腔填塞，以防复发。并用足量抗生素。

（3）对开放性鼻骨骨折，应争取一期完成清创缝合与鼻骨骨折的复位等。鼻中隔损伤出现偏曲、脱位等情况时，如鼻腔内复位不成功亦应做开放复位。对鼻骨粉碎性骨折，应视具体情况做切开固定（如局部缝合固定、金属板固定等），同时行鼻腔内填塞，时间应适当延长。鼻额筛眶复合体骨折多合并严重的颅脑损伤，以开放复位为宜。使用多个金属板分别对鼻骨及其周围断离的骨进行固定并同上鼻腔填压固定。

（4）鼻骨骨折复位后，尤其是开放复位或行鼻中隔切口后，应足量使用抗生素。

第三节　鼻窦骨折

鼻窦围绕在鼻腔周围，上临颅脑，旁及眼眶，当颜面软组织发生挫伤或裂伤时，须考虑鼻窦发生骨折的可能，严重的鼻窦骨折可伴有脑部、眼部症状及严重的鼻出血。

鼻窦骨折以发生在上颌窦或额窦者多见，筛窦次之，蝶窦最少。前组鼻窦外伤多与颌面部创伤同时发生，后组鼻窦骨折多与颅底外伤同时存在，严重外伤所致的鼻窦骨折，常伴有颅面骨骨折。对这类骨折如能早期进行复位，效果较好。因鼻窦骨折所引起的移位皆由外力所致，并无肌拉力的作用，只需在复位后加以保护，即可在正常位置上愈合。

一、上颌窦骨折

（一）概述

上颌窦骨折多由外界暴力直接撞击引起，可发生在额突、眶下孔、内壁及上牙槽突等处，以前壁塌陷性骨折最常见。

（二）临床表现及诊断

此型骨折外伤早期由于软组织瘀血肿胀，面部畸形可不甚明显，肿胀消退可见明显面部塌陷。如上颌窦骨折和鼻骨、颧骨、上颌骨，以及眶骨骨折联合出现可出现复视、呼吸道阻塞、咬合错位、颜面畸形等症状。

（三）治疗

（1）线性骨折或骨折间骨质：无明显错位，仅上颌窦有积血，预计不会出现面部畸形者，无须外科治疗，予以抗感染、止血、鼻收敛剂滴鼻等。

（2）上颌窦骨折：①导致面部畸形者：应尽可能早期整复，一般要求在伤后24 h内进行，因超过此时限常有软组织肿胀，增加了操作难度。如错过早期整复时机，可待软组织肿胀基本消退后再予复位。②上颌窦前壁骨折内陷：可在下鼻道开窗或采用上颌窦根治术进路，用剥离子等金属器伸入窦内将骨折部分抬起复位，窦内填塞碘仿纱条以做固定。③上壁（眶底）骨折采用上颌窦根治术进路，用器械抬起骨折部分，窦内亦填塞碘仿纱条以做固定与支撑，约一周后经下鼻道窗口取出纱条。④下壁骨折即上牙槽突骨折：建议请口腔颌面科医生，进行复位固定处理，尽可能达到解剖复位。

二、额窦骨折

（一）概述

额窦骨折按骨折部位分为前壁骨折、后壁骨折、底部骨折和复合骨折，骨折以额窦前壁常见，骨折又可分为线型骨折、凹陷型骨折、粉碎型骨折3种。

（二）临床表现及诊断

其临床表现较为复杂，单纯额窦骨折主要引起鼻出血、额部肿胀或凹陷、眶上缘后移、眼球下移等，因额窦前壁有骨髓，前壁骨折时有继发骨髓炎的可能；鼻额筛眶复合体骨折，常合并鼻额管骨折、泪器损伤和视力障碍；额骨前后壁复合骨折时，常有脑膜损伤，可出现颅前窝积气、血肿或脑脊液鼻漏，有引起颅内严重感染的可能。

（三）治疗

根据伤情、临床表现并借助X射线、CT等影像资料，尽早明确骨折类型，个性化处理，防止并发症的发生。

（1）单纯性线型骨折：无须外科治疗，仅以鼻收敛剂滴鼻保持鼻额管通畅，给予抗生素即可。前壁骨折额部塌陷，可沿眉弓切开，以剥离子进入额窦，挑起塌陷的骨片，使其复位。此法不成，可将窦底凿开，用鼻中隔分离器伸入窦内复位。缝合伤口，应用抗生素以预防骨髓炎。术后消毒鼻前孔，禁止擤鼻。

（2）复杂性骨折：应行常规外科清创，清除窦腔内异物、血块或游离的碎骨片，尽可能保留窦腔黏膜，为预防因鼻额管阻塞引起额窦黏液囊肿，应重建鼻额管通道，恢复额窦引流。临床上可根据实际情况，从额窦底放置一个硅胶扩张管至鼻腔，至完全愈合后取出。后壁凹陷性或粉碎型骨折者，应检查有无脑膜撕裂、脑脊液鼻漏，以便及时用筋膜或肌肉修补。须注意给以足量抗生素控制感染。

如同时伴有眶内或颅内损伤，应请相关科室会诊，根据病情轻重缓急，及时协同处理。

三、筛窦骨折

（一）概述

单独筛窦骨折少见，因筛骨水平板及筛顶均为颅前窝底的一部分，且骨质菲薄，与硬脑膜连接紧密，故筛窦骨折易伴发脑脊液漏；后组筛窦与视神经管毗邻，故外伤有可能损伤视神经；如果筛窦损伤累及筛前动脉,则会导致剧烈鼻出血。筛窦、额窦和眼眶在解剖上关系密切,外伤时常常同时受累,因此 Stran 称此处骨折为额筛眶复合体骨折。

(二)临床表现及诊断

其伤情复杂,常包括:①颅脑损伤,如颅底骨折、脑震荡、脑脊液鼻漏等;②鼻部损伤。可发生鼻额管损伤、鼻根部塌陷且扁平宽大(内眦间距在 40 mm 以上,国人正常值为 34~37 mm),额窦和筛窦骨折;③眼部损伤、泪器损伤、视神经管骨折,出现视力障碍,Marcus Cunn 瞳孔(即伤侧无直接对光反射,但间接对光反射存在)。

(三)治疗

单独发生筛窦骨折不影响功能者,一般不需手术处理。额筛眶复合体骨折无视力障碍者可早期行骨折复位。如有眼球外伤视力减退者应先行眼科急诊手术,然后择期骨折复位。因视神经管骨折所致的视力下降,应做视神经管减压术。出现严重鼻出血,鼻腔填塞无效者,应考虑筛前动脉破裂出血,需结扎筛前动脉。眶内血肿形成张力较高时,应及时开放筛窦或眶内减压,手术可经由鼻内窥镜下鼻腔进路或鼻外进路。如有脑脊液鼻漏发生,经保守治疗无效时,应行脑脊液鼻漏修补术。

四、蝶窦骨折

蝶窦骨折因其位于颅底中央的蝶骨体内,单独发生者罕见,多合并颅底骨折、后组筛窦骨折。蝶窦外侧壁因有颈内动脉管和视神经管,蝶窦骨折时可并发视神经管骨折导致的视神经损伤和颈内动脉破裂,导致视力下降和极其剧烈大出血。若蝶窦顶壁骨折可累及蝶鞍内的脑垂体,发生创伤性尿崩症,并可出现脑脊液鼻漏或耳漏。因此,蝶窦骨折严重时常病情危重,应根据伤情轻重,依"先救命,后功能"的原则和神经外科、眼科等共同处理。

第四节 鼻腔异物

鼻腔异物是鼻腔内外来的物质。多发生于儿童。主要有 3 种类型:①非生物类,如包糖纸、塑料玩具、纽扣、项链珠、玻璃珠、小石头等。②植物类,如豆类、花生、瓜子、果核等。③动物类,如昆虫、蛔虫、蛆虫、水蛭等。

一、病因

异物可由前鼻孔、后鼻孔或外伤穿破鼻腔各壁进入鼻腔。

(1)儿童好奇,误将玩具零件或食物塞入鼻孔而进入鼻腔,不敢告诉家长,日久忘记,至发生感染和出血,始被注意。

(2)呕吐、喷嚏时,可使食物、蛔虫经后鼻孔进入鼻腔。

(3)外伤战伤或工伤时异物进入鼻腔,常合并鼻窦和眼眶异物。

(4)鼻腔内手术时,手术者不慎将纱条或油纱条填入鼻腔而忘记取出,称医源性异物。

二、临床表现

视异物大小、形状、类型、性质而异,主要症状为患侧鼻塞,脓性鼻涕,带有臭气和血性,有时因慢性鼻出血,可引起贫血症状,如面色苍白,周身乏力,易疲劳,多汗等。少数病例以异物为核心形成鼻石。

三、诊断

详细询问病史。吸出鼻前庭和鼻腔内分泌物,用血管收缩剂收敛红肿的鼻腔黏膜,仔细用前鼻镜或纤维鼻咽镜观察,必要时可用钝头探针触摸异物的大小、性质和所在部位。X 线检查仅对金属性和矿物性异物有诊断价值。

四、治疗

根据异物的性质、大小而治疗方法各异。

（1）对鼻腔前部的圆形光滑异物不可用鼻镊夹取，以免将物推至鼻腔深部，甚至坠入喉内或气管中，而发生窒息危险。需用弯钩或曲别针，自前鼻孔伸入，经异物上方达异物后面，然后向前钩出。对小儿患者需将全身固定，以防挣扎乱动，必要时可用全身麻醉。

（2）对不能钩出的较大异物，可用粗型鼻钳夹碎，然后分次取出。

（3）对过大的金属性或矿物性异物，可行唇龈沟切开经梨状孔取出，对一些在上颌窦或额窦的异物，需行上颌窦或额筛窦凿开术取出。

（4）对有生命的动物性鼻腔异物，需先用乙醛或氯仿棉球塞入鼻腔内，使之失去活动能力，然后用鼻钳取出。

第五节 鼻中隔血肿及脓肿

一、概述

鼻中隔血肿为鼻中隔软骨膜或骨膜下之积血，当鼻中隔血肿发生感染时并形成鼻中隔脓肿。

鼻中隔血肿的病因：鼻中隔外伤和鼻中隔手术都可产生黏膜下出血，因鼻中隔软骨膜或骨膜为一坚韧而致密的结缔组织，不易穿破，若鼻中隔黏膜无破裂，血液会聚集在黏膜之下而形成血肿。自发性血肿在临床上较为少见，大多见于各种出血性疾病（如血友病、血管性紫癜等）。鼻中隔脓肿的病因：鼻中隔外伤或者鼻中隔手术后血肿继发感染而形成脓肿，或者周围组织感染炎症蔓延而来，也可为急性传染病的并发症。

二、临床表现及诊断

1. 临床表现

鼻中隔血肿患者常伴有单侧或双侧持续性鼻塞，逐渐加重，伴前额部胀痛，鼻梁有压迫感及压痛。一般来讲，一侧黏骨膜下血肿，呈单侧鼻塞，若鼻外伤或鼻中隔手术后的血肿多为双侧鼻塞。鼻中隔血肿如有鼻黏膜破裂，常有血性分泌物流出。鼻镜检查可发现：鼻中隔单侧或双侧呈半圆形隆起，黏膜色泽正常或暗红色，触之柔软，穿刺回抽有血。鼻中隔脓肿可致鼻中隔软骨坏死而后期遗留鞍鼻畸形，也可上行扩散引起颅内并发症，经静脉逆行感染引起海绵窦静脉炎或者海绵窦栓塞，鼻中隔脓肿自行溃破常形成鼻中隔穿孔，鼻中隔脓肿症状与鼻中隔血肿相似，但有全身及局部急性炎症症状，如全身出现寒战、发热及周身不适，鼻梁鼻尖红肿疼痛并伴有触痛。严重者可以引起鼻背红肿，鼻尖部有明显压痛，伴颌下淋巴结肿大和压痛。

2. 诊断要点

①有明确的外伤手术史或者其他特殊病史；②伴有典型的临床表现；③鼻中隔血肿与脓肿的主要区别是靠鼻中隔穿刺证实，如穿刺抽吸有血，考虑为血肿，穿刺有脓性分泌物则为脓肿。

三、治疗

1. 鼻中隔血肿的治疗

（1）较小的血肿。及时穿刺抽出积血，局部压迫止血，可适量应用抗生素预防感染。

（2）较大的血肿。鼻中隔较大血肿或者血肿已形成凝血块时，必须尽早在表面麻醉下，沿血肿的下缘与鼻底的交界处做一与鼻底平行的切口，并用吸引管清除血液或血凝块；如为鼻中隔黏膜下切除术后发生血肿，可重新分开原切口，清除腔内积血或血块，如发现有活动性出血，最好在鼻内镜下用双极电凝彻底止血。清除血肿后，需用凡士林油纱条在两侧鼻腔填塞，48 h 后取出，防止腔内再次出血，同时应用抗生素预防感染。

2. 鼻中隔脓肿的治疗

鼻中隔脓肿一旦确诊，立即切开排脓，以防止鼻中隔软骨破坏，引起塌鼻畸形。通常在鼻腔表面麻醉下，沿脓肿的一侧最下部做一横行切口，充分清除脓液及坏死软骨片，用含有抗生素的生理盐水液反复冲洗术腔，置入橡皮条引流。每日换药1次，同时全身使用足量抗生素以控制感染，预防感染的扩散。切勿在双侧鼻中隔同时做切口引流，否则可能导致鼻中隔穿孔。

如塌鼻畸形一旦形成，一般认为在炎症消退2～3个月后行鼻部矫形术。

第九章　咽炎与鼻咽炎

第一节　急性咽炎

一、概述

急性咽炎（acute pharyngitis）为咽黏膜、黏膜下组织的急性炎症，常为上呼吸道感染的一部分，多由急性鼻炎向下蔓延所致，也有开始即发生于咽部者。病变常波及整个咽腔，也可局限于一处。本病常见于秋冬及冬春之交，病毒感染居多，以柯萨奇病毒、腺病毒、副流感病毒为主，鼻病毒、流感病毒次之，通过飞沫和密切接触传染。细菌感染也较常见，并可继发于病毒感染而发生，致病菌以链球菌、肺炎双球菌多见。此外，经常在高温环境中工作或接触有刺激性的物质，如粉尘、烟雾、吸烟、氯、溴、氨及化学毒气也可引起咽部发炎。

二、临床表现及诊断

1. 症状体征

症状轻重与机体免疫力，病毒、细菌毒力等有关。一般起病较急，初为咽干、灼热，继而疼痛，吞咽时尤其明显；全身症状一般较轻，如为脓毒性咽炎，则全身及局部症状都较严重；畏寒、发热，体温37.8～40.5℃，四肢酸痛、头痛、恶心、呕吐。咽部肿胀甚剧者则语言含糊；如病变侵及喉部则有咳嗽、声嘶、呼吸困难等。检查口咽及鼻咽黏膜充血肿胀，腭弓、悬雍垂水肿，咽后壁淋巴滤泡及咽侧索亦可红肿；在肿胀的淋巴滤泡中央出现黄白色点状渗出物；颌下淋巴结肿大且有压痛；重者会厌软骨及杓会厌皱纹增厚、水肿，以致呼吸困难。还可引起中耳炎、鼻炎、鼻旁窦炎、喉炎、气管炎、支气管炎及肺炎等。

2. 实验室检查

病毒感染，白细胞总数正常或稍低。细菌感染，则白细胞总数增高。

3. 诊断与鉴别

根据病史、症状和检查所见，一般诊断不难，但应和疱疹性咽炎、急性白血病、颗粒性白细胞减少症等病相鉴别。麻疹、百日咳、猩红热等急性传染病的前驱期常有急性咽炎表现，应注意典型体征的出现，加以鉴别。

三、治疗

1. 病因治疗

清除邻近病灶，治疗全身疾病，戒除烟酒，预防急性咽炎发作等。加强身体锻炼、增强体质至关重要。

2. 局部治疗

咽部黏膜肥厚者可用3%硼酸溶液或2%～5%硝酸银局部涂布，有收敛及消炎作用。咽后壁淋巴滤泡增生及咽侧索肥厚者，可用冷冻、微波或激光等疗法以消除增生的病变组织。用各类喉片，如度米芬喉片、熊胆舒喉片等含化，对改善局部症状有一定效果。

3. 全身治疗

早期可选用抗病毒药，如阿昔洛韦：静脉滴注，5 mg/kg，隔 8 h 一次，每次 1 h 以上，连续给药 7 d；口服，每次 0.2 g，每日 5 次，疗程 5～10 d。感染较重、发热较高、症状显著者需卧床休息，加强对症处理，同时给予抗生素或抗炎类药物治疗，如青霉素：肌内注射，一般感染，40 万～80 万 U/次，每日 2 次，严重感染可增至每日 4 次；静脉滴注，用生理盐水或 5% 葡萄糖溶液稀释至 1 万 U（1 mL），每日 200 万～2 000 万 U；头孢呋辛酯：口服，成人每次 0.25 g，每日 2 次，儿童 5 岁以下不宜服用，一般每次 0.125 g，每日 2 次；庆大霉素：肌内注射、静脉注射，成人 16 万～24 万 U/d，儿童 0.3 万～0.5 万 U/（kg·d），分 3～4 次注射。

4. 耳鼻喉综合治疗进行局部喷雾

咽炎患者经喷雾后，当天症状缓解率高，绝大多数患者 3 日内症状明显缓解，甚至消失。比单纯疗程缩短，可以短时间内使急性咽炎得以痊愈。进行局部喷雾治疗时，强调让患者多休息，多饮水，进食易消化、高能量富含维生素食物，注意自身体质提高，以增强本身抗病能力，促进病体康复。

第二节　慢性咽炎

一、概述

慢性咽炎（chronic pharyngitis）为咽部黏膜、黏膜下及淋巴组织的慢性弥漫性炎症，可为上呼吸道慢性炎症的一部分。急性咽炎反复发作，鼻炎、鼻旁窦炎的脓液刺激咽部，或鼻塞而张口呼吸，均可导致慢性咽炎的发生。成年人多见，病程长，症状较顽固，治疗有时困难。此病为多种因素导致，包括局部因素，如急性咽炎、扁桃体炎反复发作，鼻部疾病、阻塞性睡眠呼吸暂停低通气综合征等所致长期张口呼吸、龋齿，牙周炎，烟酒刺激，粉尘，有害气体，刺激性食物等；全身因素，如贫血、消化不良、呼吸道慢性炎症、内分泌功能紊乱、糖尿病、维生素缺乏、免疫功能低下等；全身性疾病的局部表现，如贫血、糖尿病、肝硬化及慢性肾炎等。根据病理可将其分为慢性单纯性咽炎、慢性肥厚性咽炎、萎缩性咽炎与干燥性咽炎等。

二、临床表现及诊断

1. 临床表现

一般无明显全身症状。常有咽部异物感、痒感、灼热感、干燥感。常有黏稠分泌物附着于咽后壁，使患者晨起时出现频繁的刺激性咳嗽，伴恶心。无痰或仅有颗粒状分泌物咳出。萎缩性咽炎患者有时会咳出带臭味的痂皮。

（1）慢性单纯性咽炎：咽部黏膜弥漫性充血，黏膜下组织增生，咽后壁有散在充血的淋巴滤泡。

（2）慢性肥厚性咽炎：咽部黏膜色暗红，增厚明显，咽后壁淋巴滤泡明显增生肿大，甚至融合成片，咽侧索呈条状肥厚。

（3）慢性萎缩性咽炎：多继发于萎缩性鼻炎。表现为咽黏膜变形，如蜡纸状，可有干痂附着。

2. 诊断注意

诊断慢性咽炎应特别谨慎，以防遗漏某些疾病。食管癌早期可有类似的咽不适及轻度咽下困难，对于中、老年人及食管癌多发地区尤应注意排除。会厌肿物及声门上型癌早期主诉咽喉部不适，逐渐加重，行喉镜检查可明确诊断。临床上另有咽异感症，是指不伴有局部器质性病变的咽部感觉异常。多发生于中年女性，中医谓之"梅核气"，主要与精神因素有关。患者常诉咽部梗阻感，但进食无碍，均为空咽时明显。此类患者用暗示疗法进行心理疏导，酌用镇静剂治疗有效。

三、治疗

1. 病因治疗

坚持户外活动、保持室内空气清新、戒烟酒等不良嗜好。积极治疗鼻炎、气管支气管炎等呼吸道慢性炎症及其他全身性疾病。

2. 局部治疗

（1）慢性单纯性咽炎：保持口腔、口咽清洁，用生理盐水、复方硼砂溶液、呋喃西林溶液、2%硼酸液等含漱；含服华素片、度米芬喉片、中药制剂含片等；用复方碘甘油、2%硼酸甘油、5%硝酸银溶液涂于咽后壁，有收敛及消炎作用。

（2）慢性肥厚性咽炎：除上述治疗慢性单纯性咽炎的方法外，还可用电凝固法、液氮冷冻、激光、微波、25%~50%硝酸银烧灼等处理淋巴滤泡。但应注意分多次进行治疗，切忌局部破坏过重，形成瘢痕甚至萎缩性咽炎。

（3）干燥性及萎缩性咽炎：一般治疗可参考慢性单纯性咽炎。含漱可改为咽部清洗，以使药液达到咽腔并消除咽部痂皮；用黏液促排剂、糜蛋白酶等雾化吸入，可改善症状，减轻咽部干燥，口服小剂量碘化钾（0.11~0.2 g，每日2~3次，多饮水）可促进咽分泌物增加，减轻咽干。同时可服用及局部应用润燥利咽中药，如金嗓利咽丸：口服，每次60~120粒，每日2次。

第三节 急性鼻咽炎

急性鼻咽炎（acute nasopharyngitis）是鼻咽部黏膜、黏膜下和淋巴组织的急性炎症，好发于咽扁桃体。在婴幼儿较重，而成人与较大儿童的症状较轻，多表现为上呼吸道感染的前驱症状。

一、病因

致病菌主要为乙型溶血性链球菌、葡萄球菌，亦可见病毒与细菌混合感染病例。受凉、劳累等因素致使机体抵抗力下降是其诱因。

二、临床表现及检查

在婴幼儿，全身症状明显，且较重。常有高热、呕吐、腹痛、腹泻及脱水症状，有时可出现脑膜刺激症状。严重时可出现全身中毒症状。而局部症状为鼻塞及流鼻涕，且多在起病后数天出现。鼻塞严重时可出现张口呼吸及吸乳困难。鼻涕可为水样涕，亦可是黏脓性。成人及较大儿童，全身症状不明显，而以局部症状为主，如鼻塞及流水样涕或黏脓性涕。且常有鼻咽部干燥感或烧灼感症状，有时有头痛。

检查：颈部淋巴结可肿大并有压痛。口咽部检查：咽后壁可有黏脓自鼻咽部流下。鼻咽部检查：黏膜弥漫性充血、水肿，多以咽扁桃体处为甚，并有黏脓性分泌物附着。婴幼儿因检查难以配合，鼻咽部不易窥见。

三、诊断

成人和较大儿童，由于局部症状明显，检查配合，在间接鼻咽镜及纤维鼻咽镜下较易看清鼻咽部病变情况，故诊断不难。而在婴幼儿，多表现为较重的全身症状，早期易误诊为急性传染病及其他疾病，待局部症状明显时才考虑到此病。故婴幼儿出现鼻塞、流鼻涕且伴有发热等全身症状时，应考虑到本病的可能。颈部淋巴结肿大和压痛有助于诊断。

四、并发症

可引起上、下呼吸道的急性炎症、咽后壁脓肿及中耳炎症。在婴幼儿可并发肾脏疾病。

五、治疗

全身及局部治疗。根据药敏试验结果选用相应抗生素或选用广谱抗生素全身应用，对病情严重者，须采取静脉给药途径，足程足量，适当应用糖皮质激素，以及时控制病情，防止并发症的发生。另外支持疗法的应用：如婴幼儿须卧床休息，供给新鲜果汁和温热饮料、补充维生素，以及退热剂的应用等。局部治疗多用0.5%~1%麻黄碱或0.05%羟甲唑啉及3%链霉素滴鼻剂或其他抗生素滴鼻剂滴鼻，以便使鼻部分泌物易于排出，使鼻塞症状改善，抗生素药液易流到鼻咽部，达到治疗目的。另外局部涂以10%弱蛋白银软膏亦可减轻症状。如本病反复发作，在已控制炎症的基础上可考虑行腺样体切除术。

六、预后

成人和较大儿童预后良好。婴幼儿患者可因其并发症或全身中毒症状过重而有生命危险。

第四节　慢性鼻咽炎

慢性鼻咽炎（chronic nasopharyngitis）是一种病程发展缓慢的慢性炎症，常与邻近器官或全身的疾病并存。急性鼻咽炎反复发作或治疗不当，鼻腔及鼻窦炎症时分泌物刺激，鼻中隔偏曲，干燥及多粉尘的环境，内分泌功能紊乱，胃肠功能失调，饮食无节制等因素，均可能为其诱因。而腺样体残留或潴留脓肿、咽囊炎等可能使鼻咽部长期受到刺激而引起炎症。慢性鼻咽炎与很多原因不明的疾病和症状有密切关系，如头痛、眩晕、咽异物感、变应性鼻炎、风湿性心脏病及关节炎、长期低热、牙槽溢脓、口臭及嗅觉消失等。当慢性鼻咽炎治愈后，这些久治不愈的疾病或症状，有时也可获得痊愈或有明显改善。

一、症状与检查

鼻咽干燥感，鼻后部有黏稠分泌物，经常想将之咳出或吸涕，故可频繁咳痰或吸痰，还可有声嘶及头痛等，头痛多为枕部钝痛，为放射痛。检查可见鼻咽黏膜充血、增厚，且有稠厚黏液或有厚痂附着。咽侧索可红肿，特别在扁桃体已切除后的患者，是为代偿性增生肥厚。全身症状不明显。

二、诊断

因病程发展很慢，可长期存在而不被察觉，一般的检查方法难以确诊。而电子纤维鼻咽镜检查不难确诊。Horiguti 建议用蘸有 1% 氯化锌液的棉签涂软腭的背面或鼻咽各壁，慢性鼻咽炎患者在涂抹时或涂抹后局部有剧烈的疼痛，并有少量出血，或可提示较固定的放射性头痛的部位，也可确诊。如软腭背面的疼痛向前额部放射；鼻咽后壁的疼痛向枕部放射；鼻咽顶部的疼痛向顶部放射；下鼻道后外侧壁的疼痛向颞部放射（图 9-1）。

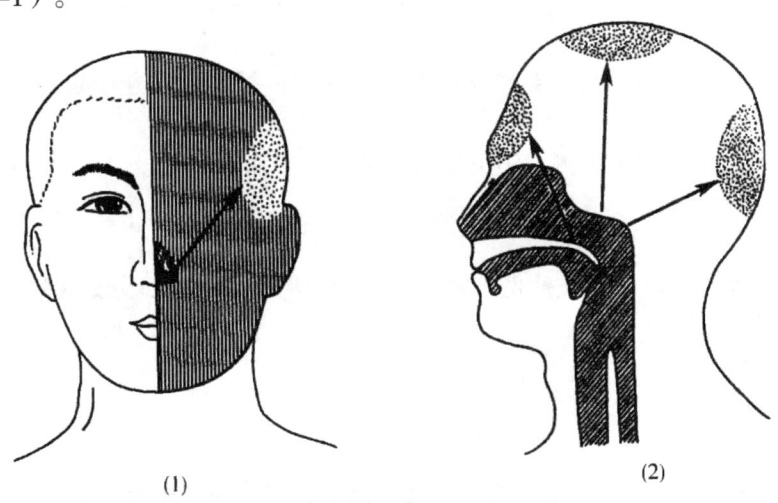

图 9-1　鼻咽炎涂药检查的放射性头痛部位

三、治疗

找出致病原因，予以病因治疗。而加强锻炼，增加营养，多饮水，提高机体抵抗力更为重要。局部可用 1% 氯化锌液涂擦，每日 1 次，连续 2~3 周。应用 5%~10% 硝酸银涂抹鼻咽部，每周 2~3 次。还可使用 3% 链霉素滴鼻剂和油剂（如复方薄荷油滴鼻剂、清鱼肝油等）滴鼻，且可应用微波及超短波电疗等物理疗法，以改善其症状。

第十章 咽部脓肿

第一节 扁桃体周围脓肿

一、概述

扁桃体周围脓肿（peritonsillar abscess）是扁桃体周围间隙内的化脓性炎症。早期为蜂窝织炎，称扁桃体周围炎，继之形成脓肿，称扁桃体周围脓肿。本病常继发于急性扁桃体炎或慢性扁桃体炎急性发作。由于扁桃体隐窝，特别是扁桃体上隐窝被堵塞，引流不畅，感染向深层发展，穿透扁桃体被膜，侵入扁桃体周围间隙而引起。常见致病菌多为溶血性链球菌或金黄色葡萄球菌。多见于成年人。

二、诊断

（一）病史采集
（1）详细询问咽痛、发热发生的时间及病程的演进变化。
（2）有无吞咽困难，唾液外流，张口困难，语言不清，音调改变，体质衰弱。

（二）体格检查
1. 一般情况

急性病容、面颊赤红、畏寒发热，全身疲乏无力，少数患者可能全身症状并不重。

2. 局部检查

（1）患侧腭舌弓及软腭高度红肿，悬雍垂肿胀偏向健侧，腭舌弓上方隆起，扁桃体常被遮盖且被推向内下方。
（2）颈部活动受限，头常偏向患侧，颌下淋巴结肿大、压痛。

（三）辅助检查
1. 实验室检查

血常规白细胞总数大多增高，严重病例有时也可减低，但中粒细胞百分数仍增高。

2. 咽拭子涂片及细菌培养

结果同急性扁桃体炎。

（四）临床类型诊断
1. 前上型

脓肿位于扁桃体上极及腭舌弓之间，则腭舌弓上方隆起，扁桃体被遮盖且被推向内下方。

2. 后上型

脓肿位于扁桃体与腭咽弓之间，则腭咽弓隆起，扁桃体被推向前下方。患侧颈及下颌淋巴结肿大。

（五）鉴别诊断
1. 咽旁脓肿

为咽旁间隙的急性化脓性炎症，肿胀部位在一侧颈外下颌部，伴有压痛，病侧扁桃体和咽侧壁被推向中线，但扁桃体本身无病变。

2. 智齿冠周炎

多发生在下牙槽内侧，下颌第三磨牙（智齿）冠周炎常因阻生牙而起病，牙龈红肿，牙冠上覆盖肿胀组织，红肿可波及扁桃体前部及舌腭弓，但扁桃体和悬雍垂一般不受影响。

3. 急性白血病

有时咽峡部呈急性炎症现象，但疼痛轻，局部有出血坏死，牙龈部亦有出血灶，根据血常规和骨髓象可得确诊。

4. 扁桃体恶性肿瘤

多见于成人。单侧扁桃体肿大，局部炎症不明显，质硬，表面光滑或溃疡，或呈菜花状，早期临床症状不明显。易早期颈淋巴结转移，局部活检即可确诊。

三、治疗

（一）治疗原则

早期可保守治疗，选用敏感抗生素控制感染；在脓肿形成后，还应穿刺抽脓或切开引流，每日扩张切口一次，至无脓液流出。急性炎症消退后应行扁桃体摘除，以免反复发作。

（二）治疗方案

1. 非手术治疗

（1）一般治疗：卧床休息，加强营养，进食易消化食物。

（2）抗生素应用：脓肿未形成之前应按急性扁桃体炎治疗，应用抗生素控制感染，抗生素用量要充足，可静脉用药，最好用广谱抗生素如青霉素、头孢菌素等，如青霉素800万~1 200万U静脉滴注。

（3）对症治疗：发病期间多用漱口水含漱，常用的有多贝尔氏液或自行配制淡盐水，每日含漱5~10次，起到辅助排脓、消炎作用。饮食应以清淡为主，吞咽疼痛者可吃流食或半流食；发热者可用酒精擦浴，协助降温；有高热者应给予退烧药；疼痛剧烈者适当给予止痛药，或口含六神丸等。

（4）中医药治疗。

2. 手术治疗

（1）穿刺抽脓：扁桃体周围脓肿在脓肿形成后，宜采取穿刺抽脓。用2%丁卡因表面麻醉后，选择穿刺点，脓肿位于前上方者，假设于悬雍垂根部做一平行线，再自舌腭弓前缘做一垂直线，两线相交叉点即为穿刺点，或自悬雍垂根部与最后磨牙连线的中点为穿刺点；或在扁桃体上极与腭舌弓之间表现最膨隆之部位为穿刺点，脓肿位于后上方者，则在腭咽弓处穿刺。用16~18号粗针头，刺入时动作要轻柔，可感觉到有落空感即进入脓腔，不要刺入过深，以免刺伤大血管引起出血，如果未抽出脓，可将针退出一部分，改变方向再刺入试抽。

（2）切开排脓：在穿刺有脓处，或最膨隆处和最软化处作一小切口，切开黏膜及浅部组织后即可，然后用一血管钳从切口中伸入，沿扁桃体被膜外方进入脓腔，稍加扩张，将切口撑大，随即有脓外流，患者顿时感到症状减轻，可每日用血管钳扩张一次，待无脓时为止。

（3）脓肿期间将扁桃体切除：有时因脓肿引流不畅，虽然经多次抽脓但仍有脓或切开引流后仍不能治愈，此时在抗生素控制下，可在急性期切除扁桃体，以彻底引流，达到根治的目的。

（4）预防性扁桃体切除：约有1/3患者扁桃体周围脓肿反复发作，为了根除，可在炎症消退后2周切除扁桃体；因为此时扁桃体周围瘢痕尚未形成，扁桃体容易剥离，否则扁桃体周围因瘢痕而粘连则切除困难。

第二节 咽后脓肿

咽后脓肿（retropharyngeal abscess）为咽后隙的化脓性炎症，因其发病机制不同，分为急性与慢性两型。

一、病因及病理

（1）急性型最常见为咽后淋巴结化脓，多发生于3岁以内的幼儿。由于婴幼儿咽后隙淋巴组织丰富，口、咽、鼻腔及鼻窦的感染可引起淋巴结炎，进而化脓，脓液蓄积在口咽后方咽后隙的一侧。此外，成人因咽后壁异物刺入，或者外伤、手术等侵入性损害均可引起咽后隙感染。致病菌与扁桃体周围脓肿相似。

（2）慢性型多见于成人，由颈椎结核引起。在椎体与椎前筋膜之间形成寒性脓肿。

二、临床表现

（1）急性型者，起病急，发热、烦躁、咽痛拒食、吸奶时吐奶或奶汁反流入鼻腔，有时可吸入呼吸道引起呛咳。说话及哭声含糊不清，如口中含物，睡眠时打鼾，常有不同程度的呼吸困难。患者头常偏向患侧以减轻患侧咽壁张力，并扩大气道腔隙。如脓肿增大，压迫喉入口或并发喉炎，则呼吸困难加重。

（2）慢性型者，多有结核病的全身症状，起病缓慢。无咽痛，多在脓肿大而出现咽部阻塞症状时方来就诊。

三、检查

急性型者可见咽后壁一侧隆起，充血，脓肿较大者可将患侧腭咽弓向前推移。由外伤或异物引起的咽后脓肿，多位于喉咽，须用间接喉镜检查才能发现。局部常有脓性分泌物，有时尚能查见异物。检查时，操作宜轻柔，以避免患儿哭闹挣扎导致脓肿破裂，如发生意外，应速将患儿头部倒下，防止脓液流入气管，发生窒息或引起吸入性肺炎。另外，检查可发现患侧或双侧颈淋巴结肿大，压痛明显。

慢性型者可见咽后壁隆起，常位于咽后壁中央，黏膜色泽较淡。

四、诊断

根据病史、症状及检查所见，诊断不难。幼儿如有上述症状时，首先须考虑本病。除咽部检查外，可行 X 线侧位拍片，以判断脓肿的大小及范围，有时尚能见到液平面，对疑为外伤或结核引起者，通过 X 片也可检查有无异物或颈椎骨质破坏。结核性者常有肺部结核病变。CT 检查有利于脓肿与蜂窝织炎的鉴别。

五、并发症

（1）脓肿破裂，吸入下呼吸道，可引起吸入性肺炎甚至窒息。
（2）脓肿向下发展，可引起急性喉炎、喉水肿、纵隔炎。
（3）脓肿向外侧可侵入咽旁间隙导致咽旁隙脓肿，继之侵蚀大动脉，可发生致死性大出血。

六、治疗

1. 急性咽后脓肿

一经确诊，须行切开排脓。患儿不需麻醉，成年患者喷用 1% 丁卡因即可。取仰卧头低位，用压舌板或直接喉镜压舌根暴露口咽后壁，看清脓肿部位，在脓肿最隆起处用长粗穿刺针抽脓（图 10-1）。然后用尖刀在脓肿下部最低处作一纵行切口，并用血管钳扩大切口，排尽脓液并充分吸出。喉咽部脓肿，可在直接喉镜下进行手术，操作方法同上。术中应准备好气管切开包、氧气、喉镜及捅管等器械，以便在意外情况出现时使用。

术后使用抗生素控制感染。如脓液引流不畅，每日应扩张创口，排尽脓液直至痊愈。

2. 结核性咽后脓肿

除抗结核治疗外，可在口内穿刺抽脓，脓腔内注入 0.25 g 链霉素液，但不可在咽部切开。有颈椎结核者，宜与骨科医师共同处理，同时行颈外切开排脓。

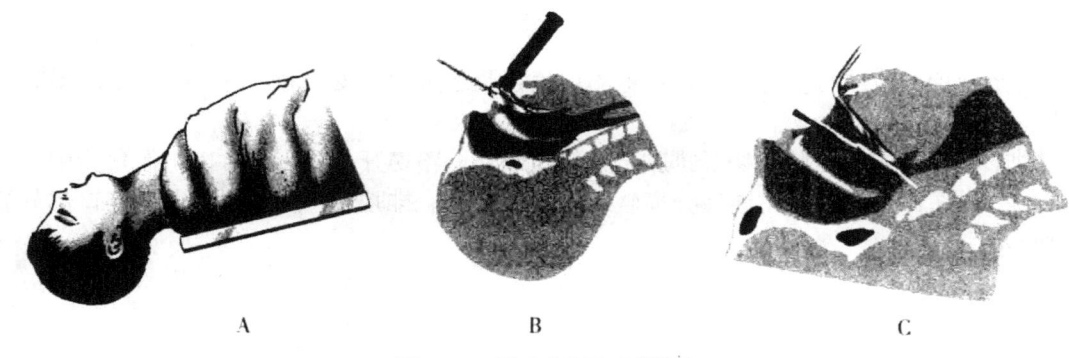

图 10-1　咽后脓肿的手术治疗
A. 体位；B. 穿刺抽脓；C. 切开排脓

第三节　咽旁脓肿

咽旁脓肿（parapharyngeal abscess）为咽旁隙的化脓性炎症，早期为蜂窝织炎，随后发展成脓肿。

一、病因

（1）邻近器官或组织化脓性炎症的扩散，为最常见的致病因素，如急性扁桃体炎、扁桃体周脓肿、咽后脓肿及牙槽脓肿等可直接侵入咽旁隙而发病。

（2）咽部外伤、异物所引起的感染，包括咽部和口腔手术的并发症，如扁桃体摘除术、拔牙手术时注射麻醉剂的针头消毒不严，可将致病菌直接带入咽旁隙。

（3）血液或淋巴途径感染：邻近器官或组织的感染，可经血行和淋巴系累及咽旁隙。

二、临床表现

（1）全身症状：发热、寒战、出汗、头痛及食欲缺乏。体温可呈持续性高热或脓毒血症的弛张热，严重时可呈衰竭状态。

（2）局部症状：咽旁及颈侧剧烈疼痛、吞咽困难、语言不清，当炎症侵犯翼内肌时，出现张口困难。

三、检查

患者呈急性重病容、颈部僵直、活动受限。患侧颈部、颌下区肿胀，触之坚硬，牙痛明显。严重者肿胀范围可上达腮腺、下沿胸锁乳突肌而达锁骨上窝。如已形成脓肿，则局部变软且有波动感。

咽部检查，可见患侧咽侧壁隆起、充血，扁桃体及腭弓被推向中线，但扁桃体本身无红肿。

四、诊断

根据上述症状及体征，一般不难诊断。但因脓肿位于深部，由颈外触诊时，不易摸到波动感，故不能以有无波动感为诊断咽旁脓肿的依据。必要时可在压痛最显著处做诊断性穿刺抽脓，明确诊断。咽部CT可发现咽旁间隙的脓肿。

本病须与扁桃体周围脓肿及咽后脓肿等鉴别。

五、并发症

（1）周围扩展，可波及咽后间隙而致咽后脓肿；继而向下蔓延可发生喉水肿；沿大血管向下发展，可发生纵隔炎。

（2）若侵蚀颈内动脉，可致颈内动脉壁糜烂而引起致命的大出血。

（3）颈内静脉受侵犯，可引起血栓性静脉炎。

六、治疗

（1）脓肿形成前，应全身使用广谱、足量的抗生素及适量的糖皮质激素等药物，以防感染的蔓延和并发症发生。

（2）脓肿形成后，立即行脓肿切开排脓，一般经颈外进路切开。局麻下，以下颌角为中点，在胸锁乳突肌前缘作一纵切口，用血管钳钝性分离软组织进入脓腔。排脓后，置入引流条，切口部分缝合。术后继续抗感染治疗。

第十一章 喉部常见疾病

第一节 喉先天性疾病

一、先天性声门下狭窄

先天性声门下狭窄（congenital subglottic stenosis）是婴儿引起严重气道阻塞的常见原因。狭窄的部位可位于声带下至环状软骨区，但一般发生于声门下的最宽处。婴儿声门下腔正常直径范围为 5～6 mm，如小于 4 mm 视为有先天性声门下狭窄。一般认为是弹性圆锥发育障碍所致；也可能有软骨畸形，特别是环状软骨发育异常。

（一）临床表现

常在出生后即出现喉喘鸣声，喘鸣一般在吸气和呼气时均出现。出生时有严重声门下狭窄的婴儿，通常有呼吸窘迫和发绀。而在一些最轻度的声门下狭窄，仅在呼吸道有感染时才有喉喘鸣。可能同时患有其他喉气管先天性畸形，包括喉软骨软化症、喉蹼、气管软化症、气管狭窄等。

（二）诊断

直接喉镜检查一般显示狭窄于声带平面下 2～3 mm 处，狭窄区组织质地坚实，无肿胀感，常呈现四周软组织环绕的放射状狭窄，也可表现为双侧组织膨出形成一个裂缝状腔道。根据喉镜检查，结合临床表现和影像学检查，如颈侧位 X 线、CT 和 MRI 检查可确定诊断。

（三）治疗

绝大多数先天性声门下狭窄患儿需要进行气管切开术，因为狭窄的气道随时可发生呼吸道感染，使环状软骨内圆形腔黏膜发生炎性水肿，阻塞分泌物的排出而呈现严重的呼吸困难。在气管切开术后，最常用的治疗是在间隔 2～6 周后采用喉扩张器或合适直径的支气管镜行狭窄段扩张。扩张术的并发症罕见，有肺气肿和纵隔气肿。

喉外径路的手术尚有争议，除可能发生拔管困难外，也会影响喉的生长发育。对于反复连续扩张无效果，累及声门或上段气管，伴环状软骨畸形且随生长发育症状无改善者，可考虑喉开放性手术。

二、先天性喉囊肿

先天性喉囊肿（congenital laryngeal cyst）病因尚不明确，约 40% 在出生后数小时发现，95% 在出生后 6 个月内有症状。常见症状为喉鸣，因囊肿突入或压迫喉腔所致。喉鸣多为双相性，但以吸气性和持续性喉鸣为主，头伸展时减轻，声音低沉。重者伴有呼吸困难、发绀，可有吞咽困难和误吸引起呛咳。并发感染者可有疼痛、发热等。

约 20% 的患儿需要紧急处理，通常在喉内镜直视下抽吸囊内液体或切开引流，亦可用杯状喉钳咬除部分囊壁，注意保持呼吸道通畅。如有感染，可予抗生素治疗，炎症消退后手术；如形成脓肿，切开引流。

三、先天性喉蹼

先天性喉蹼（congenital laryngeal web）是喉腔内有一个先天性膜状物，约占喉先天性疾病的 10%，是胚胎发育异常所致。

喉蹼的部位和大小不同，症状也不同。出生后声音嘶哑或低弱，甚至无哭声。较大者伴呼吸困难、发绀，甚至窒息、死亡。直接喉镜下可见白色或淡红色膜状物。根据其发生部位可分为声门上、声门和声门下喉蹼，其中声门喉蹼最常见，偶见双喉蹼者。

呼吸困难严重者应立即在直接喉镜下用婴儿型支气管镜或喉剪（钳）切开，轻者可在手术显微镜或电视监视器下微创或激光手术。

先天性喉闭锁，出生时喉腔不能通气，为最严重的先天性喉狭窄。

产科医师应提高对此病的认识，如发现新生儿无哭声，有呼吸动作，但无空气吸入时，应立即在直接喉镜下，用婴儿型支气管镜穿破膜性闭锁进入气管内，给氧及人工呼吸。若为软骨性闭锁，支气管镜不能伸入气管内，应立即做气管切开术，开放呼吸道。若不立即治疗，多于出生后不久死亡。

先天性喉软骨畸形包括会厌过大或过小、会厌两裂、甲状软骨异常，有的具有多种畸形。先天性环状软骨畸形易被忽视。会厌过大和会厌两裂时软骨多较柔软，易向后倾，吸气时能被吸进喉入口，而发生喉鸣或梗阻性呼吸困难。甲状软骨部分缺如或软骨软化，吸气时软骨塌陷，喉腔缩小，亦可引起喉鸣或梗阻性呼吸困难。

四、先天性声门下血管瘤

先天性声门下血管瘤（congenital subglottic hemangioma）是一种少见的先天性疾病，常发生在声门下腔后部黏膜下较深处，女性多见，约为男性的 2 倍，多数伴有其他部位的先天性血管瘤。

（一）诊断

出生时或出生后半年内出现吸气性喉鸣，伴轻重不等的呼吸困难，哭闹时加重，偶见发声含糊、微弱或声嘶。主要诊断方法是直接喉镜或喉纤维内镜检查，见声门下区有基底广、光滑、质软的肿物或黏膜隆起，呈紫红色或灰色，界线不清楚，颈部影像学（X 线拍片、CT 或 MRI）检查可见声门下区不对称性肿块。因极易出血，应慎行活检。

（二）治疗

可自行消退，一般 1 岁前生长较快，2～3 岁后生长缓慢或消退。若无症状可暂不治疗。如果呼吸困难严重，可在气管切开后或内镜下局部激光治疗，选用二氧化碳激光或 Nd：YAG 激光，根据病变范围一次或分次完成。气管切开时应避开声门下区血管瘤的部位，以免出血。其他可供选择的方法有局部注射硬化剂、给糖皮质激素、冷冻和放射治疗等。若呼吸道出血或狭窄，可用腔内支架。大的血管瘤切除后可用肋软骨瓣行喉气管重建。

五、先天性喉下垂

胚胎期喉部位置较高，出生前开始下降，新生儿环状软骨位于第 4 颈椎平面，6 岁时位于第 5 颈椎，13 岁时位于第 6 颈椎。由于先天发育异常，喉开始位置即低，若再继续下降，气管第一环下垂至胸骨上缘平面，即可诊断为先天性喉下垂（congenital laryngoptosis），严重者甚至整个喉部位于胸骨后，在胸骨上缘只能触及甲状软骨上切迹。

（一）诊断

临床表现可仅有声音改变，发音低沉、单调，不能发高音。视诊可见喉随主动脉而搏动。直接喉镜检查，喉内各组织无异常，但可发现声带位置甚低，经声门很容易看到气管隆嵴。颈部触诊喉位或甲状软骨较低，或位于胸骨后。颈侧 X 线拍片、CT、MRI 检查均有助于诊断。注意与喉下纤维组织、肿大淋巴结、动脉瘤，以及因为新生物的牵引或压迫所引起的后天性喉下垂鉴别。

（二）治疗

先天性喉下垂无须手术治疗。若因其他疾病需做气管切开术时，因为喉部位置较低，不易找到气管，手术非常困难，且易发生纵隔气肿、气胸或喉狭窄等并发症，因此最好做气管插管术。若喉内插管不成功，可做甲状舌骨膜切开，将气管套管由此插入声门。

六、先天性喉软骨软化症

先天性喉软骨软化症（congenital laryngomalacia）又称喉软化症，是婴儿先天性喉喘鸣最常见的原因。

（一）病因

喉软骨软化多因妊娠期营养不良、缺钙及其他电解质不平衡，导致喉部组织（尤其是会厌、杓状软骨和杓状会厌襞）过度柔软和松弛，吸气时过软的组织易向喉内卷曲，堵塞喉腔而发生喉喘鸣。近年来报道与常染色体显性遗传有关。

（二）诊断

（1）详细了解病史，如妊娠分娩情况，喉喘鸣起始时间、性质、轻重程度、与体位的关系。喉喘鸣多在出生后即出现，也可发生于出生后数周，其声音有尖声、粗声、震颤声、梗阻声之别，为吸气性喉喘鸣，有的随体位而改变，仰卧时明显，俯卧位时减轻或消失。另一特点是哭声和咳嗽声正常。病情轻者，喉喘鸣声为间歇性，安静或睡眠时多消失，哭闹或躁动时明显。病情较重者，多为持续性，严重时并发呼吸困难和发绀。

（2）检查口腔、咽部、颈部：直接喉镜检查是最有效的方法，可见喉组织软而松弛，吸气时喉上组织向喉内卷入，呼气时吹出，当直接喉镜伸至喉前庭时喉喘鸣消失，检查其他部位无异常发现，再结合病史即可确诊。可分为3型：Ⅰ型，杓状软骨黏膜向喉腔脱垂；Ⅱ型，杓状会厌襞缩短，Ⅲ型，会厌后移。部分患儿为Ⅰ型和Ⅱ型的混合型。以金属吸引管吸引喉入口处引发会厌、杓状软骨向喉腔脱垂，出现 Narcy 征阳性，为诊断依据之一。由于新生儿喉部组织娇嫩，会厌短小而卷曲，用直接喉镜检查容易滑脱，应防止引起喉痉挛和呼吸困难。纤维喉镜检查方便易行。

（3）影像学检查（颈胸部正、侧位 X 线拍片，CT，MRI 等）对诊断亦有帮助。

（三）鉴别诊断

喉部囊肿、肿瘤、喉蹼、会厌过大、会厌两裂等经直接喉镜检查即可明确诊断。先天性喉裂的诊断比较困难，常被漏诊，检查时必须注意杓状软骨之间有无裂隙。若检查声门上部和声门，不能确定喉喘鸣的病因时，应做支气管镜检查，与气管支气管软化症鉴别。

（四）治疗

轻度或中度先天性单纯性喉喘鸣无呼吸困难者，不影响患儿一般生活，治疗主要是精心护理和加强喂养。母亲和患儿应服足量钙和维生素 D，多晒太阳，预防呼吸道感染。一般在 6~18 个月后喉腔增大，喉组织渐变正常，喉喘鸣即渐消失。倘有呼吸困难和发绀者应行气管切开术。应特别注意预防呼吸道感染。近年来多采用内镜下声门上成形术，用纤维喉钳或喉剪切除覆盖于杓状软骨上多余的黏膜，必要时连同楔状软骨和杓会厌襞上臃肿的黏膜一并切除，但必须保留杓间区黏膜以免瘢痕粘连。将会厌适当修剪并行会厌前固定术。若杓间区有粘连，可用二氧化碳激光将其分离。二氧化碳激光行声门上成形术具有出血少、准确性高的优点。

第二节 喉炎性疾病

一、急性会厌炎

急性会厌炎（acute epiglottitis）是以会厌黏膜为主的急性炎症，起病突然，进展迅速，可引起喉阻塞而窒息死亡，分为急性感染性会厌炎和急性变态反应性会厌炎两类。

（一）急性感染性会厌炎

1. 病因

（1）细菌或病毒感染是最常见的病因，以 B 型流感嗜血杆菌最多，也可与病毒混合感染。

（2）外伤、异物、刺激性食物、有害气体、放射线损伤等。

（3）邻近组织感染，如急性扁桃体炎、急性咽炎、口腔炎、鼻炎等蔓延至会厌。

2. 临床表现

（1）症状

①发病情况：起病急骤，常在夜间突然发生，多有畏寒、发热及全身不适。

②咽喉肿痛：为其主要症状，吞咽时加剧。

③呼吸困难：以吸气性呼吸困难为主，可伴吸气性喘鸣声，但发音多正常。如病情恶化，可迅速窒息。

④吞咽困难：轻者咽部阻塞感，重者饮水呛咳，口涎外流。

（2）检查

①注意患者全身情况，并应详细询问病史。

②喉镜检查：可见会厌舌面弥漫性充血、肿胀，重者如球形，如有脓肿形成，多偏于会厌舌面一侧，表面可见脓点。由于会厌明显肿胀，使声门无法窥清。

③实验室检查：白细胞总数增加，中性粒细胞增多。

④影像学检查：一般少用，对于不易配合小儿，颈部侧位片有助于诊断。

3. 诊断

对于急性喉痛且吞咽加重者，口咽部检查无特殊病变，或虽有炎症但不足以解释其症状者，应考虑急性会厌炎并及时检查。

4. 鉴别诊断

（1）急性喉气管支气管炎：多见于3岁以下婴幼儿，常先有轻微咳嗽，随后出现哮吼性干咳、喘鸣、声音嘶哑及吸气性呼吸困难。

（2）喉白喉：常见于儿童，起病缓慢，全身中毒症状较重，常有"空空"声咳嗽、进行性呼吸困难、声嘶等。颈部淋巴结有时肿大，重者呈"牛颈"状。咽喉拭子涂片及培养可找到白喉杆菌。

（3）会厌囊肿：起病缓慢，无全身症状，喉镜检查可确诊。

5. 治疗

治疗以抗感染及保持呼吸道通畅为原则，重者应及时收入院观察，并准备好气管切开等抢救措施。

（1）足量使用抗生素和糖皮质激素，以抗感染、减轻水肿。

（2）保持水、电解质平衡，注意全身状况。

（3）会厌脓肿形成后，可在吸氧、保持气道通畅（如气管插管、气管切开）下，及时行脓肿切开。

（4）呼吸困难严重者及出现晕厥、休克等严重并发症者应立即行气管切开术。

（二）急性变态反应性会厌炎

1. 病因

急性变态反应性会厌炎属Ⅰ型变态反应，当抗原进入机体后，产生相应的IgE抗体，再次接触相同的抗原时，发生肥大细胞和嗜碱性粒细胞脱颗粒，释放大量血管活性物质，引起血管扩张、通透性增加。抗原多为药物、血清、生物制品或食物。

2. 临床表现

发病急，进展快，主要症状是喉咽部阻塞感和说话不清，无畏寒、发热，无疼痛及声嘶。潜在危险大，可发生窒息，抢救不及时可致死亡。

3. 诊断

（1）病史：详问有无变态反应性疾病的过去史和家族史。

（2）喉镜检查：可见会厌水肿明显，颜色苍白。

（3）实验室检查：末梢血或会厌分泌物涂片嗜酸性粒细胞增多，其他血细胞正常。变应原皮内试验多呈阳性。

4. 治疗

（1）首先进行抗过敏治疗。

（2）会厌水肿非常严重者，可在水肿明显处切开以减轻水肿。

（3）喉阻塞症状改善不明显者，应考虑做预防性气管切开术。

二、急性喉炎

急性喉炎（acute laryngitis）是以声门区为主的喉黏膜急性弥漫性炎症，多发于冬、春季，男性发病率较高。小儿患者病情多严重，具有其特殊性。

（一）病因

（1）感染为其主要病因，多在病毒感染基础上继发细菌感染，常见致病菌有金黄色葡萄球菌、溶血性链球菌、肺炎链球菌、流感嗜血杆菌等。

（2）有害气体或过多粉尘吸入。

（3）用声过度。

（4）喉外伤。

（5）烟酒过多、受凉、疲劳致机体抵抗力降低易诱发急性喉炎。

（二）临床表现

1. 症状

（1）声嘶为主要症状，多突然发病，重者可完全失声。

（2）喉痛，发声时加重，伴有喉部不适、干燥、异物感。

（3）咳嗽、咳痰，喉部分泌物增多。

（4）鼻部、咽部的炎性症状。

（5）全身症状：一般成人较轻，小儿较重。重者有畏寒、发热、疲倦等。

2. 检查

喉镜下可见喉部黏膜弥漫性充血，以声门区为主，可向室带和声门下蔓延。声带由白色变为淡红色或暗红色，可有声门闭合不全。

（三）诊断

根据症状及检查，不难诊断。

（四）鉴别诊断

1. 喉结核

多继发于活动性肺结核或其他器官结核。声嘶是主要症状，常有喉干燥感和喉痛，病变多位于喉的后部（杓间区、杓状软骨）。

2. 麻疹性喉炎

由麻疹病毒引起，病情发展与麻疹病程相符。

（五）治疗

（1）给足量、广谱抗生素，充血、肿胀严重者给予糖皮质激素。

（2）给氧、解痉、化痰，保持呼吸道通畅，可进行蒸汽或雾化吸入。

（3）控制用声，使声带休息。

（4）全身支持疗法。

三、小儿急性喉炎

小儿急性喉炎（acute laryngitis in children）是小儿以声门区为主的喉黏膜急性炎症，常累及声门下区黏膜及黏膜下组织。多见于冬、春季节，易发生呼吸困难，原因在于：小儿喉腔狭小，肿胀时易致声门狭窄；喉软骨柔软，黏膜和黏膜下层附着疏松，炎症时肿胀重；喉黏膜下淋巴组织及腺体丰富，炎症时易发生黏膜下肿胀；小儿咳嗽反射差，分泌物不易咳出，小儿神经系统不稳定，易受炎症激惹发生喉痉挛；小儿对炎症的抵抗力和免疫力差，反应较重。

（一）病因

常继发于急性鼻炎、咽炎，多由病毒引起，并可继发细菌感染。亦可为流行性感冒、肺炎、麻疹、水痘、百日咳、猩红热等急性传染病的前驱症状。

（二）临床表现

起病急，多有发热、声嘶、咳嗽等。早期以喉痉挛为主要表现，有阵发性犬吠样咳嗽或呼吸困难，声嘶多不严重，可夜间突然发病。严重者可出现吸气性呼吸困难、三凹征，进一步发展可有烦躁不安、发绀、出汗及呼吸无力，不及时救治可造成死亡。

（三）诊断

根据病史、特有的症状和体征可初步诊断。有条件且患儿合作者，可行喉镜检查以明确诊断，血氧饱和度监测有助于诊断。

（四）鉴别诊断

（1）气管支气管异物起病急，有异物吸入史，听诊和影像学检查可辅助诊断。
（2）小儿喉痉挛常见于较小婴儿，发作时间短，症状可骤然消失。
（3）先天性喉病如先天性喉软化症等。
（4）某些急性传染病的喉部表现。

（五）治疗

（1）治疗的关键是解除喉阻塞，及时给予足量、有效的抗生素控制感染，给糖皮质激素以消除肿胀，对严重者应做好气管切开准备。
（2）给氧、解痉、化痰，保持呼吸道通畅，可用蒸汽或雾化吸入等。
（3）对危重患者加强监护及支持疗法。
（4）让患儿保持安静，避免哭闹。

四、小儿急性喉气管支气管炎

急性喉气管支气管炎（acute laryngotracheobronchitis）是喉、气管、支气管黏膜的急性弥漫性炎症，多发于5岁以下的儿童，2岁左右发病率最高。此病冬、春季发病较多，病情发展急骤，病死率高。按其病理变化，分为急性阻塞性和急性纤维蛋白性喉气管支气管炎，两者的过渡形式多见。

（一）病因

1. 急性阻塞性喉气管支气管炎
（1）病毒感染是主要致病因素。
（2）气候变化，尤其是干冷季节气候发生突变时，局部或全身抵抗力降低。
（3）胃食管反流。
（4）C_1酯酶抑制剂缺乏或功能缺陷，为染色体显性遗传性疾病。

2. 急性纤维蛋白性喉气管支气管炎
（1）阻塞性喉气管支气管炎的进一步发展。
（2）流感病毒感染后继发细菌感染。
（3）创伤、异物致局部抵抗力下降，长时间气管插管，呼吸道烧伤是诱因。

（二）临床表现

本病同时有急性喉炎和气管支气管炎的临床表现，但发病更急，全身症状更重，常有高热、精神萎靡等全身中毒症状。由于上、下呼吸道均有炎症，呼吸困难呈混合型，痰液不易咳出。

（三）诊断与鉴别诊断

主要依据是临床表现，有无肺部体征是本病与小儿急性喉炎的鉴别要点。

（四）治疗

（1）尽早给予足量、敏感的抗生素及糖皮质激素。
（2）给氧、解痉、化痰，解除呼吸道阻塞，严重者及时行气管切开术。
（3）改善全身症状及支持疗法。
（4）室内保持一定的温度和湿度，让患者安静休息。

五、慢性喉炎

慢性喉炎（chronic laryngitis）是喉部黏膜的非特异性病菌感染引起的慢性炎症，根据病变程度、特性的不同，可分为慢性单纯性喉炎（chronic simple laryngitis）、慢性肥厚性喉炎（chronic hypertrophic laryngitis）和慢性萎缩性喉炎（chronic atrophic laryngitis）。

（一）病因
（1）用声过度或发音不当。
（2）急性喉炎长期反复发作或迁延不愈。
（3）鼻腔、鼻窦、扁桃体、咽部等慢性炎症向喉部蔓延或脓性分泌物刺激。
（4）有害气体、粉尘、烟、酒等长期刺激。
（5）全身性疾病，如糖尿病、肝病、心脏病、肾炎、胃病、内分泌紊乱等使全身抵抗力下降或影响喉部。

（二）临床表现
1. 症状
（1）不同程度的声音嘶哑是主要症状，初为间歇性，逐渐加重成为持续性。
（2）喉分泌物增加，咳嗽清嗓后才感轻松。
（3）喉部干燥不适、异物感，讲话时喉痛感。

2. 体征
（1）慢性单纯性喉炎：喉黏膜弥漫性充血，黏膜表面可见黏稠分泌物，声带由白色变为浅红色，边缘变钝。
（2）肥厚性喉炎：以室带肥厚多见，可遮盖部分声带，声带充血、变钝。
（3）萎缩性喉炎：喉黏膜干燥、变薄，重者黏膜表面可有痂皮形成，声带松弛无力，发音时闭合不全。

（三）诊断
根据症状及体征不难诊断，但引起声嘶的喉部疾病较多，应注意与下列疾病鉴别，如急性喉炎、声带小结、声带息肉、喉异物、喉结核、喉梅毒、喉白喉、喉乳头状瘤及喉癌。

（四）治疗
1. 病因治疗
积极治疗鼻炎、鼻窦炎、咽炎等慢性炎症和全身性疾病；戒除烟酒，改善工作环境；控制用声，对发音不当者进行发音训练。

2. 局部蒸汽或雾化吸入治疗
可加用抗生素和激素。

六、喉关节炎

环杓关节和环甲关节的炎症总称为喉关节炎（laryngeal arthritis），因环甲关节炎（cricothyroid arthritis）发病少，症状不明显，故以下主要介绍环杓关节炎（cricoarytenoid arthritis）。

（一）病因
（1）全身性关节疾病的局部表现：如风湿热、类风湿性关节炎、痛风、强直性脊柱炎、系统性红斑狼疮和其他胶原病。
（2）喉炎、喉软骨炎等喉部急慢性炎性疾病直接侵及关节。
（3）喉内、喉外部创伤。
（4）继发于急性传染病或放射治疗后。

（二）临床表现
1. 症状
（1）不同程度的声嘶。
（2）喉痛和喉异物感，吞咽和发音时加重，并可向耳部放射。

2. 体征

（1）急性期喉外对应部位有压痛。

（2）喉镜下可见患侧的杓区黏膜充血、肿胀，声带活动受限或固定。

（3）喉肌电图及诱发肌电图检查可与声带麻痹相鉴别。

（三）诊断

根据病史及检查可初步诊断，但应进行辅助检查，如检测红细胞沉降率、抗链球菌溶血素O、类风湿因子等。

（四）治疗

针对病因积极治疗。

（1）外伤或一般炎症引起者，给予局部理疗如透热疗法等。

（2）风湿热或类风湿性关节炎患者，可口服水杨酸制剂和糖皮质激素治疗。

（3）控制用声，使声带休息。

（4）如有环杓关节固定者可在喉镜下行杓状软骨拨动术。

第三节 喉良性增生性疾病

一、声带小结

声带小结（vocal nodules）位于声带游离缘前中1/3交界处，表现为局限性黏膜肿胀或结节样突出，双侧对称。多见于成年女性及学龄期儿童，特别是男孩。

（一）病因

主要由于用声过度或用声不当引起。患者常常使用硬起声样发音，音调过高或过低等。声带小结为学龄期儿童最常见的发音障碍，成年女性发病率高于男性，教师、售货（票）员、演员、律师等职业用声人员为高危人群。其他影响因素包括心理因素（患者多具有攻击性人格）、过敏因素、慢性咳嗽、咽喉反流、内分泌失调、上呼吸道感染、声带脱水、听力障碍等。

（二）病生理机制

声带小结主要是由于发音强度增加及发音持续时间增加，双声带在反复、硬性对抗性运动及高速气流的作用下引起损伤。组织学上表现为基底膜带增厚，棘细胞增生，伴或不伴有角化，无血管改变。

（三）临床表现

1. 症状

（1）声音嘶哑：常常为最早和最主要的症状。早期多为间断性声音嘶哑，发音休息后可缓解，后期声带小结增大时可引起声带闭合不良，呈现气息声，患者甚至会出现周期性失声。

（2）音域改变：表现为不能发高调和（或）音域减低。

（3）发音疲劳：早期可为间断性。

（4）其他：患者可同时伴有咽部不适、发音时咽喉部疼痛及清嗓等症状。

2. 检查

喉镜检查可见声带游离缘前中1/3交界处局限性黏膜肿胀或结节样突出，双侧对称。发音时声门闭合不完全呈沙漏样，频闪喉镜下可见声带黏膜波正常或轻度减弱。

根据形态又可将声带小结进一步分为：①软性小结：又称为早期小结，为发音不当引起的局限性炎性改变，表面微红、质软，伴水肿；②硬性小结：又称为慢性小结，多见于用声不当的职业用声者，病变色白、厚，纤维化明显，硬性小结黏膜波轻度减弱、非对称性。

（四）治疗

声带小结是由于发音滥用所引起的，因此矫正不良的发音方式、加强嗓音保健为首要选择。只有当保守治疗无效、病变明显增大时，才考虑进行手术治疗。

二、声带息肉

声带息肉（polyps of vocal fold）是声带固有层浅层局限性病变，多位于声带游离缘中 1/3，单侧多见，带或不带蒂。多见于成人。

（一）病因与发病机制

发病机制尚不明确，常常与用声过度后引起创伤性反应、血管脆性增加、局限性声带出血等有关。

（二）病理

固有层浅层呈假性肿瘤样改变，表现为退行性、渗出性、局限性炎性过程，可伴有炎性细胞浸润，胶原纤维增生，透明样变性，水肿或血栓形成，在陈旧性病变中还可以发现淀粉样蛋白沉积和纤维变性。

（三）临床表现

1. 症状

（1）声音嘶哑：多呈持续性，无蒂息肉较有蒂息肉对声带振动和发音的影响更大。

（2）音域改变：发音音调单调和（或）音域减低。

（3）发音疲劳：发音疲劳程度与声带息肉大小、位置及软硬度有关。

（4）其他：患者可同时伴有咽部不适、发音时咽喉部疼痛及清嗓等症状。

2. 检查

声带息肉可表现为苍白、透明、水肿、血管瘤样或凝胶样，呈现圆形或分叶状。发音时声门关闭不完全，声带振动不对称。

（四）治疗

多数患者需要显微外科手术切除。手术应强调在声带任克层浅层进行操作。

三、声带任克水肿

声带任克水肿（Reinke's edema）为一种特殊类型的声带良性增生性病变。主要表现为声带固有层浅层（任克间隙）全长高度水肿，多为双侧。既往曾被称为声带广基鱼腹状息肉、息肉样声带炎、息肉样退行性变或声带慢性水肿样肥厚等。

（一）病因

水肿是声带对外伤、炎症、用声不当等所产生的自然反应，除过度发音滥用等因素外，此病与吸烟关系最大，偶与反流、鼻和鼻窦的慢性疾病及代谢异常等有关。

（二）病理

声带任克间隙广泛、慢性水肿膨胀。病变早期任克间隙内基质少而清亮。随着时间的推移，任克间隙基质呈黏液样或凝胶样改变，固有层膨胀、上皮过剩，逐步形成典型的、松软的"象耳样"息肉样改变。

（三）临床表现

1. 症状

有赖于水肿范围。

（1）声音嘶哑：患者均有长期持续声音嘶哑、发音低沉病史，女性更为明显，病程从几年至几十年不等。

（2）发音疲劳。

（3）咽喉部不适：患者可伴咽喉部异物感，引发频繁的清嗓症状，从而进一步刺激病变声带。

（4）呼吸困难：严重者水肿的声带可阻塞声门，出现不同程度的呼吸不畅甚至呼吸困难。

2. 检查

声带任克层水肿病变累及整个声带膜部，常常为双侧，可以不对称。病变最初位于声带上表面、喉室，进而累及声带游离缘的上唇、下唇。

（四）治疗

如果在戒烟、停止刺激、抗酸治疗及矫正发音滥用后无缓解，需要进行手术治疗。在切除病变同时，应矫正不良的生活习惯和发音习惯，保证术后发音功能的恢复。

四、舌会厌囊肿

喉囊肿发生于舌根会厌部者为舌会厌囊肿，亦称舌根会厌囊肿。

（一）病因与发病机制

舌会厌囊肿最常见的原因为黏液腺管堵塞，黏液潴留，少数由于先天性畸形、外伤、炎症和其他良性肿瘤囊性变所致。

1. 潴留囊肿

由于舌根会厌谷处富于腺体，炎症或机械因素可使黏液腺管发生堵塞而致黏液潴留。发生部位较浅，处于黏膜下。囊壁内层为鳞状、立方状或柱状上皮。壁薄而柔软，内含黏稠乳白色或淡褐色糊状物。

2. 皮样囊肿

常多发，形小、色黄、不透明、可活动。囊壁内层为复层鳞状上皮，外层为纤维组织。囊内充满鳞状细胞碎屑。

3. 先天性囊肿

因发育期黏液腺管堵塞、黏液潴留所致。

4. 舌根

会厌部纤维瘤或腺瘤囊性变。

（二）临床表现

1. 症状

（1）异物感及吞咽不适：小者多无症状，偶在喉镜检查时发现，大者可有咽部异物感或咽喉堵塞感，吞咽困难。

（2）喉阻塞或窒息：较大的囊肿可出现，尤其是新生儿或婴儿的先天性囊肿。

（3）喉痛：继发感染时可出现。

2. 体征

（1）囊肿位于会厌舌面近舌根处，大者充满整个会厌谷。巨大的囊肿其上界可达口咽，患者张口或将其舌背压低后即可见及。

（2）广基或带蒂，呈半球形，表面光滑，半透明，色灰白、微黄或淡红，其间有细小血管纵横其上。

（3）囊壁一般很薄，触之有波动感。用注射器可抽吸出黏稠内容物，乳白色或褐色，若有继发感染，则为脓液。

（三）诊断与鉴别诊断

根据患者症状和喉镜检查，大致可做出诊断。先天性舌会厌囊肿虽相当少见，但如不及时诊治可导致患儿死亡，故如遇呼吸困难来诊的患儿，要及时行直接喉镜或影像学检查，排除喉软骨软化症等疾病。

此外，还可以通过穿刺抽吸等方法与其他良性肿物及舌根淋巴组织增生相鉴别。

（四）治疗

手术切除。单纯穿刺抽吸易复发。

五、声带囊肿

声带囊肿（vocal fold cyst）为原发于声带内的囊肿，多见于成人，通常为单侧病变。

（一）病因

常常由于创伤阻塞黏液腺管引起，逐渐增大。患者多有发音滥用的历史。

（二）病理

病变位于固有层浅层，但少数情况下附着在声韧带上。可以为先天性或后天性，先天囊肿为皮样囊肿或上皮下囊肿，被覆鳞状上皮或呼吸上皮，内含干酪样物质；后天性囊肿多数为潴留囊肿，由于腺体排泄管阻塞引起，外衬立方或扁平上皮，内为黏液样液体。

（三）临床表现

主要症状为声音嘶哑，不能发高调，发音易疲劳等。若囊肿自行破裂，症状可暂时缓解。检查见声带囊肿多位于声带中 1/3，向内侧或上表面膨出，光滑，呈现半透明或淡黄色。患侧声带饱满，健侧可合并有声带小结。发音时声门关闭不完全，频闪喉镜下见囊肿区域声带振动不对称，黏膜波明显减弱或缺失。

（四）诊断

常规喉镜检查确诊声带囊肿较为困难，频闪喉镜检查有助于对声带囊肿的诊断，并通过声带黏膜振动特性与声带小结和声带息肉相区别。

（五）治疗

尽管首先要进行发音治疗，但声带囊肿常常需要手术，术中囊壁必须完全去除以防止复发。

六、声带接触性肉芽肿

声带接触性肉芽肿（contact granuloma of vocal fold）与接触性溃疡是位于声门后部的良性病变，最常位于声带突软骨部尖端、杓状软骨的内侧面。接触性溃疡多为接触性肉芽肿自然病程中的早期阶段。

（一）病因与发病机制

声带接触性肉芽肿病因和发病机制仍不明确，可能与创伤有关。损伤分为机械性和（或）炎性损伤。

1. 机械性损伤

（1）发音源性损伤：用声过度或用声不当（例如低调发音）为声带接触性肉芽肿最常见的原因。

（2）非发音性喉部损伤：①插管损伤：由于声带突软骨部血供差，黏软骨膜较薄，因此较为脆弱。当插管管径较大、操作盲目及合并上呼吸道感染时，均增加肉芽肿形成的危险。此外，其他影响因素还包括消毒插管的化学物质、插管本身化学成分刺激、头位变化及插管持续时间过长等。②手术损伤：除插管因素外，手术损伤局部也可能是声带接触性肉芽肿形成的因素。

2. 炎性因素

（1）咽喉反流：对于无外伤史患者，目前认为咽喉反流可能是导致声带突肉芽肿形成的原因之一。

（2）感染性：口腔、肺及鼻窦的细菌、病毒和真菌感染也可促进声带接触性肉芽肿的形成。

（3）过敏因素及鼻后部分泌物刺激：喉部受鼻腔分泌物或反流性胃酸的刺激使喉黏膜对于损伤的敏感性增加，产生刺激性咳嗽及清喉，诱导声带突外伤性碰撞。

（二）病理

接触性肉芽肿为上皮增生伴其下方肉芽组织增生，组织病理学显示为慢性的炎性组织，包括成纤维细胞、胶原纤维、增生的毛细血管、白细胞。有时伴有的接触性溃疡多为接触性肉芽肿自然病程中的早期表现。

（三）临床特点

1. 症状

（1）咽喉痛和咽喉部不适：患者会出现咽喉部持续不适、痒及疼痛感，并多以此为首发症状而就诊。咽喉疼痛通常位于甲状软骨上角，还可放射至同侧耳部。

（2）声音嘶哑和发音疲劳：通常为轻度、间断性的。肉芽肿体积较小时，患者可无症状。

（3）呼吸困难：偶有报道，多因肉芽肿增生明显阻塞呼吸道所致。

（4）咳嗽和咯血。

2. 检查

声带接触性肉芽肿位于声带突，颜色从浅灰色至暗红色，形态为息肉样、结节样、真菌状生长或溃疡样，声带膜部形态及声带振动正常。

（四）诊断与鉴别诊断

根据患者症状和喉镜检查所见即可做出初步诊断，还应与喉癌及其他喉后部病变和肉芽肿性疾病相鉴别，包括结核、组织胞浆菌病、球孢子菌病、芽生菌病、Wegener 肉芽肿、硬结病、梅毒、麻风病、克罗恩病等。

（五）治疗

目前对于手术治疗采取谨慎态度，提倡以控制反流和发音治疗等非手术治疗为主。

第十二章 头颈部疾病

第一节 咽旁间隙肿瘤

一、概述

咽旁间隙内有丰富的淋巴组织收纳鼻腔后部、鼻旁窦、鼻咽、口咽、口腔的淋巴回流，与下咽、喉及甲状腺的淋巴也有一定联系。发生于此部位或发生于邻近组织而后侵入咽旁间隙的肿瘤称为咽旁间隙肿瘤（tumors in parapharyngeal space）。因咽旁间隙解剖部位较深，肿瘤早期多无明显症状。其中以良性肿瘤为主，恶性肿瘤较少。

二、临床表现及诊断

1. 临床表现

（1）症状：早期症状不明显，主要与肿瘤的部位、性质、生长速度有关。一般可分为邻近器官受累症状和神经症状两类。

①邻近器官受累症状：咽部不适或异物感；肿瘤较大时，可出现吞咽困难、发声不清或闭塞性鼻音；肿瘤累及喉部可引起喉源性呼吸困难；肿瘤压迫咽鼓管咽口时可出现耳鸣、耳聋和耳闷；翼内外肌受累时出现张口困难；其他：可出现颈部运动障碍和颈动脉移位。

②神经症状：颈痛、咽痛、耳痛是肿瘤压迫牵拉神经所致，较为少见；声音嘶哑为迷走神经受累所致；舌下神经受累时常出现舌半侧麻痹；颈交感神经麻痹综合征为颈交感神经受累所致。

（2）检查。

①口颈双触诊法：注意观察咽侧壁、颈部、下颌下三角区或腮腺区有无局部隆起及有无脑神经受累症状，一般采用口颈双触诊法。

②彩色多普勒超声：可确定腮腺有无占位性病变，对囊性、血管性和实质性肿瘤进行辨别。

③X射线片检查：拍摄颏顶位、颅底位和颈静脉孔位，了解咽旁间隙肿瘤及周围骨质的破坏情况。经动脉造影和颈静脉逆行造影，可了解大血管移位及肿瘤血管分布情况。

④CT或MRI：能明确显示肿瘤的范围，以及肿瘤与周围组织的关系，如嚼肌、翼内肌、胸锁乳突肌、咽旁间隙是否受累。能区分腮腺深叶肿瘤和咽旁肿瘤，能判断周围骨质的破坏情况，对于典型良性肿瘤和恶性肿瘤可以鉴别，对于低度恶性或发育较慢的恶性肿瘤则难以区分。

2. 诊断及鉴别诊断

根据症状、体征并结合彩色多普勒超声、X射线检查、CT或MRI检查多能作出诊断。由于咽旁间隙肿瘤位置较深且有大血管，活检时不易取得肿瘤组织，并有损伤大血管的可能，故一般不做活检。穿刺活检对肿瘤性质有一定的作用，但是要注意获取组织较少，不能由于涂片未见肿瘤组织而否定肿瘤的存在。

三、治疗

1. 良性肿瘤

肿瘤常有包膜，一般采用手术治疗，手术径路有经口、颈侧2种方法。根据肿瘤的性质、位置及肿瘤的大小来决定具体采用何种方法，对于靠近咽壁、边界清楚、较小的肿瘤则采用经口径路，而对于较大且位置较深的肿瘤则采用颈侧进路，有时也可采用两者联合进路。

2. 恶性肿瘤

由于没有完整的包膜而且位置较深，手术不易彻底清除，一般采用手术和放疗的联合治疗。

第二节 颈动脉体瘤

一、概述

颈动脉体瘤（carotid body tumor，CBT）发生在颈总动脉分叉处的一种化学感受器肿瘤，属良性肿瘤，生长缓慢，少数可发生恶变。无年龄及性别差异，女性稍多于男性，以 30～50 岁为主。颈动脉体位于颈总动脉分叉处后方，借结缔组织连于动脉壁上，大小不一，平均直径约 3.5 mm，扁椭圆形或不规则形粉红色组织，为人体内最大的副神经节，反射性引起呼吸加快、加深。颈动脉体发生瘤变后，肿瘤为棕红色，呈圆形或椭圆形，有完整包膜。

shambling 分型：Ⅰ型肿瘤未包绕血管，易于切除，此类肿瘤多小于 5 cm，并不使颈动脉分歧部增宽；Ⅱ型：肿瘤与血管壁紧密但未包绕血管壁；Ⅲ型指肿瘤位于血管壁内并包绕血管壁。后 2 型瘤体直径通常大于 5 cm 并使血管分歧部增宽。

二、临床表现及诊断

1. 临床表现

颈部无痛性肿块，位于颈动脉三角区，生长缓慢，病史长达数年或数十年，发生恶变者，短期内肿块迅速生长。肿块较小时，一般无症状，或仅有轻度局部压迫感，肿块较大者可压迫邻近器官脊神经，出现声嘶、吞咽困难、舌肌萎缩、伸舌偏斜、呼吸困难及 Horner 综合征。检查时一般可发现颈动脉体瘤的 3 个较主要体征：①肿瘤位于颈动脉三角区内；②颈动脉向浅表移位；③颈内外动脉分离。但有部分患者主要体征并不完全具备，当肿瘤固定在颈动脉分叉处并包裹颈动脉生长时，肿瘤随脉搏跳动的弥漫搏动度很大，然颈动脉不向浅表移位，也无颈内外动脉分离现象。颈部出现肿块时，一般较硬，因肿瘤与颈总动脉分叉处紧密相连，所以肿瘤能左右移动而不能上下移动，常有明显的传导性搏动，有时可听到杂音或摸到。

2. 诊断

为明确颈部肿块的原因及其性质，诊断时应注意以下各点。

（1）详细询问病史：包括年龄、性别、病程长短、症状轻重、治疗效果，以及有无鼻、咽、喉、口腔等器官受累的临床表现，或发热、消瘦等全身症状。

（2）临床检查：首先注意观察两侧颈部是否对称，有无局部肿胀，瘘管形成等现象，然后进行颈部扪诊。检查时受检者头略低，并倾向病侧，使颈部肌肉松弛，便于肿块之扪摸。检查时注意肿块的部位、大小、质地、活动度、有无压痛或搏动，并应两侧对照比较。如前所述，成人颈部肿块应考虑转移性恶性肿瘤可能，因此，应常规检查耳鼻咽喉、口腔等处，以便了解鼻咽、喉等处有无原发病灶。必要时可做鼻内窥镜或纤维鼻咽喉镜检查。

（3）影像学检查：颈部 CT 扫描除可了解肿瘤部位、范围外，并有助于明确肿块与颈动脉、颈内静脉等重要结构的关系，为手术治疗提供重要参考依据，但较小的肿块，常不能显影；为查找原发病灶，可酌情做鼻旁窦、鼻咽和喉侧位等 X 射线拍片检查。对于颈部鳃裂瘘管或甲状舌管瘘管，可行碘油造影 X 射线拍片检查，以了解瘘管走向和范围。

（4）病理学检查

①穿刺活检法：以细针刺入肿块，将用力抽吸后取得的组织，进行细胞病理学检查。适用于多数颈部肿块者，但其取得的组织较少，检查阴性时，应结合临床做进一步检查。

②切开活检法：应慎用。一般仅限于经多次检查仍未能明确诊断时。手术时应将单个淋巴结完整取出，以防病变扩散。疑为结核性颈淋巴结炎时，切开活检后有导致伤口经久不愈的可能，应注意预防。对于临床诊断为涎腺来源或神经源性良性肿瘤者，由于肿瘤位置较深，术前切开活检有时不易取得阳性结果，却有使肿瘤与周围组织粘连，增加手术困难之弊端，故一般于手术摘除肿瘤后再送病理检查。

本病应与颈动脉瘤、神经鞘膜瘤、鳃裂囊肿、颈淋巴结核、颈淋巴结转移癌、腮腺混合瘤等鉴别。

三、治疗

目前颈动脉体瘤的发病原因及机制尚不清楚，对其生物学行为也有较多的争论。肿瘤生长缓慢，但从未停止，并可发生癌变，肿瘤向咽部生长可出现呼吸困难，向上生长至颅底可侵犯脑神经甚至进入颅内，如果不治疗，死亡率可高达30%。治疗方法包括外科手术、放射治疗及栓塞治疗。深度X照射有时可使肿瘤体积缩小，但不能根除，所以手术切除为主要的治疗方法。

手术可采用下颌角后沿胸锁乳突肌前缘切口，视肿瘤大小适当延伸，逐层解剖暴露瘤体及颈总、颈内、颈外动脉，尽可能将颈内静脉、迷走神经、舌下神经、副神经等游离牵开保护，颈总动脉近心端及颈内、外动脉远端各置一根以备应激阻断用，此后根据瘤体与颈动脉的关系选择下述不同的方式进行手术。

1. 单纯肿瘤剥离术

肿瘤一般有完整的包膜，而且不侵犯血管中层，在肿瘤包膜与动脉之间有分离面，也称白线，沿此白线分离是手术中最重要的步骤。

2. 肿瘤切除、颈外动脉结扎术

颈动脉体有一纤维包膜经Mayer韧带与颈动脉分叉相连，由于这一解剖热点，瘤体下端较易分离，颈内动脉后外侧一般受瘤组织包裹较晚，而颈外动脉多数包裹紧密，这一现象可能与瘤体血供大多来自颈外动脉有关。沿颈内动脉未包裹处从"白线"将肿瘤剥离出来，颈外动脉即可连同瘤体一起切除。

3. 肿瘤切除、颈内外动脉结扎、颈总动脉与颈内动脉端端吻合术

颈内动脉分离时破坏较严重不易单纯缝合，而只需切除较短的一段时，颈总动脉与颈内动脉远端直接端端吻合。

4. 肿瘤与颈总动脉一并切除术

适用于肿瘤与颈总动脉难以分离者。急性颈总动脉结扎者死亡率在30%~50%，单纯颈内动脉结扎死亡率更高，如果能将颈内动脉和颈总动脉两断端吻合，可通过侧支循环使对侧颈外动脉的血液流入颈内动脉，并可减少术后并发症及降低死亡率。在进行颈总动脉切除术前，必须进行颈部压迫训练半月以上，其目的是促使大脑Willis环前后交通动脉开放，使患侧能代偿性供血。

5. 术后注意事项

①术后出现声嘶、呛咳者，可能是迷走神经损伤，应密切观察患者呼吸，随时吸出难以吸出的痰液，必要时行气管切开术，因喉上神经麻痹，患者呛咳，进食困难，术后应给予鼻饲；②颈总动脉结扎术后并发症多，术后应严密观察呼吸、脉搏体温、血压、心率等生命体征，并密切注意患者的神智及肌力改变，同时给氧，并且绝对卧床休息一周。

6. 手术并发症

（1）脑神经损伤：常见受损脑神经为迷走神经、舌下神经、颈交感神经和舌咽神经。

（2）偏瘫：随着血管外科技术的进步及颈总动脉阻断的耐受性的预测方法的发展，此并发症已明显减少。

（3）手术死亡：手术死亡率为5%~13%。

第三节　颈部转移

一、概述

颈部恶性肿瘤中，转移癌最多见。颈部转移癌的发生与原发灶部位密切相关，并且有一定的规律可循。临床上可以从转移淋巴结部位循淋巴引流途径去寻找原发灶，也可以由原发灶去寻找可能发生的淋巴

结转移癌。

1. 头颈部的颈淋巴结转移规律

鼻咽癌颈淋巴结转移率较高，可达90%左右，多先转移到同侧乳突尖下方和二腹肌后腹之间的淋巴结，然后再向颈内静脉淋巴结链扩展。鼻腔、鼻旁窦、口咽、口腔癌则多发生同侧颌下区淋巴结转移，然后再向颈内静脉上区淋巴结蔓延，渐可波及颈内静脉中下组乃至锁骨上淋巴结。喉癌声门上型者发生颈转移的机会较多，一般为30%~70%。先发生颈内静脉上区淋巴结转移，然后再向中区、下区蔓延，也有同时发生双侧颈转移者。涎腺癌因发生部位、病理类型不同，转移率的差别较大。颌下腺癌则颈内静脉中区、下区和气管食管旁淋巴结，也可蔓延至上区，少有颌下区转移。

2. 锁骨下器官癌的颈部淋巴结转移

锁骨下器官的淋巴汇流在两侧锁骨上区，右胸及右上肢的大部分淋巴液引流至右锁骨上，其他部位诸如左肺、食管、胃、肠、前列腺等部位恶性肿瘤均可转移至左锁骨上窝淋巴结，但也可发生双侧锁骨上区转移，乳腺癌多转移至同侧锁骨上淋巴结。

3. 原发部位不明的颈淋巴结转移癌

发生率为3.3%~17.2%，一般不超过20%，以低分化鳞癌和腺癌居多。一般上中颈部转移性鳞癌多来自鼻腔、扁桃体、舌根、下咽等部位，而腺癌则多来自涎腺，颈中下者多来自甲状腺。颈下部及锁骨上窝的鳞癌转移多来自肺、食管，而腺癌则多来自胃、胰腺、肾等处。

二、临床表现及诊断

1. 临床表现

颈部转移癌主要表现为颈淋巴结肿大，最先出现于原发灶引流区内。初起淋巴结较小、无痛、质较硬、可活动，继而淋巴结数目增多、变大、相互粘连融合成团，与周围组织粘连固定。局部可有胀痛、压迫感，并相继出现周围气管、组织、神经系统受压迫症状。肿块可液化、坏死，若皮肤受累可发生破溃、流脓并继发感染。

2. 诊断

40岁以上的患者颈部出现肿大淋巴结，应经过详细检查排除肿瘤后，再次进行消炎治疗。①详细询问病史，以便提供相应原发灶线索；②仔细认真地进行体格检查，详细检查淋巴结状态及其可能来源的原发灶部位如鼻咽、扁桃体、舌根、喉、下咽、甲状腺等；③其他辅助检查，如肿物超声波、CT、MRI等均可提供重要信息；④可行细针穿刺细胞学检查，准确率可达70%~90%，细胞学检查不能确诊者，再做切取活检，可明确淋巴结性质，并提供原发灶的可能部位。

颈部转移癌与颈淋巴结核的鉴别诊断尤其重要，但比较困难。颈淋巴结核多发生在青年或中老年女性，肿块多发生在锁骨上区或颈外侧区，表现为多个淋巴结肿大，相互粘连及融合，较大时则发生干酪化、液化，触之有波动感。如果继发感染则皮肤潮红，触之疼痛。肺部可有或无结核灶，可有全身中毒症状。应行穿刺或切取活检明确诊断。

三、治疗

头颈部器官癌发生颈淋巴结转移时，应按有关疾病治疗原则进行。锁骨下脏器发生锁骨上转移者皆为晚期，一般不适于行较大的根治性手术，可进行姑息性放疗或化疗。

1. 一般治疗原则

（1）颈内静脉上区鳞状细胞癌尤其低分化癌转移：应考虑为原发鼻咽部的隐匿癌，按鼻咽癌进行根治性放疗。

（2）颈内静脉中及下区较低分化的鳞状细胞癌转移：可考虑为舌根或梨状窝隐匿癌，行包括该区的根治性放疗；孤立的高分化鳞状细胞癌转移，宜行颈淋巴结清除术。必要时，合并前述治疗。孤立的转移性腺癌或恶性黑色素瘤，均可考虑颈淋巴结清除术合并化疗。

（3）锁骨上淋巴结转移癌：根据病理类型，考虑采用适当化疗或放疗。原发灶不明的颈内静脉区转移癌，特别是颈中及上区转移癌经上述治疗后，有 20% ~ 50% 的患者可获 3 年生存率，少数 5 年以上生存。转移性鳞状细胞癌治疗效果较好，腺癌甚差，尤其锁骨上转移性腺癌，极少长期控制。

2. 颈淋巴结清扫术

（1）适应证：口腔颌面部某些恶性肿瘤，临床出现淋巴结转移而原发病灶已被控制或可以彻底切除者；口腔颌面部某些恶性程度较高或易于发生转移的恶性肿瘤，虽临床尚未发现可疑的淋巴结转移，仍应考虑此手术；已证实颈部为转移癌，但未发现原发灶，颈部转移灶迅速扩大者。

（2）禁忌证：原发灶不能切净，也不能用其他治疗方法控制者；已发生远处转移或转移灶已侵及颅底者；转移灶与颈部主要器官已有粘连，或全身衰弱年老患者，或颈浅淋巴结、锁骨上淋巴结已有转移者，此手术应慎重考虑。

3. 放射治疗

对原发不明的颈部转移癌，中国医学科学院肿瘤医院采取的治疗原则是：颈部转移性低分化癌和未分化癌首选放疗，N_1 期分化好的鳞癌，首选手术或放疗（残存灶应行挽救性颈清扫）均可，无手术指征的晚期病例和拒绝手术治疗的部分病例单纯放疗也可达到姑息性治疗的目的。对于同侧固定的巨大淋巴结或双侧转移固定的淋巴结，应首先考虑术前放疗，如有残存灶可行挽救性手术。N_2 及 N_3 期鳞癌，首选手术治疗，腺癌以手术治疗为主；锁骨上转移性淋巴结首选单纯放疗，如有残存可行挽救性手术。

第四节 颈段食管癌

一、概述

根据 UICC 划分，从环状软骨下缘至胸骨切迹这一段食管为颈段食管，颈段食管癌（carcinoma of the cervical esophagus）发病率占整个食管癌的 5.9% ~ 10%，颈段食管癌中绝大多数（95% 以上）为鳞状细胞癌，此外尚有腺癌和未分化癌等。颈段食管癌的壁内扩散特点与胸段食管癌相同，癌细胞在向四周蔓延的同时常向深部浸润，手术标本中绝大多数病例癌组织已侵犯肌层或浸透肌层达纤维膜。癌细胞常沿固有膜或黏膜下层淋巴管扩散，主体癌灶旁常存在互不连接的底层细胞癌变点（原位癌），有时早期癌变点可距主体癌灶较远。颈段食管癌常向上侵犯扩展至下咽进而侵犯喉。癌灶向前侵犯则扩展至气管后壁，向后侵犯则扩展至椎前筋骨或肌肉，向外侵犯则扩展至喉返神经和甲状腺，较晚期病例尚可侵犯颈总动脉近端。颈段食管癌沿淋巴管首先转移至气管食管旁淋巴结（包括食管后），进而转移至颈内静脉链、上纵隔。作者统计，手术标本的病理检查发现 30% 左右伴有区域淋巴结转移。

二、临床表现及诊断

1. 临床特点

①发病年龄：50 ~ 60 岁为发病高峰年龄段（约占 40%），60 ~ 90 岁次之（约占 25%）；②进食滞留感或轻度哽噎感：当病变局限在黏膜层或浅肌层时，仅有食物通过缓慢或滞留感或轻度哽噎感，这些早期症状常被患者忽视；③进行性吞咽困难：随着病变发展，破坏肌层，侵犯全周，发噎症状日趋严重，由开始不能进普食，进而进半流或流质都难以咽下，因唾液不能经过食管进入胃而致呕吐黏液，有时误入气道而发生呛咳；④声音嘶哑：当肿瘤向外侵犯喉返神经，出现声音嘶哑；⑤体重下降：严重的进食困难常导致体重明显下降，甚至出现脱水或营养不良。

2. 检查及诊断

患者有以上症状时应行下列检查。①间接喉镜检查：了解有无声带固定，下咽是否受侵；②颈部检查：当肿瘤外侵明显时，气管旁（尤其是左侧）可触及肿块，触诊甲状腺有无受侵，检查颈部有无肿大淋巴结；③X 射线钡餐造影：早期 X 射线征象为黏膜皱褶增粗、迂曲、小充盈缺损、小溃疡龛影，中晚期病变 X 射线征象为管腔狭窄、充盈缺损、管壁蠕动消失、黏膜紊乱或溃疡龛影；④颈部侧位 X 射线片：颈段食管癌可观察该部位椎前软组织明显增厚影，将气管推向前或气管后壁向前隆起，气管前后径变短；⑤

颈部及上纵隔 CT 及 MRI 检查：可以了解肿瘤外侵范围，气管食道旁及上纵隔有无淋巴结转移；⑥纤维光导食管镜检查：了解肿瘤上界的位置，下咽是否受侵及侵犯范围，同时可咬取瘤组织送病理诊断；⑦光导纤维喉镜或气管镜检查：了解气管膜样部是否受侵及受侵的部位和范围；⑧食管脱落细胞学检查：简便易行，假阳性率小于 1%，假阴性率 10% 左右。

三、治疗

自 Czerny 于 1877 年首次外科治疗颈段食管癌至今已有 100 多年历史，但外科手术治疗颈段食管癌仍不普及，由于多数患者就诊时病变较广，手术需处理下咽、喉、气管和上纵隔，以致增加手术复杂性，手术并发症多，手术死亡率较高，所以绝大多数医院多采用单纯放疗，但单纯放疗后 5 年生存率仅为 10% ~ 18%。根据殷蔚伯等分析，局部复发占 36.6%，致相当多的患者进食困难未得到解决。外科手术虽能解决进食困难及延长生存时间，但 5 年生存率仍较低（10% ~ 25%），近 20 多年来，手术加计划性术前或术后放疗的综合治疗逐渐受到重视，治疗结果有了较大的改善，Kakegawa 报道综合治疗 64 例颈段食管癌，5 年生存率为 30%，中国医学科学院肿瘤医院手术加术前或术后放疗 27 例，其 5 年生存率为 52.9%，所以除了 Ⅰ 期（肿瘤只侵及黏膜固有层或黏膜下，无区域淋巴结转移）或伴有严重心肺功能不全或年迈体弱不能耐受手术者可行单纯放疗外，其余病例均应首选手术加放射的综合治疗。

1. 综合治疗（手术加放射原则）

适用于无手术禁忌证的 Ⅱ、Ⅲ 期病例，放射野除原发灶外，还应包括下咽，以及双颈上纵隔淋巴引流区，术前放射剂量应达 50 Gy 左右（5 周完成），放疗结束后，休息 3 ~ 4 周行手术治疗，若为术后治疗，手术结束后 4 周左右开始放射，放射剂量应达 60 Gy 左右（6 周完成）。

2. 外科手术治疗

（1）术前准备：严重吞咽困难的患者常导致脱水、水及电解质紊乱、贫血、营养不良，应根据化验结果纠正水及电解质紊乱，对营养不良低蛋白血症术前必须予以改善，力争插入鼻饲管，经鼻饲管喂以富含营养的混合奶，对不能插入鼻饲管的患者，应争取行锁骨下静脉穿刺，给静脉高营养治疗；对患有慢性支气管炎或患有肺部疾病史的患者应行肺功能测定，临床最有价值的是第一秒末努力呼气量（FEV_1），理想值是超过估计的 75%，此种患者适于手术，低于 75%，高于 50% 时需慎重考虑，如低于 50% 则一般为手术禁忌；对拟行胃代食管的病例术前应了解有无严重胃溃疡病史，对拟行结肠代食管的病例术前应了解有无结肠病史，必要时应行钡灌肠结肠造影。

（2）全喉全下咽颈段食管切除术：适用于病变位于食管入口处，向上侵犯下咽，病变位置较高，距肿瘤下界 3 ~ 5 cm 切除食管后仍可经颈部行皮瓣或游离空肠同食管断端吻合的病例。该手术将喉（一端气管）、下咽全周、近段食管或一侧甲状腺整块切除，术中注意清除气管食管旁淋巴结直至主动脉弓上方。

（3）全喉全下咽全食管切除术：多数颈段食管癌患者就诊时病变较晚，该手术是治疗颈段食管癌最常用手术之一。此术的适应证 - 颈段食管癌灶下界距胸骨切迹水平较近或在该水平以下，同时上界已侵及下咽或肿瘤已侵犯气管膜样部。

（4）部分下咽全食管切除术（留喉）：该手术主要适用于颈段食管癌的上界在食管入口的附近，气管及喉返神经未受侵的病例。该手术是将食管和下咽整块切除，将上提之结肠（因为胃常因胃内容反流造成严重的吸入性肺炎，所以环后吻合病例应选用结肠）在环后同下咽吻合。此手术步骤为经口腔气管插管全麻，患者仰卧位，颈部和腹部 2 组医师同时进行手术。颈部手术，头转向右侧，沿左侧胸锁乳突肌前缘切口，切开皮肤及颈阔肌，在颈阔肌深面向中线分离皮瓣，切断左侧带状肌，游离左侧甲状腺下极及外侧，将甲状腺向内上牵引，断扎甲状腺下动脉，解剖出喉返神经直至入喉处，注意保护，清扫左侧气管食道旁淋巴脂肪组织（包括上纵隔），将颈段食管与气管膜部及椎前分离，用布带拉住食管继续向上分离，纵行切断环咽肌，将环后黏膜同环状软骨背板及环杓后肌钝性分离，在环后横行切开黏膜（最高位可在环状软骨上缘切开），继而环周切断下咽黏膜及咽缩肌，将胸段食管内翻剥脱至颈部下标本。将已游离的结肠经后纵隔食管床上提至颈部，在环后同下咽断端行端端吻合。行结肠环后吻合的病例，为避免吸入性肺炎，可行气管切开，置入带气囊的气管套管。

（5）全食管切除手术进路：全食管切除有2种手术进路，其一为开胸进路，此进路应用较少；其二为非开胸进路，此进路应用较多。开胸进路全食管切除手术步骤：该进路主要适用于纵隔有明显的淋巴结转移，经颈部不能切除或有第2个原发癌灶或胸段食管有憩室的病例，开胸进路最常用右后外开胸。经口腔气管插管全麻后，患者左侧卧位行右后外开胸，解剖游离食管，清扫纵隔淋巴结，关胸。患者改仰卧位，颈部和腹部两组医生同时进行手术，颈部手术医生游离喉、下咽、颈段食管，将喉、下咽、全食管整块从颈部取下。腹部手术医生开腹，游离胃或结肠，将胃或结肠经食管床上提至颈部同咽缝合。非开胸手术进路-经口腔气管全麻，患者仰卧位，颈部手术和腹部手术有两组医生同时进行，颈部手术医生游离喉、下咽、颈段食管，腹部手术医生开腹，游离胃或结肠。胸段食管切除有2种方法，一是分别经颈部和腹部食管裂孔将手指伸入纵隔沿食管四周将食管钝性分离。该方法纵隔出血较多，胸腔积液、气胸等并发症较多。另一种方法为食管内翻剥脱法，腹部手术医生断贲门后，颈部医生切开颈段食管，经腹腔通过贲门的断端，将一根布带经胸段食管用胃管上拉至颈部，将食管的贲门断端同布带下端缝合固定，然后由颈部手术医生拉紧布带，均匀用力上拉布带，食管将随之内翻，进入食管壁的血管将紧贴食管壁随着食管内翻而被绞断，胸段食管随着内翻均匀缓慢向上进行而被剥脱切除，经颈部同喉下咽颈段食管一并取下。该方法纵隔损伤较小，出血较少，很少发生胸腔并发症。

（6）区域淋巴结的处理：颈段食管癌首先转移至气管食管旁淋巴结，进而转移至颈内静脉链、上纵隔淋巴结。根据作者资料，颈段食管癌外科治疗失败中，术后区域淋巴结转移或复发占首要原因。加强对区域淋巴结的治疗是提高治愈率的重要措施之一。目前中国医学科学院的肿瘤医院采取的方针是：对临床上N_0患者一律行区域淋巴结选择性放疗，对临床上N+患者一律行术前放疗节颈廓清手术。

（7）手术并发症及处理

①气管膜部破损：多由于有病变的食管或食管旁淋巴结与气管膜部粘连较紧密，在游离病变段食管时，应用剪刀明视下轻柔地将食管同气管分离，一旦气管膜部破损多表现为破损周围有气泡出现或者麻醉插管暴露，在全喉下咽全食管切除时，气管膜部破损都发生在上纵隔，处理比较困难，将食管标本取下后行破损处修补，应力争从颈部进行修补，将气管残端上提，将破损处行左右拉拢缝合，再将蒂下方的带状肌转入上纵隔覆盖破损处缝合固定。

②吸入性肺炎：多发生在留喉环后吻合的病例。由于贲门及环咽肌两道括约肌均被切除，当咳嗽时腹腔压力增高，胃内容物可通过移植的结肠腔反流至咽部，如果声门关闭不及时，将发生误吸，尤其是老年患者误吸更为严重。所以65岁以上的老年或肺功能差的患者，最好是将喉一并切除，对留喉患者当发生咳嗽时应及时通过气管切开口将反流入气管内的内容物吸出，以防止吸入性肺炎的发生。

3. 预后

一般而言，颈段食管癌在头颈部癌中属于预后较差的肿瘤，单纯放疗的5年生存率在10%～18%，单纯手术的5年生存率在10%～25%，手术加放疗的综合治疗的5年生存率在30%～45%。病期的早晚是影响预后的最重要的因素，有无区域淋巴结转移也是影响预后的重要因素之一。治疗失败的因素中，区域淋巴结复发占首位，其次是远处转移。改善预后的关键是早期发现，早期诊断，早期治疗。

第五节 颈段气管肿瘤

一、概述

颈段气管（tumor of cervical trachea）是指从环状软骨下缘到胸骨切迹这段气管，其长度随颈部的长短、环状软骨位置的高低、颈部后伸的程度而不同。气管肿瘤比较罕见，Rostom报告年发病率为2.7/10万。原发性气管肿瘤绝大多数为恶性肿瘤，据Grillo统计，恶性肿瘤占90%，其中最常见的为鳞状上皮癌和腺样囊性上皮癌，较少见的有软骨肉瘤、类癌、腺鳞癌、腺癌等。气管良性肿瘤主要有软骨瘤、成软骨瘤、乳头状瘤、血管瘤、纤维瘤等。继发性气管肿瘤中较常见的为甲状腺癌入侵气管，其次为食管癌入侵气管，声门下喉癌可向下蔓延侵犯气管。原发性气管鳞状细胞癌常呈环形生长并且累及较长一段气管，常侵犯气管外膜及周围器官，常伴有气管旁及隆突下淋巴结转移。原发性气管腺样囊性癌常沿黏膜生长，肉眼很难确定其边界，肿瘤侵犯气管壁呈肿块形生长压迫推移周围器官，较少发生气管旁淋巴结转移。

二、临床表现及诊断

1. 临床表现

气管肿瘤在早期几乎没有任何症状，当肿瘤发展到造成管腔一定程度的狭窄时才出现相应的临床表现。

（1）呼吸困难：呈进行性加重，常在活动时出现，并伴有喘鸣，因此常被误诊为哮喘。

（2）刺激性咳嗽：当肿瘤表面出血时，可出现痰中带血。

（3）吞咽困难：少数患者由于肿瘤外侵压迫或侵犯食管后可发生吞咽困难。

（4）声音嘶哑：当肿瘤侵犯一侧喉返神经后，可出现声音嘶哑。

2. 检查及诊断

当临床遇到进行性加重的呼吸困难，而且伴有喘鸣或咯血，间接喉镜检查已除外喉肿瘤，胸部X射线片不能解释以上症状时，应怀疑气管肿瘤，应做以下检查以核实。

（1）气管体层X射线片：可发现气管内肿瘤及肿瘤大致长度。

（2）颈侧位X射线片：拍片时头后伸，同时让患者做吞咽动作以使喉气管上提，可发现上段气管肿瘤。

（3）颈上纵隔CT或MRI：可清楚显示气管壁环周受侵范围及气管周围器官受累范围，尤其是无名动脉或上腔静脉等。

（4）纤维气管镜检查：对怀疑有气管肿瘤而以上检查又不能明确显示气管病变的患者，应行纤维气管镜检查。此项检查有助于发现气管内小的肿瘤。对气管腔明显狭窄的病例，不可强行通过狭窄区，以免引起严重的呼吸困难甚至窒息。

（5）痰细胞学检查：如果痰中发现癌细胞，切除外鼻咽、口腔、喉、下咽及肺部肿瘤时应重点检查气管。

三、治疗

和其他上呼吸道恶性肿瘤相比，气管恶性肿瘤的治疗仍然是非常棘手的问题。相当一部分患者就诊时病变已累及气管过长而无法行根治性的手术治疗，这些患者往往伴有呼吸困难，如果呼吸困难不能得到有效的缓解，则治疗很难实施；对某些病变较长的病例，由于气管切除长度的限制，很难获得足够的手术安全界，因而这些病例很难达到治愈。另外由于气管肿瘤比较少见，即使是实力强的医院也很难积累足够的数量的病例进行临床研究以提高疗效。

气管恶性肿瘤的治疗目的有3个：其一是根治肿瘤；其二是肿瘤的姑息性治疗，延长患者的生命；其三是暂时解决气管阻塞，缓解呼吸困难。

到目前为止，对尚能进行根治性切除的气管肿瘤外科手术仍然是争取治愈的首选治疗方式，对能达到肉眼干净的气管恶性肿瘤也应争取先行手术治疗，术后再给予放疗；对气管受累过长无法行外科手术的病例，在缓解呼吸困难之后立即给予放疗。

本节只涉及颈段或上半气管肿瘤的外科治疗。

1. 气管壁窗式切除（"window" resection of trachea）

（1）手术适应证：气管壁受累不超过环周长的2/5的气管良性肿瘤；高分化甲状腺癌侵入气管，而且气管壁受累不超过环周长的1/3。

（2）麻醉：经口腔气管插管全麻，麻醉管的远端应超过肿瘤的下界。

（3）手术步骤：

①下颈领式切口：颈阔肌深面分离皮瓣，上至环状软骨，下至胸骨切迹。

②切开颈白线：将带状肌向两侧拉开，甲状腺癌病例视情况切除患侧与甲状腺粘连的带状肌。

③切断甲状腺峡部：将气管肿瘤侧的甲状腺同气管锐性分离，注意保护该侧喉返神经。甲状腺癌病例，应先游离患侧甲状腺，分离结扎甲状腺上下动脉。解剖喉返神经，如果受累则随甲状腺一并切除，

如果没有受累则保护。甲状腺上下极和外后侧游离后，切断峡部，将未受累的气管壁及喉同患侧甲状腺分离。

④沿肿瘤边缘切开气管壁探查肿瘤：如果术前无病理诊断，应切取肿瘤一块送冰冻。如果病例报告为良性肿瘤，则沿肿瘤边缘切除气管壁。如果病理回报为气管原发性恶性肿瘤，应改行气管袖状切除端端吻合术。甲状腺癌的病例，在气管壁受累处旁切开气管壁，直视下沿肿瘤周围切除气管壁。

（4）气管壁缺损的修复：气管壁窗式切除后缺损的修复方法主要有颈部皮瓣、带蒂的肌肉筋膜瓣、以胸锁乳突肌为蒂的锁骨瓣，以及带蒂的肌骨膜瓣。带蒂胸锁乳突肌骨膜瓣修复气管壁缺损：有实验表明，有血供的骨膜移植后有良好的分化能力，6周后可见到新骨形成。带蒂肌骨膜瓣修复气管壁缺损1个月后骨膜瓣已经上皮化，9个月后X射线片已出现骨化，这一特点正是气管壁修复的特殊性所需要。手术操作：颈阔肌深面分离颈部皮瓣，显露胸锁乳突肌下半及锁骨，注意保护胸锁乳突肌表面筋膜的完整性及保留锁骨骨膜外的软组织。根据气管壁的缺损大小设计切取锁骨骨膜瓣，将骨膜瓣同锁骨剥离。

2. 气管袖状切除端端吻合术（sleeve resection and anastomosis of trachea）

（1）气管切除长度的限度：可切除气管的长度是决定能否行气管袖状切除端端吻合术的关键。而气管可切除的长度常因人而异，最长可切除4~5 cm，个别患者可切除5~6 cm，最短的仅可切除2 cm，所以在选择气管袖状切除端端吻合术之前应对患者进行细致的分析。环状软骨位置的高低、颈部后伸时环状软骨可上升的高度、颈部的长短、年龄及是否有驼背畸形等因素决定气管可切除的长度。一般而言，颈部越长，环状软骨距胸骨切迹越远，颈后伸时环状软骨可上升越高，气管可切除的长度就越长；反之，则越短。气管袖状切除后两断端的拉拢主要靠头和颈部的前屈及喉松懈后下移。

（2）手术适应证：在切除长度允许范围内，下面几种情况可行该手术。原发性气管恶性肿瘤，高分化甲状腺癌侵犯气管壁周长超过2/5，颈段食管癌侵犯气管较局限且同时可保留喉的病例，气管良性狭窄。

（3）麻醉：术前麻醉师应了解气管狭窄的程度和肿瘤下界的位置，应选择可通过狭窄部位细的麻醉管。绝大多数病例可经口腔气管插管，极少数病例由于肿瘤致管腔高度狭窄，严重呼吸困难无法经口腔气管插管，最好在肿瘤下界横行切开气管。如果不能显示肿瘤下界，紧急情况下可经受累段气管切开插入麻醉管。

（4）手术步骤：下颈领式切口，颈阔肌深面分离皮瓣，正中切开颈白线将带状肌向两侧拉开，必要时切开患侧带状肌。如果肿瘤下界较低，颈部不能显露，则行胸骨劈开，在第2肋间横断胸骨，在纵行劈开胸骨柄。游离患侧甲状腺外侧及上下极，扎断上下级血管，保护喉返神经，如果喉返神经受累则一并切除。如果对侧甲状腺也受累，同法游离之。如果对侧甲状腺未受累，将其同气管锐性分离。上提气管在肿瘤下界以下1.0 cm处横行切断气管，此时将经口腔的气管插管上提至声门下，经气管下断端插入螺旋麻醉管，重新接通麻醉机。将气管上断端提起，将气管同食管分离。如果食管前壁受累，应切除受累的食管壁，将食管壁切缘拉拢缝合关闭。如果食管缺损较多，应行食管重建。在距离肿瘤上界1.0 cm处横断气管，取下标本。取下标本后，试验性的将头抬起，是颈部前屈15°~30°，将气管两断端对拉。如果两断端不能靠拢，或张力过大，则需将喉松懈下拉。喉松懈有2种方法：第1种为切断甲状舌骨肌，紧贴甲状舌骨上缘切开甲状舌骨膜，注意不要拉伤喉上神经，剪断甲状软骨上角。第2种方法为紧贴舌骨上缘切断舌骨上肌群的附着，第2种术后进食呛咳较轻。气管端端吻合——将两气管断端修剪整齐，吻合从气管后壁正中开始，从后向前吻合。每针间距3~4 cm，暂不打结。后壁缝合结束后，拔除经气管下断端的麻醉插管，将经口腔麻醉插管深入远端气管。继续缝合气管断端的侧壁和前壁，等全周缝合完毕后，将患者头垫高，使颈前屈15°~30°，将喉下拉，顺序将吻合线打结。

3. 喉气管切除术（laryngotracheal resection）

（1）手术适应证：气管恶性肿瘤向上侵犯喉；颈段食管癌侵犯气管同时侵犯下咽的病侧；上段气管恶性肿瘤侵犯气管较长，无发行气管端端吻合，同时气管切除后隆突上尚有4 cm的正常气管病例。

（2）麻醉：同气管袖状切除。

（3）手术步骤：基本同全喉切除术，但因气管切除较长，常不能行颈根部气管造口；需切除胸骨柄、胸锁关节甚至部分锁骨。解剖上纵隔，在上纵隔横断气管。器官切除后，如果残留气管过短，即使在上胸部行气管造口也十分困难。气管喉切除后，切取岛状胸大肌肌皮瓣，将其转移至上纵隔。在皮岛中央，沿肌纤维方向切开皮肤皮下组织钝性分离胸大肌，如果在皮岛中央形成一洞，将残留气管断端经此洞拉出缝合形成气管造口。转移胸大肌皮瓣的目的有2个：一是覆盖保护上纵隔大血管同时消灭无效腔避免术后感染，二是减轻气管造口的张力避免术后造口的脱开。

4. 气管内肿瘤小块咬除及电灼术或激光烧灼术　主要适用于气管受累过长无法进行袖状切除端端吻合及喉气管切除术，同时又伴有呼吸困难的病例。该手术主要是为了缓解呼吸困难，为放疗做准备。手术操作经硬性气管镜进行，逐块咬除阻塞气管腔的肿瘤，咬除创面及时电灼止血，或经硬气管镜用激光烧灼阻塞气管腔的肿瘤。

5. 气管外科治疗并发症及其处理

（1）气管吻合口裂开：气管袖状切除端端吻合术后，可因吻合口张力过大或气管血运不良而发生吻合口的裂开，其预防措施一是避免术后吻合口张力过大，手术结束时可将颌下和前胸用缝线缝合牵引，以使患者保持颈部前屈头后伸。根据作者经验，气管吻合结束后转移一带蒂的血供良好的肌肉瓣包裹加固吻合口全周可促进吻合口的愈合。一旦气管吻合口裂开，应在吻合口下方行气管切开，置入"T"形硅胶管同时气管周围及时引流和及时换药，全身应用抗生素。

（2）吻合口肉芽形成：主要表现为喘鸣和痰中带血。其预防措施为吻合时应将气管断端修剪整齐，以使气管断端对合良好。另外宜使用尼龙缝线使线结扎在吻合口外，吻合口肉芽的处理，可在气管镜下咬除肉芽，如果发现缝线时及时拆除。

（3）术后呼吸困难：其原因有部分环状软骨切除、喉返神经损伤或切除、喉水肿、排痰困难，如果术中切除部分环状软骨失去其连续性，术中应行预防性气管切开，应解剖喉返神经并保护避免损伤或过度牵拉。有时因肿瘤侵犯不得不切除喉返神经。

（4）吸入性肺炎：主要由于术中血液流入远端气管。其预防措施主要是使麻醉管的套囊充满足够的气体，防止血液流入。助手及时吸出流入气管的血液。

6. 预后

气管肿瘤因病例数较少，加之病理类型复杂，所以对预后估计较困难。一般外科手术治疗结果优于放疗，腺样囊性上皮癌比鳞状细胞癌预后好。另外，低度恶性肿瘤手术治疗好。

参考文献

[1] 孙红霞. 鼻炎防治[M]. 北京：科学出版社，2017.

[2] 孙虹，张罗. 耳鼻咽喉头颈外科学[M]. 第9版. 北京：人民卫生出版社，2018.

[3] 胡祖斌，段传新，田滢. 小儿耳鼻咽喉疾病防治知识[M]. 武汉：湖北科学技术出版社，2015.

[4] 黄选兆，汪吉宝，孔维佳. 实用耳鼻咽喉头颈外科学[M]. 第2版. 北京：人民卫生出版社，2014.

[5] 孔维佳，周梁. 耳鼻咽喉头颈外科学[M]. 第3版. 北京：人民卫生出版社，2015.

[6] 王斌全，祝威. 耳鼻咽喉头颈外科学[M]. 北京：高等教育出版社，2017.

[7] 马建民，王宁宇，江泳. 眼耳鼻喉口腔科学[M]. 第2版. 北京：北京大学医学出版社，2016.

[8] 张勤修，刘世喜. 耳鼻咽喉头颈外科学[M]. 北京：清华大学出版社，2017.

[9] 刘广安，张洁，马俊岗. 耳鼻喉科疾病临床诊疗技术·医学临床诊疗技术丛书[M]. 北京：中国医药科技出版社，2017.

[10] 张建国，阮标. 耳鼻咽喉头颈外科学（案例版）[M]. 第2版. 北京：科学出版社，2016.

[11] 华清泉，许昱，屈季宁，等. 耳鼻咽喉-头颈外科急诊诊断与处理[M]. 北京：人民军医出版社，2014.

[12] 李明，王洪田. 耳鸣诊治新进展[M]. 第2版. 北京：人民卫生出版社，2017.

[13] 孔维佳，韩德民. 耳鼻咽喉头颈外科学[M]. 第2版. 北京：人民卫生出版社，2014.

[14] 任俊宏，常新剑. 慢性化脓性中耳炎患者生活质量调查研究[J]. 实用医技杂志，2014，21（3）：253-254.

[15] 涂厚义，倪红丽. 42例慢性化脓性中耳炎手术治疗失败的原因分析[J]. 吉林医学，2014，35（12）：2608-2609.

[16] 王亮，娄卫华，叶放蕾. 实用耳鼻咽喉头颈外科诊断与治疗学[M]. 郑州：郑州大学出版社，2015.

[17] 刘大新. 中医临床诊疗指南释义耳鼻咽喉疾病分册[M]. 北京：中国中医药出版社，2015.

[18] 肖国士，潘开明. 耳鼻咽喉病集锦[M]. 北京：人民军医出版社，2014.

[19] 林海燕. 耳鼻咽喉头颈外科临床护理路径[M]. 北京：中国医药科技出版社，2015.

[20] 屈永涛，张慧平. 耳鼻咽喉口腔恶性肿瘤非手术治疗[M]. 武汉：华中科技大学出版社，2015.

[21] 颜斌，陈晓飞. 双氯芬酸钠治疗耳鼻喉急性感染术后疼痛的效果[J]. 中国当代医药，2015，22（36）：56-58.

[22] 李慧. 耳鼻喉手术中突发昏厥的临床原因及对策分析[J]. 世界最新医学信息文摘，2015，15（84）：118-121.

[23] 马艳利，徐新林，庄佩耘. 支撑喉镜下声门暴露困难的相关影像学测量参数研究[J]. 中外医疗，2015，34（35）：192-194.

[24] 黄朝辉. 探讨耳鼻喉急性感染及术后疼痛的临床治疗效果[J]. 世界最新医学信息文摘，2015，15（92）：38.

[25] 吉均祥. 耳鼻喉手术后疼痛的临床治疗探究[J]. 中国卫生标准管理，2015，6（32）：88-90.